Paul Koch

Weltgesundheit

AF306986

Paul Koch

Weltgesundheit

Gesundheit unser höchstes Gut - auch beim Strahlenrisiko!

Fromm Verlag

Imprint
Any brand names and product names mentioned in this book are subject to trademark, brand or patent protection and are trademarks or registered trademarks of their respective holders. The use of brand names, product names, common names, trade names, product descriptions etc. even without a particular marking in this work is in no way to be construed to mean that such names may be regarded as unrestricted in respect of trademark and brand protection legislation and could thus be used by anyone.

Cover image: www.ingimage.com

Publisher:
Fromm Verlag
is a trademark of
Dodo Books Indian Ocean Ltd. and OmniScriptum S.R.L publishing group

120 High Road, East Finchley, London, N2 9ED, United Kingdom
Str. Armeneasca 28/1, office 1, Chisinau MD-2012, Republic of Moldova, Europe
Printed at: see last page
ISBN: 978-613-8-37946-1

Gesundheit:

Unser höchstes Gut

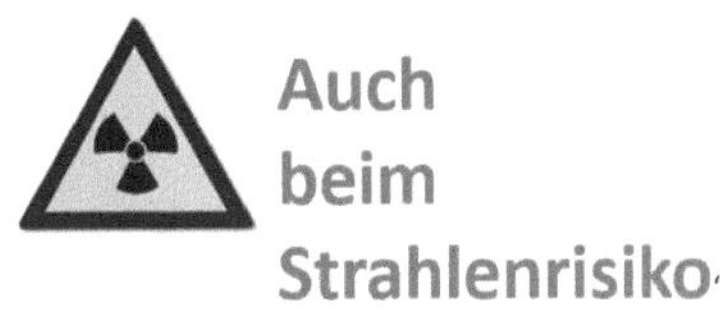

oder:

Die Ausnahme bestätigt die Regel !!!

„Welt - Gesundheit"

Lebens - Leitlinien

Ändere die Welt: Sie braucht es
Bertolt Brecht (10.02.1898 -14.08.1956)

**Die Welt ist mein Kirchspiel
und Seelen zu retten ist mein Beruf**
John Wesley (28.06.173 – 02.03,1791)

**Wenn kein Mensch mehr die Wahrheit
Suchen und verbreiten wird,
dann verkommt alles Bestehende auf der Erde,
denn nur in der Wahrheit sind Gerechtigkeit,
Frieden
und Leben!**
Friedrich von Schiller (1759-1805)

*Hilf, Herr meines Lebens,
dass ich nicht vergebens hier auf Erden bin.
Hilf, Herr meiner Seele,
dass ich dort nicht fehle, wo ich nötig bin.*
Pfarrer Gustav Lohmann (1876 – 1967)

Widmung

In Gedanken auch an die nächsten Generationen,
widme ich dieses Buch

meiner Frau,
meinen Kindern (inkl. Schwiegerkindern)
und vor allem meinen Enkelkindern.

Danksagung

Zur Entstehung dieses Buches hat Diakon i.R. Bodo Walther maßgeblich (durch erweitertes Korrekturlesen und inhaltliche Bestärkung) beigetragen.

Durch anderweitige gemeinsame Aktionen und Zusammenarbeit im Zusammenhang z.B. mit dem „Arbeitskreis Japan", den „Europäischen Aktionswochen für eine Zukunft nach Tschernobyl und Fukushima" und dem „Strahlenschutz-Stammtisch Braunschweiger Land" ist die gemeinsame Linie gut erkennbar. Damit ging das „Korrekturlesen" weit über die reine Grammatik hinaus!

Gesundheit unser höchstes Gut –
auch beim Strahlenrisiko

Inhaltsverzeichnis

Teil 1

Vorüberlegungen

Vorwort
Einleitung
Ausgangspunkt(e) / Stationen

Vorwort

„Hauptsache gesund!" habe ich häufig – auch schon in meiner Kindheit - gehört. Ich kann mich auch daran erinnern, dass ein Pastor in einer Predigt diesen Ausspruch zum Anlass nahm um zu sagen, dass es noch wichtiger ist, dass man „mit Gott im Reinen" ist.

Darüber habe ich schon als Kind nachgedacht. Schließt sich das gegenseitig aus? „Hauptsache gesund" und „Hauptsache mit Gott im Reinen"?

„Hauptsache mit Gott im Reinen", darüber spricht man offensichtlich nur in einer Predigt, im Alltag habe ich das noch nie gehört.

„Gesundheit" ist nach der Definition der Weltgesundheitsorganisation (WHO) einerseits der **"Zustand des vollständigen körperlichen, geistigen und sozialen Wohlbefindens"**, andererseits aber auch ein **"menschliches Grundrecht"**.

„Hauptsache gesund!" hat also durchaus seine vielschichtige Berechtigung, auch wenn in der Definition der WHO die religiös-spirituelle Gesundheit nicht explizit genannt, aber vielleicht im „geistigen Wohlbefinden" mitgedacht ist.

„Hauptsache gesund" kann man sich auch selbst sagen, z.B. bei kleineren oder größeren Problemen, denn, wenn man gesund ist, kann man leichter Schwierigkeiten angehen, oder gar aus dem Weg räumen, als wenn man gesundheitlich angeschlagen und geschwächt ist.

Nach der „Gesundheits-Definition" der WHO ist Gesundheit auch ein "menschliches Grundrecht". Ich werde in dem Buch aufzeigen wie überaus verantwortungsvoll (fast liebevoll) man weltweit mit der Gesundheit umgeht, aber andererseits die Gesundheit (nicht nur im Krieg) die Gesundheit mit Füßen getreten wird. Nach der Ächtung der Atombombe hat man geschickt das „friedliche Atom" proklamiert. Das friedliche Atom meint die Stromerzeugung durch Kernspaltung. Das Abfallprodukt dieser Art Stromerzeugung ist nicht nur der Atommüll, sondern auch das Material für Atomwaffen aller Art.

Also nichts mit „friedliches Atom". Auf die Gesundheit wird nicht nur beim Einsatz von Atomwaffen (u.a. auch Uran-Munition), sondern auch bei der Stromproduktion keineswegs Rücksicht genommen – also auch nicht mit „menschlichen Grundrecht".

Ich werde im Buch ausführlich auf unterschiedliche, und nach meiner Ansicht auch interessante, Aspekte der Gesundheit eingehen. Auch bei der Recherche zur Entstehung von Krebs und auch die Entwicklung der Krebsregister ist aus meiner Sicht durchaus interessant.

Dies alles nicht nur aus deutscher Sicht, sondern auch im Blick auf die EU. Auch die weltweite Perspektive kommt nicht zu kurz, weil in unserer heutigen Welt alles irgendwie zusammenhängt. Die WHO bekommt Informationen (aus allen Ländern der Erde) über aktuelle Ereignisse im Gesundheitsbereich und gibt wiederum weltweite Empfehlungen zur Gesundheit heraus.

Was auch hier jetzt sehr positiv klingt, hat einen gewaltigen Haken, denn die WHO ist mit dem Vertrag **„WHA 12/40"** vom 28.05.1959 an die Internationale Atomenergie Organisation (IEAO) gebunden und darf nichts über Strahlenrisiko veröffentlichen, was nicht zuvor von der IEAO genehmigt wurde.

Auf diesen Vertrag, werde ich im Buch immer wieder einmal kommen, weil dieser Vertrag der Schlüssel für die fatale Missachtung der Gesundheit als menschliches Grundrecht beim Strahlenrisiko ist.

Berechtigung über Gesundheit ein Buch zu schreiben

Mir kommt gerade der Gedanke, ob ich als „Nicht-Mediziner" überhaupt das Recht habe, über „Gesund" / „Gesundheit" zu schreiben.

Gewiss, wollte ich eine wissenschaftliche Abhandlung schreiben, hätte ich kein Recht dazu, oder das Werk würde in die Kategorie „Scharlatanerie" gehören. Aber als „Betroffener" oder „Endverbraucher des Gesundheitswesens" habe ich das Recht über mein allgemeines Gesundheitsverständnis, meine Beobachtungen, Erlebnisse und Gedanken dazu zu schreiben. Es gehört dann eher in die Kategorie „Dokumentation".

Schließlich haben wir als „Endverbraucher des Gesundheitssystems" massive Einschränkungen unserer Gewohnheiten (für manche auch existenzielle Einschränkungen) in der Corona-Pandemie hinnehmen müssen. In der Corona-Pandemie war der Politik allerdings die Gesundheit der Menschen so wichtig, dass es auch massive Einschränkungen bei der Wirtschaft gab. Sicher gab es dann auch Auswirkungen auf die Gesundheit Einzelner durch die wirtschaftlichen Einschränkungen, wenn man den WHO-Gesundheitsbegriff zu Grunde legt und auch die psychische und soziale Gesundheit mit einbezieht.

Mit Gott im Reinen - Leben in Fülle

Anknüpfend an den Gedanken „Mit Gott im Reinen" will ich an dieser Stelle meine Entdeckung im Magazin von Difäm (Deutsches Institut für Ärztliche Mission / „Gesundheit in der einen Welt") einbringen. Dort wird am Anfang der Ausgabe 2/2024, bei den einleitenden Gedanken zu Johannes 10, Vers 10 *„Ich bin gekommen, damit sie das Leben haben und es in Fülle haben."* gestoßen und habe dies mit großem Interesse gelesen. Steffi Brodbeck schreibt da von „spiritueller Gesundheit". Sie schreibt: *Der Weltrat der Kirchen hat schon vor 60 Jahren bekräftigt, dass Kirchen einen „heilenden Auftrag" in dieser Welt haben. Dabei ist das Verständnis von Gesundheit sehr weitreichend und umfassend, weil es den Menschen in seinen Beziehungen sieht. In Beziehung zu sich selbst, zu der Gemeinschaft, in der er lebt, aber auch in seiner Beziehung zur Schöpfung und in seiner Beziehung zu Gott.*

Hinter diesen Gedanken sehe ich das klassische „Doppelgebot der Liebe". In Lukas 10/27 heißt es: *»Du sollst den Herrn, deinen Gott, lieben von ganzem Herzen, von ganzer Seele und mit all deiner Kraft und deinem ganzen Gemüt, und deinen Nächsten wie dich selbst«.* Mit diesem Lukas-Text steht fest (auch wenn es erst am Ende erwähnt wird), dass wir das Leben bejahen und uns selbst lieben dürfen, lieben können, ja uns selbst lieben sollen.

Aber dabei bleibt es nicht. Wir sollen eben auch Gott und unseren Nächsten lieben, wie uns selbst. Hier ist spirituelle und soziale Gesundheit ganz nah beieinander. Interessant ist, dass bei dem sog. „Doppelgebot der Liebe" die Eigenliebe häufig unterschlagen wird.

Eigenlob stinkt hieß es früher immer – aber was soll man machen, wenn die Anderen meine Fähigkeiten nicht erkennen. Im Newsletter von „PSYCHOLOGIE HEUTE" vom 05.10.2024 ist unter anderem zu lesen: *„Dabei ist es für vieles in unserem Leben zentral, dass wir uns selbst richtig einschätzen – für unser Wohlbefinden, unsere Entscheidungen und unsere seelische Gesundheit"*

Also ist Eigenlob, oder die richtige Selbsteinschätzung, entscheidend auch für unsere Gesundheit!?

Zurück zum Doppelgebot der Liebe: Es ist falsch vom. „Doppelgebot der Liebe" zu sprechen. Nein, es ist ein „Dreifachgebot der Liebe":
1. Liebe Gott,
2. Liebe deinen Nächsten,
3. Liebe Dich selbst!

Wenn man das schafft, kommt die Lebensbejahung von allein, und man ist mit Gott, sich selbst und der Gesellschaft „im Reinen".

Steffi Brodbeck unterstreicht diesen Gedanken, wenn sie weiter zu „Gesundheit/ Beziehung" schreibt: ***Mit dieser Definition schließt sich der Kreis: Gesundheit ist nicht nur körperliches, psychisches und soziales Wohlbefinden, sondern auch spirituelles. Alles zusammen ist Voraussetzung dafür, die Fülle des Lebens zu haben."***

Die Fülle des Lebens haben, heißt; das Leben bejahen, die (umfassende) Gesundheit als höchstes Gut anzuerkennen! Das heißt auch, mit offenen Augen und Ohren und mit einem offenem Herz die Welt (meine Welt, und die Welt um mich herum) wahrzunehmen und auch Verantwortung zu übernehmen.

Verantwortung zunächst für mich selbst (Eigenliebe). Dann aber auch Verantwortung übernehmen für meinen „Mitmenschen" (Nächstenliebe) und nicht zuletzt Verantwortung übernehmen für Gottes Schöpfung (Gottesliebe).

Die Frage, die sich mir gerade stellt ist: Welches von diesen 3 Geboten ist wohl am schwierigsten umzusetzen? Die Antwort ist nicht ganz einfach und eigentlich nur situativ zu beantworten. So habe ich schon einige Situationen in meinem Leben bewusst registriert, wo ein sogenannter „Nächster" von mir als Christ eine andere Reaktion erwartet hätte, als ich sie an den Tag legte und für richtig und verantwortungsvoll hielt. Aber das ist dann nicht mein Problem, wenn ich mich als Christ bewusst anders entschieden habe. Dabei spielen ja auch viele psychologische Effekte eine Rolle wie „Fremdwahrnehmung", und „Eigenwahrnehmung" und zwar auf beiden Seiten.

Für mich war lange Zeit die „Eigenliebe" ein Problem, aber inzwischen komme ich gut mit der Überzeugung zurecht, dass, wenn es mir gut geht ich mich auch eher und adäquater um andere kümmern kann.

Die „Gottesliebe" oder die „Liebe zur Schöpfung dieser Welt in der wir leben" ist schon ein Stückweit abstrakt, aber dennoch sehr nahe und kann schnell in den Bereich der „Eigenliebe" führen, weil es eben die Welt ist, in der wir leben.

So gesehen verwandelt sich gerade meine eingangs geäußerte Skepsis, ob ich überhaupt berechtigt bin über „Gesundheit" zu schreiben, in die Pflicht über „Gesundheit" und über das „Leben" zu schreiben. Dies wurde mir gerade durch das Schreiben der letzten Zeilen sehr bewusst.

Erkenntnis durch Corona

Im Unterbewusstsein war die Triebfeder über „Gesundheit" und über das „Leben" zu schreiben, schon früher vorhanden. Denn in der Anfangsphase der Corona-Pandemie war sehr schnell deutlich und als Thema immer wieder präsent: **Gesundheit ist unser höchstes Gut!**

Zum Schutz der Gesundheit wurden Seitens der Politik sogar Ausgangsverbote ausgesprochen. Inzwischen wird darüber nachgedacht, ob dies alles nötig und rechtens war. Es kommen auch Fragen auf, ob es wirklich „nur um unser Gesundheit" ging, oder ob doch noch andere Interessen im Spiel waren. Ich denke an die Milliardengewinne der Pharma-Industrie und an korrupte Politiker, die in die eigene Tasche gewirtschaftet haben. Ich denke auch an die jetzt an die Öffentlichkeit kommende Dokumente, dass Beatmungsgeräte von der Bundesregierung bezahlt wurden, die aber niemals geliefert wurden.

Gleichwohl, die Pandemie war etwas, was ich zuvor nie erlebt habe und eigentlich auch nicht mehr erleben möchte, auch wenn es heißt: Die nächste Pandemie kommt bestimmt!

Die Pandemie hat uns aber auch viel Zeit zum Nachdenken geschenkt. Ich habe diese Zeit genutzt um das Thema **„Gesundheit ist unser höchstes Gut"** ins Verhältnis zur Verharmlosung durch das neuzeitliche Strahlenrisiko zu setzen und sage seither: **Gesundheit ist unser höchstes Gut – auch beim Strahlenrisiko!**

In der Pandemie habe ich 13 kurze Videos zum Thema „Gesundheit unser höchstes Gut – auch beim Strahlenrisiko!" produziert. (Unter diesem Titel auf YouTube zu finden)

Ich merke, wie mich das Thema „Gesundheit" sehr beschäftigt. Wie eine Folie sitzt das Thema „Gesundheit" im Hinterkopf um sofort „Alarm" zu schlagen, wenn es irgendein Signal zu diesem Thema gibt, oder geben könnte. Auch nach entsprechenden „Alarm-Signalen", die im ersten Moment als weit entfernt vom Hauptthema erscheinen, gehe ich dem nach, gebe entsprechende Stichwörter in die Internet-Suchmaschine ein, und bin immer wieder überrascht von weitergehenden und interessanten Informationen zu lesen.

Ich bin wirklich überrascht wie differenziert man sich im Internet (aber auch in anderen Medien) über das Thema Gesundheit informieren kann, und es festigt sich die Einsicht: **„Gesundheit ist unser höchstes Gut".**

Viele Menschen, Institutionen und Ämter, und nicht zuletzt die Politik, kümmern sich eindrucksvoll um die Gesundheit der Bürger. Nicht nur in Deutschland und nicht nur in der Europäischen Union, nein, das gilt weltweit, denn immerhin haben wir seit 7. April 1948 eine „Weltgesundheitsorganisation".

Nun überfliege ich gerade den Flyer der AfD zur Europawahl 2024 und bleibe am Punkt 9 **„Gesund ohne Zwang"** hängen. Natürlich lese ich mir diesen Punkt durch. Dort heißt es: *„Wir wollen, dass jeder Deutsche die bestmögliche medizinische Versorgung erhält. Die Produktion von lebenswichtigen Medikamenten wollen wir nach Europa zurückverlagern. Eingriffe in die deutsche Gesundheitspolitik durch internationale Organisationen lehnen wir ab. Die EU oder die WHO sollen in Deutschland keine Pandemien ausrufen dürfen. Die körperliche Unversehrtheit jedes einzelnen ist für uns unantastbar. Einer EU-Impfpflicht und einem EU-Impfzertifikat werden wir uns mit aller Konsequenz entgegenstellen."*

„Gesund ohne Zwang" ist zumindest ein Stichwort, dass in der Pandemie viel sozialen Unfrieden bezüglich der Ausgangssperren und der Impflicht ausgelöst hat. **„Soziale Gesundheit"** ist an dieser Stelle nicht zu unterschätzen. Unabhängig von diesen Aspekten muss man feststellen, dass die Politik sich also nicht nur um die Gesundheit kümmert, sondern die Parteien machen mit dem Thema Gesundheit auch Politik.

Wenn wir schon beim Thema EU und WHO sind, dann denke ich, dass man die WHO eher stärken als schwächen sollte.

Das Vorwort könnte hier enden, aber da wir gerade bei der Weltgesundheitsorganisation und der Europäischen Union angekommen sind, hierzu ein paar erste Gedanken.

Gesundheit in Europa und Weltweit

Die EU beschreibt ihre Ziele zum Thema Gesundheit wie folgt: *„**Förderung des Gesundheitswesens in Europa**. Die Europäische Union ergänzt die Gesundheitspolitik der EU-Länder, indem sie deren Gesundheitsbehörden bei der Verwirklichung gemeinsamer Ziele, der Bündelung von Ressourcen und der Bewältigung gemeinsamer Herausforderungen unterstützt. Sie erlässt nicht nur EU-weit geltende Rechtsvorschriften und Normen für Gesundheitsprodukte und -dienste, sondern stellt auch Mittel für Gesundheitsprojekte in der gesamten EU zur Verfügung."*
So gesehen, gilt es auch die EU eher zu stärken, als zu schwächen.

Gerade auch nach dem globalen handeln und wirtschaften, sollten wir auch im sozialen und gesundheitlichen Bereich stärker global denken und handeln, denn mit dem inzwischen selbstverständlichen weltweiten Luftverkehr, sind auch die gesundheitlichen Gefahren näher gerückt. Die Weltgesundheitsorganisation sollte gestärkt und finanziell unabhängig werden, nicht nur von der Pharma- sondern auch von der Atom-Industrie (bzw. den Atommächten).

„Gesundheit" ist also ein Thema, das man aus unterschiedlichster Blickrichtung betrachten kann. Nicht nur das Beispiel AfD macht deutlich, dass dieses Thema, diese Medaille, eben auch 2 Seiten hat.

Dreht man diese anfangs aufgezeigte positive Gesundheits-Seite um, stößt man überraschender Weise auf viele Ausnahmen, bezüglich **„Gesundheit unser höchstes Gut",** und das weltweit!

Wann ist Gesundheit doch nicht ganz so wichtig?

Aufgefallen ist mir schon bald nach Tschernobyl die „Gesundheits-Ausnahme" beim Strahlenrisiko. Als Folge des Tschernobyl-Unfalls sollten Anfangs nur die 49 Feuerwehrleute, die unmittelbar bei oder nach den Löscharbeiten gestorben sind, als Tschernobyl-Opfer von der Internationalen Atomenergie Organisation (IAEO) anerkannt werden. Später gab die IAEO auch zu, dass „möglicherweise" auch der Schilddrüsenkrebs in den betroffenen Regionen eine Folge des Tschernobyl-Unfalls gewesen sein könnte. Die vielen zwangsverpflichteten Liquidatoren aus der gesamten Sowjetunion kamen nach ihrem Einsatz in ihre jeweilige Republik zurück, wo sich durch die dann aufgelöste Sowjetunion ihre (Krankheits-) Spur verliert. Am ehesten kann man noch Liquidatoren aus Belarus und der Ukraine ausfindig machen. Ich verweise in diesem Zusammenhang auf den Film von Emi Dietrich: **„TSCHERNOBYL - Die übersehenen Kämpfer".**

Ich selbst habe im Blick auf den damals vor uns liegenden 30. Jahrestag von Tschernobyl angefangen „Tschernobyl-Erinnerungen" zu sammeln. Es entstand eine entsprechende (gleichnamige) Seite im Internet. Dort kommt auch ein Liquidator aus der Ukraine zu Wort, der auf dramatischte Weise seinen Einsatz in Tschernobyl, und seine gesundheitlichen Folgen sowie fehlende medizinische und finanzielle Unterstützung beschreibt.

Später wurden die insgesamt 18 Tschernobyl-Erinnerungen auch im Fromm-Verlag veröffentlicht (ISBN-13: 978-620-2-44282-4 * ISBN-10: 6202442824).

Aber es gibt mehrere Situationen, wo man die Gesundheit eben nicht als höchstes zu schützende Gut ansieht, denn jeder Krieg tritt „Gesundheit" und das „Leben" mit Füßen.

„Gesundheit" und „Leben" wird natürlich auch bei jedem Suizid-Versuch missachtet. Auch bei „Lebenserhaltenden Maßnahmen bei Schwerstkranken" darf in diesem Zusammenhang hinterfragt werden, ob es hier noch um Gesundheit und Lebenserhaltung geht, oder gehen muss. Denn eines ist so sicher wie das Amen in der Kirche: Wir müssen alle irgendwann sterben. Und auch das sterben sollte menschwürdig sein.

Abschließend noch der Hinweis, dass trotz gewaltiger Anstrengungen, ein grundsätzlich gutes Gesundheitssystem natürlich auch seine Schwächen hat. Derzeit wird von der Regierung und dem Gesundheitsminister einige Reformen angestrebt, die sicher notwendig sind. Aber es gibt sofort auch Stimmen, das diese und jene Reform entweder zu weit oder nicht weit genug geht.

Also, unser deutsches Gesundheitssystem kann sich international sicher sehen lassen, wobei man die Schwächen auch nicht übersehen sollte.

Aber vielleicht ist das ein „Jammern auf hohem Niveau"!?

Im Folgenden werde ich zunächst einige der gesammelten Eindrücke zum Thema „Gesundheit" auflisten und beleuchten, bevor ich mich dann mit meinem Schwerpunkt-Thema befasse: **„Gesundheit unser höchstes Gut – auch beim Strahlenrisiko."**

Es versteht sich von selbst, dass ionisierende Strahlen keine Grenzen kennen, und deshalb dies kein rein deutsches, auch kein europäisches, sondern ein weltweites Thema ist.

Es geht also beim Thema Strahlenrisiko tatsächlich um die **„Welt-Gesundheit".**

Weltweit ist auch die Vernetzung der Behörden beim Thema „Gesundheit", aber auch beim Thema „Strahlenrisiko". Die IAEO gibt Grenzwerte vor, die von den einzelnen Ländern übernommen, manchmal noch verschärft werden. Das schwierige Verhältnis zwischen Gesundheit (WHO) und Strahlenrisiko (IAEO) wird deutlich durch den bereits angesprochenen Vertrag.

Beides damals (1959) noch sehr junge Institutionen, haben vertraglich geregelt, dass die WHO über Strahlenrisiko nichts veröffentlichen darf, was die IAEO nicht vorher freigegeben hat.

Ein Schelm wer Böses dabei denkt!

Dieses schwierige Verhältnis zwischen Gesundheit (WHO) und Strahlenrisiko (IAEO) steht im Mittelpunkt dieses Buches und wird auch auf der Website der **„Deutsche Sektion der Internationalen Ärzt*innen für die Verhütung des Atomkrieges/Ärzt*innen in sozialer Verantwortung e.V."** (IPPNW) ausführlich behandelt. Siehe:
https://www.ippnw.de/atomenergie/gesundheit/artikel/de/knebelvertrag-mit-der-who.html

Von unterschiedlichen Seiten werde ich immer wieder auf diese oder jene Institution schauen, wie sie es denn mit der „Gesundheit" und mit „Gesundheit in Verbindung mit dem Strahlenschutz" meint und umsetzt.

Vielleicht ist der beschriebene Vertrag (und seine Folgen) ein Fehler im System, dann muss daran gearbeitet werden um etwas Sinnvolles und Logisches für die Weltgesundheit im Strahlenschutz zu bewirken.

Vielleicht ist es aber von klugen, geschäftstüchtigen, vielleicht auch machthungrigen Menschen so von langer Hand geplant und durchgesetzt worden, damit der

Strahlenschutz eher ein Schutz für die viel zu teure und riskante Atomindustrie, als der Schutz von Mensch und Natur ist. Vielleicht weil eben durch die Kernenergie (unbemerkt von der Öffentlichkeit) das Material für Atomwaffen bereitgestellt wird.

Wenn diese Annahme zutrifft, dann muss gewaltfrei und dennoch mit allen Mitteln dagegen protestiert und gekämpft werden.

Vielleicht ist das aber auch ein Kampf gegen Windmühlen (Don Quijote), denn ich werde auch berichten von fehlgeschlagenen Anträgen diesen Vertrag aufzulösen. Und dennoch ist es wichtig sich mit diesen Vertrag zu beschäftigen und immer wieder darauf hinzuweisen, dass an dieser Stelle „hochoffiziell" mit der Gesundheit der Menschen weltweit gespielt wird.

Und nochmals muss ich schreiben:
Das Vorwort könnte hier enden, nein das Vorwort sollte hier enden, aber eine ganz aktuelle Mitteilung aus dem Newsletter **„Deutscher Bundestag" vom 10.09.2024 „hib – heute im bundestag Nr. 583/Neues aus Ausschüssen und aktuelle parlamentarische Initiativen.",** bringt mich dazu einen neuen Aspekt anzufügen.

Mehr als ein neuer Aspekt, denn es geht um eine neue Gesundheitsbehörde, die wieder einmal das Strahlenrisiko als Gesundheitsrisiko ausschließt.

Neue Gesundheitsbehörde

Gleich der Punkt 1 in dem aktuellen Newsletter vom „Deutscher Bundestag" hat es in sich: „Neue Behörde für gesundheitliche Prävention geplant".

Im Newsletter ist dazu zu lesen: *„Die Bundesregierung will die öffentliche Gesundheit mit einem Gesetz zur Gründung eines Bundesinstituts für Prävention und Aufklärung in der Medizin (BIPAM) stärken. Das neue Institut soll zum 1. Januar 2025 seine Arbeit aufnehmen und als selbstständige Bundesoberbehörde die Aufgaben der Bundeszentrale für gesundheitliche Aufklärung (BZgA) und teilweise des Robert Koch-Instituts (RKI) übernehmen, wie aus der Vorlage (20/12790) hervorgeht. Das Bundesinstitut soll seinen Hauptsitz in Köln haben und eine Außenstelle in Berlin".*

In der zitierten Vorlage (20/12790) ist zu lesen: *„Dieser Gesetzentwurf betrifft die Organisation der Behörden im Geschäftsbereich des BMG (Bundesgesundheits-ministerium) sowie die von der* BZgA (Bundeszentrale für gesundheitliche Aufklärung) *unter Fachaufsicht des BMFSFJ (Bundesministeriums für Familie, Senioren, Frauen und Jugend) wahrgenommenen Aufgaben. Zu den Aufgaben des BMG und seiner Geschäftsbereichsbehörden gehört die Zuständigkeit für die Gesundheitsberichterstattung und für die gesundheitliche Aufklärung der Bevölkerung, soweit diese nicht in der Zuständigkeit der Länder liegen. Es fehlt eine zentrale Instanz auf Bundesebene, die die ressort- und ebenenübergreifende Vernetzung der Akteure der Öffentlichen Gesundheit in Deutschland zielführend unterstützt, wissenschaftliche Daten und die Erkenntnisse einer darauf aufbau-enden umfassenden, systematischen Datenanalyse (Data Science) in evidenz-basierte und nachhaltige Konzepte zur Verbesserung der Bevölkerungs-gesundheit überführt und eine auf diesen Erkenntnissen aufbauende effektive Gesundheitskommunikation gewährleistet."*

Bravo!

Warum nicht gleich so!

Aber, es ist wieder einmal das Strahlenrisiko als Gesundheitsrisiko ausgeklam-mert, denn es geht hier um das BGM (Bundesgesundheitsministerium), das BMFSFJ (Bundesministeriums für Familie, Senioren, Frauen und Jugend) und um deren zugeordneten oder untergeordneten Behörden.

Das Bundesumweltministerium ist von dieser Regelung nicht betroffen, aber für das Strahlenrisiko im Rahmen der „Nuklearen Sicherheit" zuständig.

Genau darum geht es!

**Gesundheitsvorsorge der Bevölkerung hört beim Strahlenrisiko auf
– und das weltweit.
Das ist ein Skandal.**

Der nächste Skandal ist, dass es scheinbar keiner merkt. Scheinbar merkt es noch nicht einmal der Gesetzgeber selbst, weil die Strukturen so sind wie sie sind (und dies seit Anbeginn der „friedlichen Atom".

Diese Diskrepanz fällte scheinbar auch keinen Journalisten auf.

Die Wenigen die es merken, und es auch öffentlich sagen und den Vertrag WHO/IEAO rückgängig machen wollen, werden nicht gehört oder abgewiegelt.

Weltgesundheit als Titel des Buches (oder Untertitel) ist also nicht übertrieben!

Einleitung

So oder so: **Gesundheit ist unser höchstes Gut!** Das wurde auch in der Corona-Pandemie sehr deutlich. Selbst die Wirtschaft wurde damals weltweit lahmgelegt um die Gesundheit der Menschen zu bewahren.

Jetzt, nach der Pandemie wird aufgearbeitet, ob dies alles gerechtfertigt und verhältnismäßig war. Verhältnismäßig auch im Blick auf die Gesundheit?

Fest steht, dass mit der Pandemie eine nie dagewesene Einschränkung des öffentlichen Lebens stattfand, und mit dem angeblichen Schutz zur Gesundheit des Menschen sich ganz andere soziale und gesundheitliche (physische und psychische) Störungen einstellten, die sich natürlich auch in unserem Gesundheitsempfinden wiederspiegeln.

Ein kurzer Rückblick auf die Corona-Pandemie lohnt sich, bevor hier das Thema Gesundheit mit dem Schwerpunkt „Strahlenrisiko" behandelt wird.

Corona-Rückblick

Erstmals wurde das Corona-Virus Ende November 2019 in der Millionenstadt Wuhan der chinesischen Provinz Hubei entdeckt. Kurz darauf war auch bei uns diese Nachricht aus China in den deutschen (vermutlich weltweiten) Nachrichtensendungen zu hören und zu sehen.

Am 11. Januar 2020 meldet China den ersten Corona-Todesfall. Zu diesem Zeitpunkt sind in der chinesischen Provinz Hubei 41 Infektionen festgestellt worden. Im Medien-Zeitalter konnte man diese Ereignisse in TV und Internet mit verfolgen. Selbst die Anfänge haben sich vor unseren Augen abgespielt. Ich frage mich, warum nicht schon damals unsere Virologen, Epidemielogen, Infektionsforscher etc. Alarm geschlagen haben.

Als sich Corona in China zur Epidemie entwickelte, dort schnell ganze Städte abgeriegelt wurden, und durch das globale Wirtschaften der Virus rasend schnell in fast alle Winkel der Erde kam, erklärte die WHO erst am 11. März 2020 diese Krankheit zu einer weltweiten Pandemie.

Wir verfolgten im Fernsehen nicht nur die Entwicklung /Ausbreitung von Corona in Deutschland und Weltweit, sondern auch das Zögern der WHO, diese Krankheit als Pandemie einzustufen.

In Deutschland verdoppelte sich die Zahl der Toten und das öffentliche Leben erlahmte oder wurde zusehends eingeschränkt. Bund und Länder beschlossen erstmalig Geschäfte zu schließen und Gottesdienste sowie Versammlungen zu verbieten. Am 22. März 2020 trat schließlich der erste Corona-Lockdown in Deutschland in Kraft. Er war mit zahlreichen, massiven Einschränkungen im öffentlichen Leben verbunden.

„Corona" ./. „Strahlenrisiko" – ein Vergleich

Man kann über die Pandemie denken wie man will – und es gibt gute Gründe aus unterschiedlichen Perspektiven auf diese Geschehnisse zu blicken – aber, der Blick auf das Strahlenrisiko ist um ein mehrfaches schwieriger, als der Blick auf das Corona-Virus.

Denn, von der Entdeckung des ersten Corona-Falls in Wuhan (November 2019) bis zur Ausrufung der Pandemie durch die WHO vergingen lediglich 5 Monate. Eine frühere Ausrufung der Pandemie wäre sicher für viele Menschen von Vorteil gewesen, aber es ist nicht zu vergleichen mit dem Strahlenrisiko. Vor allem deshalb, weil die Berichterstattung über das Strahlenrisiko, aus welchen Gründen auch immer, wesentlich stärker von Verharmlosung, ein anderes Mal mehr von Hysterie geprägt ist, als bei der Corona-Berichterstattung. Zumindest ist das mein persönlicher Eindruck. Wenn ich bedenke, zu was es alles an Forschungs- und Studien-Projekte gibt, da könnte doch auch gerne die unterschiedliche Berichterstattung über Corona und Strahlenrisiko bezüglich „Verharmlosung und Hysterie" beforscht werden.

Also, wenden wir uns dem Strahlenrisiko zu.

Strahlenrisiko

Als Strahlenrisiko bezeichnet man die Wahrscheinlichkeit, mit der eine bestimmte Bevölkerungsgruppe, die ionisierender oder anderer energiereicher Strahlung ausgesetzt wurde, an den Folgen dieser zusätzlichen Strahlenbelastung erkrankt oder stirbt. Es geht also zunächst nicht um die akute Strahlenkrankheit nach einem Störfall, sondern um stochastische (relativ zufällige) Folgen von Bestrahlung mit relativ geringen Strahlendosen im alltäglichen Geschehen.

Häufig bezieht man sich bei diesem Strahlenschaden auf Krebs als Folgeerkrankung.

Man geht heute davon aus, dass es 30 Jahre nach einer Verstrahlung etwa 20 zusätzliche Krebstote pro Jahr / pro 10.000 Personen gibt. Auch nach 30 oder 40 Jahren steigt die Rate weiter an. Der Mittelwert der Latenzzeit liegt (nach verschiedenen Berechnungen) bei etwa 40 Jahren.

Wenngleich auch Wissenschaftler bei bestimmten Krebsarten und individuellen körperlichen Voraussetzungen von wesentlich kürzerer Latenzzeit sprechen, bleiben wir mal bei dem hier genannten Durchschnitt von einer Latenzzeit von 40 Jahren.

Eine Latenzzeit von bis zu 40 Jahren macht fast jegliche Ursprungszuordnung zunichte. Gleichwohl ist es ein Risiko – und keinesfalls ein „Rest-Risiko".

Es ist ein Risiko, dass wir heute vermeiden können, damit wir auch in 40 Jahren noch gut und selbstbestimmt leben können.

Ausblick auf eine „strahlende Zukunft"

Nun könnte ich als heute 76jähriger sagen: Wenn ich mir heute eine „Strahlung" einfange und in 40 Jahren davon krank werde oder sterbe, dann ist eh alles egal, denn es weiß dann keiner, ob ich an Altersschwäche, oder an einer Strahlenbelastung (oder an beiden) gestorben bin.

Vor einigen Jahren standen auf der Bühne während eines Umweltmarktes in Schöppenstedt ein junger Landespolitiker und ein junger Manager aus der (Atom-) Energie-Branche und unterhielten sich über die notwendige Energieversorgung der Bürger. Dabei wurde die Atomenergie als billige, saubere und zuverlässige Energiequelle gepriesen.
In Schöppenstedt (Einzugsbereich der Schachtanlage Asse II) kommt man dann schon auch auf kritische Fragen. So stand am Ende des Gesprächs das Thema Atommüll und Restrisiko im Mittelpunkt. Zum Restrisiko hatte der Manager eine einfache und klare Antwort: **Sterben müssen wir alle!**
Im Nachsatz zu dieser richtigen Aussage, kam der Satz: **„Es ist doch egal an was man stirbt"**.

Das kann nur jemand sagen, der in seinen jungen Jahren noch nicht so häufig mit Tod oder mit Krebspatienten zu tun hatte. Alleine die psychische Belastung, wenn so nach und nach die Haare ausfallen, stelle ich mir schlimm vor. Den Krebstod nach akuter und massiver Verstrahlung beschreibt die Nobelpreisträgerin Swetlana Alexijewitsch in ihrem Buch „Tschernobyl – Eine Chronik der Zukunft" mit ruhigen, erzählenden und nicht dramatisieren wollenden Worten von entsetzlichen Sterbeszenen in einer Moskauer Strahlenklinik.

Nein, es ist nicht egal an was und wie man stirbt! Schon gleich gar nicht, wenn es Alternativen zu der risikoreichen Atomenergie-Gewinnung gibt!

Zurück zu meiner persönlichen Perspektive. Vielleicht habe ich mir bei meinen Besuchen in Belarus und der Ukraine schon etwas eingefangen, dann muss die Latenzzeit etwas früher angesetzt, und mit Krankheit und Tod etwas früher gerechnet werden. Aber letztendlich geht es ja nicht nur um mich. Es geht um die Gesundheit der nächsten und der nachfolgenden Generationen.

Einen Kernkraftwerksunfall wie in Tschernobyl oder in Fukushima wird es bei uns in Deutschland nicht geben, weil unsere AKWs inzwischen alle abgeschaltet sind. Aber wir sind umgeben von aktiven Atomkraftwerken unserer Nachbarländer, die alle wesentlich näher sind als Tschernobyl. Einige davon auch in einem kritischen Zustand. Zudem ist die allgemeine Tendenz, die Laufzeit von AKWs von 40 auf 60 Jahre anzuheben. Das nennt man wohl „risikofreundlich".

Tschernobyl hatte trotz der Entfernung von 1500 km starke Auswirkungen auf Deutschland. Wir in Deutschland haben - neben den Problemen mit den Nachbarländern - nur noch „Rest-Probleme" aus der Stromgewinnung durch Kernenergie, nämlich vom Rückbau der Atomkraftwerke und dem anfallenden Atommüll, der natürlich auch aus dem Rückbau entsteht.

Der Atommüll wird über viele hunderte und tausende Jahre strahlen. Ob wir den Atommüll auf diese lange Zeit sicher verschließen können, weiß heute kein Mensch.

Wir leben mit einem selbstgewählten, nein, mit einem politisch gewollten oder negierten Risiko, dass wir nicht überschauen und nicht beherrschen können.

Die Umweltradioaktivität ist nicht selbstgewählt, aber ich kann, wenn ich gesundheitlich labil bin, bewusst ein Gebiet mit hoher Radon-Konzentrationen verlassen, oder mich darauf einstellen und entsprechende Vorkehrungen treffen.

Natürlich kann ich mich auch gegen einen Wohnort in AKW-Nähe oder einem Endlager entscheiden. Der Unterschied ist, dass die Umweltradioaktivität als naturbedingt von Anfang an da war, und dass die technische Radioaktivität menschengemacht, und somit vermeidbar ist. Vor allem kommt die technische Radioaktivität in Regionen, die zuvor damit nichts zu tun hatten, so dass manche Menschen seit Generationen in Regionen leben, die sie nun plötzlich aus gesundheitlichen Gründen verlassen müssten.

Unmöglich ist das Ausweichen des Strahlenrisikos beim Niederschlag aus Wolken wie z.B. nach der Tschernobyl- und Fukushima-Katastrophe, oder der Belastung durch die Atombombentests, die sich weltweit verbreitet haben, und die durch neue Techniken inzwischen aufwendig nachweisbar sind.

Die Frage bleibt: Was ist mit zukünftigen Störfällen aus AKWs unserer Nachbarländer und den vielen und ständig wachsenden Atommüll?

Es geht mir mit dieser Zusammenstellung über das Strahlenrisiko um ganz unterschiedliche Aspekte, verbunden mit der Frage ob wir es uns - auch im Blick auf die nachfolgenden Generationen - leisten können, dieses Risiko bewusst in Kauf zu nehmen, **denn wir haben mit den erneuerbaren Energien eine hervorragende Alternative.**

Ausgangspunkt(e)
und
Stationen
meines Lebens.

Zunächst will ich das „(e)" in Ausgangspunkt(e) erklären, denn, ich hatte schon die ersten beiden Kapitel (Vorwort und Einleitung) geschrieben und einige Kapitel parallel dazu angefangen, da ging mir durch den Kopf, dass ich vielleicht erklären müsste, wie ich überhaupt zu den Überlegungen gekommen bin, ein Buch über **„Weltgesundheit"** im Zusammenhang mit dem Thema **„Gesundheit unser höchstes Gut – auch beim Strahlenrisiko"** zu schreiben.

Das will ich in einer Art persönlichen Lebensrückblick im Folgenden tun.

Die globale Katastrophe mit regionalen Folgen

Wenn ich zurückdenke, und überlege wie sich mein Leben grundsätzlich verändert hat, und ich mich mit Themen beschäftige, die zuvor nur eine marginale (oder eigentlich gar keine) Rolle spielten, fällt mir dazu immer als erstes die Tschernobyl-Katastrophe von 1986 ein.

Plötzlich beschäftigte ich mich mit Themen wie Radioaktivität/Ionisierende Strahlung, Strahlenrisiko/Strahlenfolgen, Kernspaltung/Kernenergie.

Mit anzusehen, wie Landwirte ihr erntereifes Gemüse umpflügen, also vernichten mussten, war nur schwer zu ertragen. Das Kinder hier in Deutschland wegen der Tschernobyl-Katastrophe eine Zeitlang sich nicht auf dem Schulhof aufhalten durften und im Unterricht die Fenster verschlossen bleiben mussten, macht die Dimension für uns deutlich.

Der Name / das Land Belarus, mit den meisten Tschernobyl-Opfern, war zuvor nicht in meinem Alltag vorhanden. Was durch Sozialisation, der eigenen Familie und dem Beruf (Propsteijugendwart der Propstei Schöppenstedt in der Ev.-luth. Landeskirche in Braunschweig) vorhanden war, war die Sensibilität und die Sorge um das Leben im allgemeinen, und um die Sensibilität und die Sorge für Kinder.

Mit dreijähriger Verspätung wurde das Thema „Tschernobyl-Kinder" (Sammelbegriff für alle Kinder, die von der Tschernobyl-Katastrophe betroffen sind) bei uns bekannt. Ungewöhnlich viele Kinder litten in den betroffenen Gebieten in Belarus und der Ukraine unter teilweise kinderuntypischen Krankheiten, mit häufig extrem starken Auswirkungen. Darauf waren die Gesundheitssysteme beider Länder einfach nicht vorbereitet. Es fehlte an Medikamenten, medizinischem Gerät, außerdem fehlten natürlich auch spezielle Einrichtungen und dafür das zusätzlich nötige Personal.

Mit ausländischer Hilfe konnten Kinderkrebsstationen und Krankenhäuser gebaut werden. Die Tschernobyl-Kinder wurden von mehreren Ländern / Organisationen zur Erholung eingeladen. 3 Mal im Jahr sollten die in Belarus nicht evakuierten Kinder, für jeweils 3 – 4 Wochen aus den kontaminierten Gebieten gebracht werden.

Als Propsteijugendwart der Propstei Schöppenstedt, beteiligte ich mich zunächst an den Aktionen meiner Kollegen, um dann, nach zweijähriger Zusammenarbeit, für die Propsteijugend Schöppenstedt eine eigene Kindererholungsmaßnahme zu organisieren. Hieraus entwickelten sich dann später ein eingetragener Verein.

Der Verein organisierte Hilfstransporte, Schüler– und Lehreraustausch und kümmerte sich um diverse Dokumentationen und Schriften zum Verein, seinen Aktionen aber auch Recherchen zu den Folgen der Katastrophe. Hierbei war Dr. Horst Wohlfarth (Physiker und Mediziner/ Landkreis Wolfenbüttel), Dr. Mikhail Malko (Physiker bei der belarussischen Akademie der Wissenschaften / Minsk). Diese Dokumentationen wurden federführend vom Verein, aber teilweise auch im Zusammenwirken mit kirchlichen Ämter der Ev.-luth. Landeskirche Braunschweig (Amt für Religionspädagogik und Männerarbeit), initiiert und zusammengestellt.

Das Thema „Tschernobyl" ist also in der Tat ein entscheidender Ausgangspunkt in meinem Leben und Denken, dass mich herausforderte, mich mit dem Thema „Radioaktivität" und den „Strahlenfolgen" - und später dann auch mit der Umwelt-Radioaktivität - zu beschäftigen.

Dabei spielte für mich „Öffentlichkeitsarbeit und Dokumentation" schon immer eine wichtige Rolle, und so ist es fast naheliegend, dass ich jetzt ein Buch schreibe um diese Ereignisse, Aktionen aber auch die neuen Fragestellungen der Nachwelt zu erhalten.

Tschernobyl ein gesellschaftspolitisches Ereignis

Ausgelöst durch die vielen Tschernobyl-Opfer (vor allem der Kinder), ging es mir weniger um die physikalisch-technischen, sondern mehr um die sozial-gesellschaftspolitischen, gesundheitlichen und humanitären Aspekte.

Dass ich mich mehr mit sozial-gesellschaftspolitischen Aspekten, als für die physikalisch-technischen Aspekte interessiere, hat seine eigene Geschichte, seinen eigenen Ausgangspunkt.

Mit der Tschernobyl-Katastrophe und meiner persönlichen Geschichte sind wir dann schon bei der „Mehrzahl von Ausgangspunkt".

Weiter über Ausgangspunkte nachgedacht, komme ich dann zu der Feststellung, dass mich sowohl die entsprechenden Ausgangspunkte, als auch die diversen Stationen in meinem Leben, zu dem geführt haben, was ich heute bin, was ich heute für wichtig und richtig halte, und warum ich das nicht für mich behalten, sondern in dieser Schriftform weitergeben will.

Zunächst nochmals zum sozial-gesellschaftspolitischen Aspekt. Dieser spielte in meinem Leben schon immer eine große Rolle. Da war vermutlich schon viel davon in der Muttermilch, als ich als siebtes von dann insgesamt neun Kindern meiner Ungarn-Deutschen Eltern 1947 geboren wurde. Denn, meine Eltern waren nicht nur innerfamiliär sozial und gesellschaftspolitisch aktiv, sondern auch für eine große Verwandtschaft, und für alle, die sich für Glauben, Religion und Christsein - vor allem innerhalb der Methodistenkirche - interessierten, ansprechbar.

Aber auch väterlicherseits habe ich scheinbar einiges mitbekommen. Von meinem jüngsten Bruder (der schulisch etwas besser durchkam als ich) erfuhr ich erst kürzlich, dass er früher Leserbriefe oder auch Beschwerdebriefe für meinen Vater schreiben musste, weil mein Vater, sich mit seinem „Ungarn-Deutsch" nicht entsprechend ausdrücken konnte.

Und meine ältere Schwester erzählte mir, dass mein Vater ein Buch seiner Mutter abgeschrieben, vielleicht auch übersetzt, hatte. Denn meine Großmutter hatte Gedichte zum Geburtstag, zu kirchlichen Feiertagen und auch sogenannte Drehbücher für Krippenspiele geschrieben. Auf diese Weise steht das immer noch unveröffentlichte Buch der Großmutter (vermutlich noch in Ungarisch verfasst) zumindest für die familiäre Nachwelt zur Verfügung.

Das Denken und Schreiben, ist also eine Familientradition – was mir aber erst heute so richtig bewusst wurde.

Und schon wird deutlich, dass weit vor Tschernobyl, die Weichen für mein jetziges Denken und Handeln gestellt wurden.

Zurück zu meinem ersten Ausgangspunkt: Meine Geburt in schwieriger Nach-kriegszeit. Ich war nach vier Brüdern und zwei Schwestern, der erste in der Familie, der nach Flucht und Vertreibung aus Ungarn, in Deutschland geboren wurde. Es sollten noch zwei Brüder in Abstand von jeweils ca. zwei Jahren folgen.

Von Flucht und Vertreibung weiß ich aber nur vom Hörensagen. Das Thema „Dresden 1944" war aber häufig Thema bei Verwandtschaftsbesuchen und sonstigen Rückblicken. Der Vater war im Krieg (Kriegsgefangenschaft). Die Mutter war alleine mit sechs Kindern auf der Flucht vor den Russen aus Ungarn nach Deutschland. Die Berichte und Erzählungen zu „Dresden 1944" könnten nicht dramatischer sein. Man stelle sich vor, eine Mutter alleine mit ihren 6 Kindern (das jüngste noch im Kinderwagen) kommen in den schwersten Bom-benhagel des zweiten Weltkrieges. Chaos hoch drei auf dem Weg in den Schutz-bunker. Geduldiges abwarten bis die Entwarnung kommt. Aber unmittelbar nach der Entwarnung wiederum ein unvorstellbares Chaos, so dass meine Mutter plötzlich ohne Kinder dastand. Über mehrere Wochen forschte meine Mutter fiberhaft danach, ob ihre Kinder noch am Leben sind, und wenn hoffentlich ja, wo sie sich aufhalten. Bekannte aus Ungarn hatten die Kinder in dem Chaos der Entwarnung an die Hand genommen und in Sicherheit gebracht.

Zurück zu der dann doch meist harmonischen und friedlichen Nachkriegszeit; zurück zu meiner Situation mit meinen zwei jüngeren Brüdern.

Da die älteren Brüder außerhalb unseres Wohnortes einen Ausbildungs- oder Studienplatz suchen mussten, und wir Jüngsten der Familien mit unseren Schwestern auch nicht viel am Hut hatten, waren wir drei in der Familie zwangs-läufig, jedoch nicht zwanghaft, viel zusammen. Wir haben viel gemeinschaftlich unternommen und wurden durch selbstgestrickte und selbstgeschneiderte Par-tnerlook-Garderobe oft von weitem als „Einheit" erkannt.

Diese Zeit hat mich stark geprägt. Nicht nur, weil ich der älteste der drei Jüngsten war, und damit immer etwas mehr Verantwortung hatte, und vieles für uns Drei organisiert oder auf den Weg gebracht habe, sondern auch, weil wir Drei eine bemerkenswerte Interaktion pflegten. Waren wir zu Dritt unterwegs und sahen etwas Neues oder Ungewöhnliches, wurde das von einem der Dreien geäußert und ins Gespräch gebracht. Sofort wurde von den Anderen dieses entsprechend aufgenommen, interpretiert, analysiert, und meist spitzfindig kommentiert, neu aufgegriffen und auch verwegene Theorien geäußert um dann auch diese wieder neu zu interpretieren und neu zu analysieren und ggf. abschweifend zu einem neuen Thema zu kommen. Das machte uns viel Spaß und oft haben wir herzhaft gelacht.

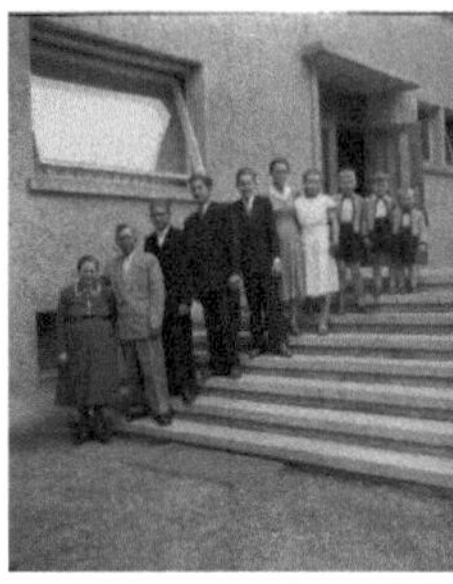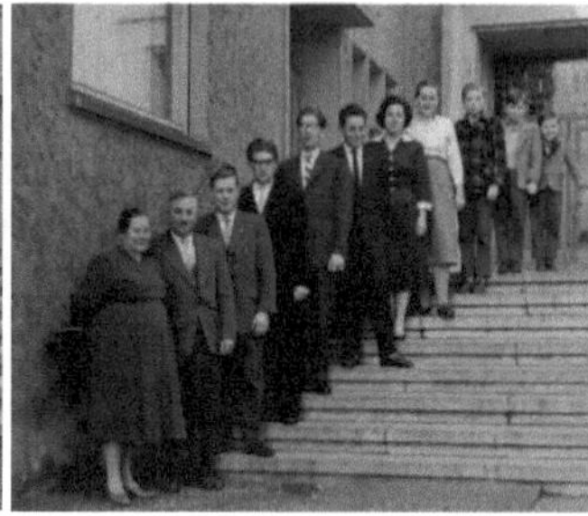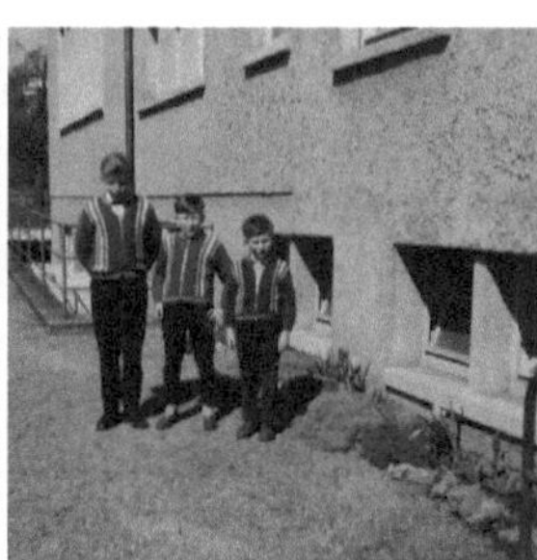

Drei Fotos aus der Zeit in Pforzheim - linkes Foto: Treppenaufgang zu den Gemeinderäumen und Küsterwohnung; mittleres Foto: Eingang zur Kirche. Rechtes Foto: Die 3 jüngsten im Partnerlook. Meine älteste Schwester war sehr kreativ. Wir hatten Partnerlook zum Wechseln (siehe auch ganz linkes Bild)

Das mittlere Foto zeigt die komplette Familie 1958, das linke Foto einige Jahre früher (ohne den ältesten Bruder).

Zwei unserer Freunde (auch wie wir, zur Methodistenkirche gehörten), zwei Brüder im gleichen Alter wie wir – waren wohl „aus dem gleichen Holz geschnitzt". Sie wohnten einige Ortschaften von uns entfernt, aber, wenn wir bei Jugend- oder Gemeinde- Treffen (als auch bei anderen Gelegenheiten) zusammentrafen fand die bereits für „uns Drei" beschriebene Interaktion in einem verstärkten Maß statt. Die Schlagzahl der Argumente, Interpretationen erhöhte sich. Der bei allen vorhandene Sprachwitz wurde genüsslich praktiziert. Dabei immer liebevoll im Umgang untereinander.

Ging es mal um eine unschöne Situation, oder wollte uns jemand angreifen, schlug das „Liebevolle" ins „Bissige" um – jedoch nie in Gewalt.

Meine „Ungarn-Deutschen" Eltern sind Nachfahren von im 17. Jahrhundert aus Deutschland (Hessen und Schwaben) in unterschiedlichen Zusammenhängen nach Ungarn ausgewanderten Bevölkerungsgruppe.

Starker, religiöser Einfluss

Meine Eltern wechselten beide als junge Erwachsen von der Ev.-luth. Kirche in die „Methodistenkirche". Bei einem Jugendtreffen der Methodistenkirche trafen sich meine Eltern das erste Mal. Es war Liebe auf den ersten Blick.

Da die Methodistenkirche (seit einigen Jahrzehnten als „Evangelische Methodistenkirche" konstituiert) auch bei uns in Deutschland eher als Diaspora-Kirche eine Rolle spielt, will ich diese Religionsgemeinschaft etwas näher erklären.

Meine Erinnerungen als Kind sind in diesem Zusammenhang zunächst geprägt von den Hausgottesdiensten in unserer Wohnung, mit vielen sonntäglichen Besuchern, meist Verwandte und Bekannte. Selten tauchten ganz fremde Leute auf.

Das Tischgebet vor und nach jeder Mahlzeit war seit je her verinnerlicht. Das Tanzen wurde als Vorstufe zum Ehebruch oder als Anbahnung zum Seitensprung abgelehnt, was später für mich durchaus Probleme bereitete, oder (bei gesellschaftlichen Anlässen) ein mitleidiges Lächeln von Außenstehenden zur Folge hatte.

Gut gefallen hatte mir schon immer der Ausspruch von John Wesley, (Englischer Erweckungsprediger [1703-1791] und Begründer des Methodismus / der Methodistenkirche): **„Die Welt ist mein Kirchspiel, Seelen zu retten mein Beruf!"** oder wie es andere verstanden und weitergegeben haben: **„Seelen retten ist mein Beruf, die Welt meine Pfarrei."**

Das passte natürlich nicht 1:1 in meine spätere Tätigkeit als Hauptamtlicher der Landeskirche Braunschweig. Gleichwohl heißt es nichts Anderes als hin und wieder direkt zu fragen: Wie wäre den Gottes Wille in dieser oder jener Situation?

Hier nun ein paar allgemeine Hinweise zur Methodistenkirche aus Wikipedia: *__Methodistische und wesleyanische Kirchen__ sind Kirchen, die in Theologie und Kirchenverfassung auf der von John Wesley begründeten methodistischen Tradition beruhen. Bei John Wesley liegt das Hauptgewicht seiner Theologie nicht auf Meinungen und Lehren, sondern auf Gesinnung und Lebensführung. Mitbegründer der methodistischen Kirchen waren Johns Bruder Charles Wesley und George Whitefield.*

Die Kirchen methodistischer und wesleyanischer Tradition sind im Weltrat methodistischer Kirchen (WMC) organisiert, der zu den großen protestantischen

Kirchenbünden zählt. Im deutschen Sprachraum vertretene Gliedkirchen des WMC sind die Evangelisch-methodistische Kirche, die Evangelische Gemeinschaft Deutschland und die Kirche des Nazareners. Die Heilsarmee entstammt ebenfalls methodistischer Tradition, ist aber nicht Mitglied im WMC.

Ich habe meine Kinder- und Jugendzeit in dieser Methodisten-Tradition durchlebt und war dadurch an einen sonntäglichen Gottesdienst gewöhnt, der durch die Zusammenkunft mit anderen Glaubensgenossen (stets einschließlich der Kinder und Jugendlichen) immer ein großes gemeinschaftliches Erlebnis war.

Die Frömmigkeit meiner Eltern habe ich vor allem durch die Sonntagspflicht (Gottesdienst) bzw. Sonntagsheiligung (arbeitsfrei) erlebt. **„Keine Arbeit am Sonntag"** war eine der strengen Regeln, an die sich mein Vater auf die Minute gehalten hat. Er arbeitete in der Landwirtschaft, vorwiegend bei der Weizenernte. Nebenbei verdiente er sich aber noch einiges als Seilermeister dazu. Er stellte mit einem entsprechenden Gerät, das auf dem Dachboden stationiert war, Stricke unterschiedlicher Länge und Dicke her. Dieser wichtige Nebenverdienst für die Versorgung der Großfamilie wurde aber nur werktags - meist nach Feierabend - oder am Sonntag ab Punkt 24:00 Uhr, dann also schon Montag 00:00 h, ausgeführt.

Ich kann mich an eine Szene erinnern, wo wir wohl als gesamte Familie für einen Großauftrag Sonntagnacht um kurz vor 24:00 Uhr auf dem Dachboden versammelt waren, und wie gebannt auf die Uhr schauten. Auf den Schlag 24:00 bzw. 00:00 Uhr kam das Kommando, und ein harmonisches, emsiges arbeiten setzte bei allen ein, um den Vater beim „Stricke drehen" zu helfen.

Später, nach einem Umzug nach Pforzheim, wohnten wir im Obergeschoss einer großen Methodistenkirche. Diese Wohnung stand uns zu, weil meine Eltern den Küsterdienst (Hausmeistertätigkeiten) für diese Kirche übernahmen.

Schulabschluss und beruflicher Werdegang

Ein weiterer Umzug meiner Eltern brachte mich nach Hessen (Nähe Gelnhausen). Dass war dann die dritte Station in meiner Grund- und Hauptschulzeit. Dies ist erwähnenswert, weil es durch die diversen Umzüge auch um drei unterschiedliche Bundesländer (Bayern, Baden-Württemberg und Hessen) ging. Die unterschiedlichen Länder-Lehrpläne führten bei mir zu entsprechenden Wissenslücken, die an der ein oder anderen Stelle (zumindest mir) auffielen.

Im Hessen bauten meine Eltern ein Haus mit finanzieller Unterstützung eines „Lastenausgleichs" aus dem Verlust der ungarischen Landwirtschaft durch die Vertreibung.

Als damals 12-Jähriger war ich stark in Materialtransport und Mörtelmischen beim Hausbau mit einbezogen, woran mich manchmal auch noch heute mein rechtes Handgelenk erinnert. Denn die Tätigkeit mit der Schaufel voller Sand oder Zement und das anschließende immer wieder Drehen der Schaufel zum Mischen von Sand, Zement und Wasser - denn eine Betonmischmaschine konnten wir uns offensichtlich nicht leisten, oder waren zu damaliger Zeit noch nicht auf dem Markt - führte zur Dauerbelastung bzw. Überlastung des Handgelenks.

Als 15/16-Jähriger half ich dann mit beim Kirchenbau der Methodistenkirche in unserem Wohnort. Zusammen mit meinem älteren Bruder, dem Fliesenlegermeister, gestalteten wir die Vorderfront der Kirche mit einem interessanten grünlich schimmernden Stein.

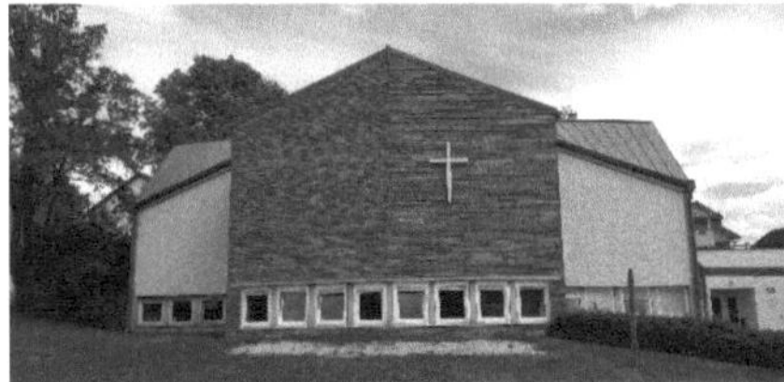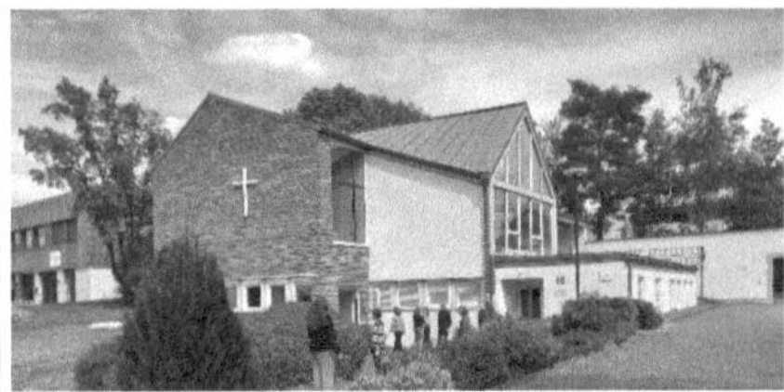

Die Methodistenkirche (Gemeindezentrum) in Rothenbergen/ Hessen mit ihrer eindrucksvollen Vorderfront.

Hierbei meldete sich dann auch immer wieder einmal „schmerzlich" das Handgelenk.

In unserem Dorf hatte eine große Straßenbaumaschinenfabrik ihren Sitz. Hier wurden Schlosser, Starkstromelektriker und Verwaltungskräfte ausgebildet. Ich lernte den Beruf „Starkstromelektriker". Die Lehre fand in unterschiedlichen Abteilungen des Unternehmens statt. Die Arbeiten eines Elektrikers in dieser Firma betraf vor allem die Verkabelung und Anschlüsse der Motoren der unterschiedlich großen Maschinen. Eine kleinere Abteilung stattete die Fördermaschinen/ Fördertürme, die große Mengen an diversen Materialen in fast 10 m Höhe bringen mussten, mit Motoren und die Stromzuleitungen aus. Diese Stahlgerüste mussten mit entsprechend starken Motoren und entsprechend dicken Kabeln ausgestattet werden. Dann gab es eine noch kleinere Abteilung, in der die Schaltschränke für die jeweilige Maschinen-Einheit hergestellt wurden. Für die Elektriker war dies der angenehmste Arbeitsplatz in der Firma. Immer im Trockenen und meist sitzend, wurden hier Schaltsysteme zusammengestellt. Es wurden Drähte gebogen und gelötet, Sicherungen und Relais eingebaut und miteinander verbunden. Und es gab die Abteilung Betriebs-(Haus-) Elektrik, die immer für Licht, Wärme und Strom an den notwendigen Stellen in der ganzen Firma sorgten. Eine Abteilung wo ich vieles gelernt habe, auch für das alltägliche Leben.

Die Betriebselektrik war mein erster Arbeitsplatz, nach der durchlaufenen vierteljährigen Schlosser-Grundausbildung. Ich erinnere mich an einen großen Spruch an der Wand: **„Unmögliches wird sofort erledigt! Wunder dauern etwas länger!** Ein schönes Motto, worüber es sich lohnt nachzudenken.

Ich absolvierte alle vier Elektroabteilungen und erlangte nach 3-jähriger Lehrzeit den Gesellenbrief. Da nach der Lehrzeit den frischgebackenen Gesellen innerhalb dieser Firma in eine der vier Elektro-Abteilungen ein fester Dauerarbeitsplatz zugewiesen wurde, wies ich gleich darauf hin, dass ich alles mache, nur nicht die Arbeit an den Fördertürmen, denn da hatte ich sofort wieder Probleme mit meinem Handgelenk.
Die Vorgesetzten ließen es auf ein Machtspiel ankommen und nahmen offensichtlich meine Handgelenksprobleme nicht ernst, und versetzten mich (trotz meiner Vorwarnung) in die Abteilung, in der dicke Elektrokabel von Hand in Stahlgerüste eingepasst werden mussten. Das führte letztendlich zur Kündigung meinerseits, und in der Folge zu unterschiedlichsten beruflichen Stationen.

In dieser Zeit lernte ich meine spätere Frau kennen, und zog zu ihr in das Haus ihrer Eltern in Süddeutschland. Ich suchte mir in Wohnortnähe eine Arbeit und fand eine interessante Tätigkeit in einem kleinen Elektrobetrieb, der sich im Umfeld von Mannheim und Heidelberg auf das „Wickeln" (instand setzen) von Elektromotoren spezialisiert hat. Meine spezielle Aufgabe war hier das Reparieren von Elektrowerkzeugen, wofür ich sehr schnell sehr eigenständig (einschließlich Lagerhaltung von Ersatzteilen) verantwortlich war. Nach einigen Jahren kam allerdings der Punkt, dass die Aussicht, diese Tätigkeit noch viele

Jahre auszuführen, mich nicht gerade hoffnungsvoll stimmte. Zunächst stellte sich mir die Frage, ob ich mich eher in Richtung Elektromeister oder Elektroingenieur weiterbilden wollte.

Diese Überlegungen gingen mir eine Zeitlang durch den Kopf, bis mir klar wurde, dass ich schon beim Einstieg ins Berufsleben lieber Diakon geworden wäre, nur, in der Methodistenkirche gab es diesen Beruf nicht.

Zu damaligen Zeitpunkt gab es eine starke Trennungslinie zwischen der Methodistenkirche und der sog. „Landeskirche". Ein Wechsel in die Landeskirche (um z.B. Diakon werden zu können) war tabu. Ich hätte Pastor der Methodistenkirche werden können, was ich aber aus den unterschiedlichsten Gründen nie werden wollte. Gleichwohl hatte ich mich irgendwann zu einem Lektoren Kurs innerhalb der Methodistenkirche angemeldet und nach erfolgreichen Abschluss habe ich auch in unterschiedlichen methodistischen Kirchen gepredigt.

Parallel zu meinen Überlegungen ergab sich, dass die Eltern meiner Frau aus Altersgründen ihre Bäckerei und das dazugehörige Lebensmittelgeschäft aufgeben mussten, und meine Frau vor der gleichen Überlegungen eines Berufswechsels stand, wie ich.

Nicht nur das generell eine neue Arbeitsstelle gefunden werden musste, sondern auch bei ihr kam der ursprüngliche Berufswunsch in das Blickfeld: Kinderpflege / Kindererziehung. Wegen der notwendigen Mitarbeit im elterlichen Geschäft kam dieser Berufswunsch nicht zum Zuge kam.

Auch bei meiner Frau setzte die Überlegung ein, den ursprünglichen Berufswunsch – nun mit starker Verzögerung und dadurch schwierigeren Alltagsbedingungen - ins Spiel zu bringen.

Da wir nun beide auch durch kontinuierliche ehrenamtliche Tätigkeit innerhalb der Kirche in dieser neuen Situation einen sozialen Beruf anstrebten, lag der Gedanke nahe, dies gemeinsam umzusetzen.

Eine Annonce der Lebenshilfe im Raum Frankfurt stimmte dazu recht hoffnungsvoll. Gesucht wurde ein „Heimleiter-Ehepaar" für ein Kinderhaus. Zwar ohne entsprechende Ausbildung, aber immerhin mit der Erfahrung eines inzwischen gemeinsamen Kindes und den Erfahrungen bei unterschiedlichen selbstständigen, ehrenamtlichen Tätigkeiten, haben wir vorsichtig formuliert angefragt, ob eine Bewerbung von uns Aussicht hätte. Wir beschrieben unsere Situation und äußerten unsere Bereitschaft uns berufsbegleitend weiterzubilden.

Eine überraschend positive Rückantwort lief dann schließlich doch ins Leere, weil wir gleichzeitig ein Angebot als Heimleiter-Ehepaar bekommen hatten, nämlich die Leitung des methodistischen Freizeit-und Erholungsheim in Hunoldstal (Hessen) zu übernehmen.

Rückblickend war das eine interessante Zeit, wo sich meine Frau durch ihre Ausbildung im Lebensmittelbereich (Konditoreifachverkäuferin) um Küche und leibliches Wohl zu kümmern hatte. Die Herausforderung war, mit den drei älteren, weiblichen Angestellten der Küche zurecht zu kommen, die schon von Anfang an diesen Job innehatten, jedoch für Neuerungen nicht sehr viel übrig-hatten. Mit der Zeit gelang es aber meiner Frau sehr gut, mit den Frauen zurecht zu kommen.

Ich war für Verwaltung, Organisation und Hausmeistertätigkeiten zuständig. Für mich lag die Herausforderung in dem Neuland „Buchführung und Lohnab-rechnung". In dieser Einrichtung war eine ältere Dame als ehrenamtliche Ge-schäftsführerin tätig, von der ich sehr viel lernen konnte. In meinem weiteren Berufsleben konnte ich hin und wieder auf diese Erfahrungen und erlernten Kenntnisse zurückgreifen.

Da dieses methodistische Freizeit-und Erholungsheim in den letzten Jahren von der methodistischen Zentrale von Freudenstadt aus verwaltet wurde, was sich als kompliziert herausstellte, sollte der Bezirk Frankfurt für eineinhalb Jahre die Leitung des Hauses auf Probe übernehmen. Startpunkt war der Zeitpunkt, als die Diakonisse, die bis dahin das Haus leitete, in Ruhestand ging. Aus diesem Grunde wurde eine neue Heimleitung gesucht, und aus diesem Grunde konnte auch nur ein Vertrag mit der neuen Heimleitung für diesen Zeitraum abgeschlossen werden. Natürlich hofften alle Beteiligten auf eine Fortführung des Experiments in der Nachfolgezeit.

Leider zog sich die ehrenamtliche Geschäftsführerin aus gesundheitlichen Gründen nach einem Jahr guter Zusammenarbeit zurück. Ihr Nachfolger war im Verwaltungsvorstand des Hauses und wollte damals, als meine Frau und ich an-gestellt wurden, eigentlich einen Freund und Sozialarbeiter an unserer Stelle ein-schleusen. Vermutlich hatte er höhere Lohnvorstellungen als wir, sodass die Ent-scheidung damals auf uns fiel.

Der neue Geschäftsführer deutete immer wieder an, dass sein Freund der bessere Heimleiter gewesen wäre. Er äußerte das so nie, aber er ließ es uns spüren. So gesehen hatten wir unter den neuen Bedingungen, keine große Lust auf eine Verlängerung dieser Position. Damit stand erneut eine neue berufliche Orientierung an.

In dieser Zeit las ich im „Sonntagsblatt", dass in der Ev.-luth. Landeskirche Braunschweig ein Diakon oder Gemeindehelfer gesucht wird. Nun, Diakon war ich nicht, aber unter „Gemeindehelfer" konnte in den Anforderungsüberlegungen viele Aufgabenstellungen hineininterpretiert werden.

Also, wiederum ein Schreiben mit Erklärung der aktuellen Situation und der Frage, ob eine Bewerbung Aussicht auf Erfolg haben könnte.

Erfreuliche Umstände und sehr freundliche Menschen führten dazu, das wir damals mit unserem ersten Kind ein viertel Jahr später nach Niedersachsen umgezogen sind, und ich die Stelle als Gemeindehelfer annehmen konnte.

Für mich ging es in erster Linie um Jugendarbeit und Konfirmandenunterricht in den beiden Gemeinden am Stadtrand von Braunschweig. In diesem Zusammenhang gründete ich einen Jugendposaunenchor mit enormer, finanzieller Unterstützung des Pastors für den Posaunenchor. Ansonsten gab es in den beiden Kirchen je eine Orgel und einen Kirchenchor. Der Jugendposaunenchor entwickelte sich so nach und nach als beliebte musikalische Bereicherung bei unterschiedlichsten Gelegenheiten. Als ein Jugendlicher sagte, dass er gerne Tuba spielen wollte, ich aber keine Tuba in meinem Bestand hatte, war es der damalige Pastor, der in kürzester Zeit das Geld für das nicht billige Instrument auftrieb.

Innerhalb meiner hauptamtlichen Tätigkeit, die immer auch ehrenamtliche Anteile aufwies, war meine Frau bei Freizeiten oder Großveranstaltungen meine ehrenamtliche Mitarbeiterin, vor allem im Bereich Versorgung und Verpflegung.

Irgendwann wurden wir in der damaligen Anfangszeit von einer Diakonie-Mitarbeiterin der Gemeinde angesprochen und ermutigt, Pflegekinder in unsere Familie aufzunehmen. Das ist ein Kapitel in unserem Leben, mit sehr unterschiedlichen Facetten. Diese Arbeit betraf naturgemäß vorwiegend meine Frau. Darüber ließe sich ein eigenes Buch schreiben – hier soll es bei der Erwähnung bleiben – mit dem Hinweis, dass damit natürlich auch viel Verantwortung, Organisation und Einfühlungsvermögen verbunden ist. Dies ist nur ein Beispiel dafür, dass meine Frau und ich eher kurzentschlossen und nicht ängstlich waren bei der Übernahme neuen, verantwortungsvollen Aufgaben.

Nach einiger Zeit wurde für beide Gemeinden im kirchlichen Jugendzentrum eine offene, lockere „Teestube" etabliert. Die ehrenamtliche Leitung hierfür übernahm meine Frau.

Bislang spielte es überhaupt keine Rolle, dass wir immer noch der Methodistenkirche angehörten. Nun aber wurde meine Frau als Leiterin der gut florierenden Teestube zur Kirchenvorsteher-Kandidatur gedrängt. Damit wurde es Zeit, dass wir beide Mitglieder der Ev.-luth. Landeskirche Braunschweig wurden, zumal es für meine Frau die Voraussetzung zur Kandidatur war.

Es reichte bei der Wahl für meine Frau zwar nicht für den Kirchenvorstand aber der Pastor kam eines Tages zu mir und fragte mich, ob ich nicht Diakon werden wolle. Er hörte von der Möglichkeit, dass das Lutherstift in Falkenburg berufsbegleitend eine Ausbildung zum Diakon anbot.

Die Investition von 15.000,00 DM auf 3 Jahre verteilt, war der Landeskirche zu viel, zumal sie einen Präzedenzfall befürchtete, dass diese Ausbildung von weiteren Kandidaten der Landeskirche Braunschweig in Anspruch genommen werden könnte.

Mit der Auskunft der Ausbildungsstätte, dass möglicherweise der jetzt neu zu startende Ausbildungs-Jahrgang der letzte sein könnte, und damit die Befürchtung eines Präzedenzfalles entkräftet wurde, lies sich die Landeskirche darauf ein, mir die Ausbildung zu finanzieren. Allerdings erwartete sie, dass ich mich verpflichtete, nach der Ausbildung weitere 5 Jahre für die Landeskirche tätig zu bleiben. Das war für mich kein Problem. (Kurze Zeit später gab es in ähnlichen Fällen nur noch feste Anstellungen bis zu 3 Jahren – aber immerhin doch auch weitere Diakon-Ausbildungen über das Lutherstift in Falkenburg)

Mit Beginn des Studiums zum Diakon, war noch eine Zugangsvoraussetzung zu erfüllen. Für das Studium brauchte ich mindestens die „Mittlere Reife", hatte damals aber nur einen Hauptschulabschluss.

Ein viertel Jahr lang war es, in dem ich einmal im Monat für 3 Tage nach Ganderkesee, zum Lutherstift in Falkenburg fuhr, und mit entsprechenden Hausaufgaben nach Hause kam. Parallel dazu mehrmals halb- oder ganztags nach Hannover zum Lernen und Vorbereiten auf eine Prüfung zur Mittleren Reife. Zu Hause hatte ich (nebst inzwischen zwei eigenen und 4 Pflegekindern) nur schwer die notwendige Ruhe zum Lernen, wenngleich meine Tätigkeit als Gemeindehelfer für die Zeit des Studiums (offiziell) von 40 Std. auf 30 Std. reduziert wurde. Dies war für andere Diakonie-Studenten, die für das Studium erst eine Kirchengemeinde als Praxisfeld suchen und finden mussten, eher möglich als für mich, der schon einige Zeit in einer facettenreichen Gemeinde tätig war.

Ich wurde unruhig und ungeduldig, weil mir so gar nicht der Sinn nach „büffeln" von „allgemeinen" Lehrstoff zumute war. So drohte in dieser Zeit für mich das Gesamtprojekt „Diakon werden" zu scheitern, wenn nicht der Gemeinde-Pastor mich trickreich motiviert hätte, vor allem dieses schwere Vierteljahr zur Erlangung der Mittleren Reife durchzuhalten. Mit „Hängen und Würgen" erreichte ich meine Mittlere Reife und konnte mich danach auf Studium, Beruf und Familie konzentrieren.

Die Ausbildung zum Gemeindediakon, gedacht als Ergänzung zur Arbeit der Pastor*innen, und hier vor allem die Aneignung von Fähigkeiten zu Organisation und Gestaltung von Gruppenarbeit, Veranstaltungen und Events) enthielt eine Dreifachausbildung: Theologie, Soziologie und Psychologie, sowie Jugendrecht. Im Vergleich zur reinen theologischen Ausbildung eines Pastors sind diese 3 Fächer für die Ausbildung der Diakone nur als „Schmalspurverfahren" zu realisieren, aber auch ausreichend.

Diese Ausbildung zum Diakon war eine wichtige Station in meinem Leben, und erweiterte meinen Horizont und meinen Tatendrang ungemein.

Nachdem wir knapp sechs Jahre in den beiden Kirchengemeinden verbrachten, nahm der der damalige Pastor die Stelle des Direktors im kirchlichen Krankenhaus Marienstift in Braunschweig an, was für mich wiederum (aus unterschiedlichen Gründen) zu einer beruflichen Neuorientierung führte.

In dieser Zeit fiel die Entscheidung, dass die Propstei Schöppenstedt, mit damals 36 Kirchgemeinden (die bis dahin von der Propstei Wolfenbüttel bezüglich Jugendarbeit mitversorgt wurde) einen eigenen Jugendwart erhalten sollte. Auf diese neue Stelle bewarb ich mich mit Erfolg.

Hier schließt sich der Kreis zumindest insofern, dass in dieser Zeit meiner Tätigkeit als Propsteijugendwart in der Propstei Schöppenstedt, (1986) sich die Tschernobyl-Katastrophe ereignete.

An dieser Stelle will ich auf mein Buch im selben Verlag (Fromm-Verlag) hinweisen: „Tschernobyl-Erinnerungen". Eine von 18 Berichten ist **„meine Tschernobyl-Geschichte"** in der ich ausführlich beschreibe, was ich damals privat und beruflich erlebte, und was zur Gründung der „Tschernobyl-Initiative in der Propstei Schöppenstedt e.V." führte.

Nach 14 Jahren Jugendarbeit reifte die Erkenntnis, dass es nicht gut sein kann bis zum Ruhestand Jugendarbeit zu machen. Es war dann aber die Zeit, wo man innerhalb der Kirche (gerade auch als Diakon) nicht so ohne weiteres eine neue Arbeitsstelle finden konnte.

Nach schwieriger Zeit des Überlegens und Wartens, tat sich dann die Tür zur landeskirchlichen Männerarbeit auf. Ich wurde 1994 „Landesgeschäftsführer der Männerarbeit der Ev.-luth. Landeskirche in Braunschweig" mit den zusätzlichen Arbeitsfeldern „Handwerk und Kirche" und „Evangelisches Landforum".

Da die Männerarbeit der Evangelischen Kirche in Deutschland bereits das Projekt „Nadeshda" (Kinderzentrum für Tschernobyl-Kinder) in Belarus auf den Weg gebracht hatte, gab es hier auf Landesebene (im inhaltlichen Austausch mit der deutschlandweiten Zentrale) eine große Schnittmenge zu meinem Tschernobyl-Engagement.

Aus „Handwerk und Kirche" wurden Handwerker zu Arbeitseinsätzen in Nadeshda organisiert und mit weiteren Abteilungen des „Haus kirchlicher Dienste" (Amt für Religionspädagogik und Umweltbeauftragten der Landeskirche) gab es mehr und mehr gedeihliche Zusammenarbeit zu diesen Themen- und Aktivitätskomplex.

Nachdem ich 10 Jahre Landesgeschäftsführer der Männerarbeit war, löste die Landeskirche das „Haus kirchlicher Dienste" weitgehend auf. Nur wenige, unverzichtbare Abteilungen blieben. Da die Frauenhilfe damals kaum finanzielle bzw. personelle Kürzungen traf, wurde auch die Männerarbeit nicht ganz abge--schafft. Jedoch meine Stelle fiel dem Sparzwang zum Opfer.

Sieben Jahre vor dem Beginn meines Ruhestands, abermals ein beruflicher Wechsel. Nach langem doch schmerzlichen hin und her, landete ich wieder in der Propstei Schöppenstedt, nun als „Sozialdiakon" um einen „Sozialdiakonischen Dienst" aufzubauen.

Ich übernahm die schon länger bestehenden „Alltagshilfen", etablierte eine Tafel, eine Kleiderstube mit Cafeteria und einen Mittagstisch der (jeden Freitag) für wenig Geld ein warmes Mittagessen (vor allem für Senioren) bringen sollte, und auch brachte. Einige Senioren mieden dieses Angebot, weil sie es als „Armen-Essen" ansahen. Dabei war es vor allem auch als ein Angebot für Senioren (und sonstige Alleinstehende) zur Abwechslung, Kommunikationsmöglichkeit und Geselligkeit gedacht.

In jedem Falle waren es 7 interessante, ausgefüllte Jahre. In dieser Zeit wurde dann (2008) auch plötzlich das Thema „Atommüll" in der Region zu einem heißen, ja brennenden Thema, denn in die Schachtanlage Asse II kam das schon seit längerer Zeit in das Bergwerk eindringende und weitgehend aufgefangene Wasser in eine der verschlossenen Atommüllkammern. Das Wasser fand auch wieder den Weg aus der Atommüllkammer – nun aber natürlich kontaminiert. Der Betreiber versuchte diese Tatsache zunächst geheim zu halten, was ein Verstoß gegen das Atomrecht war. Bei einem Routinebericht der Asse-Betreiber im niedersächsischen Landtag wurde (wenn auch verharmlosend) von diesem neuen Wasserweg berichtet. Erst die Nachfrage eines Abgeordneten über die Höhe der Kontamination des Wassers, brachte die Wahrheit ans Licht. Es war eine relativ hohe Konzentration, so dass diese Information wie ein Lauffeuer sofort auch in der Asse-Region ankam. Im Pfarrkonvent berichteten die Pastor*innen aus den Dörfern rund um die Asse, von tumultartigen Szenen zwischen Bürgern und Mitarbeiter der Schachtanlage Asse II.

Die Kirche, vertreten durch die Pastor*innen am Ort, mussten seelsorgerlich schlichtend aktiv werden. Neben vielen Einzelgesprächen wurde im Juni 2008 in diesem Zusammenhang die erste Andacht am Asse-Schacht abgehalten und sollte (bis auf Weiteres) jeweils zum Jahreszeitenwechsel (also viermal im Jahr) stattfinden.

Als Diakon in der Propstei Schöppenstedt, hatte ich mich von Anfang an auch bei diesen Andachten aktiv mit eingebracht.

Ich war bereits im Ruhestand, als sich die Corona-Pandemie mit all seinen extremen Situationen ereignete. Das Thema Gesundheit war in aller Munde und schien gar über der Wirtschaft zu stehen. Jedenfalls hatte die Wirtschaft enorme Einschnitte zu verkraften, von der sie sich teilweise bis heute nicht erholt hat – bis auf jene Wirtschaftsbereiche, die von der Pandemie profitierten.

Viele Menschen haben nicht nur wirtschaftlichen, sondern auch gesundheitlichen Schaden genommen. Manche bezahlten die Pandemie mit dem Leben. Gleichwohl stand das Thema „Gesundheit" für mich immer wieder im Mittelpunkt und veranlasste mich, das Thema „Gesundheit" mit dem verharmlosenden Thema „Strahlenrisiko" zu verbinden.

Mit Corona und den Einschränkungen der Präsenztreffen wurde das Medium „Video" neu entdeckt. Zum einen wurden Video-Konferenzen eingeführt um den Informationsfluss (trotz Sozialdistanz) aufrecht zu erhalten. Zum anderen hatte man auch Zeit um Videos oder kurze Video-Clips anzuschauen, und hat dies auch als neue Möglichkeit der Übermittlung von Informationen und Botschaften entdeckt.

So begann ich irgendwann in der Corona-Zeit ein Konzept (und auch ein Drehbuch) für ein erstes Video zu schreiben. Das Thema, bzw. die Überschrift, war schnell gefunden: **„Gesundheit unser höchstes Gut – auch beim Strahlenrisiko"**. Das erste Video beschäftigte sich Schwerpunktmäßig mit „Tschernobyl" und den offiziellen und inoffiziellen Berichterstattungen. Der Titel: **„Tschernobyl nebenan"**, nach dem gleichnamigen Titel in einem Heft der unregelmäßig erscheinenden Broschüre „Info für Männer" der landeskirchlichen Männerarbeit, das sich mit dem Thema „Schacht Konrad" in Bezug auf Tschernobyl auseinandersetzte. In dieser Broschüre ging es um offizielle und inoffizielle Berichterstattung und der Kluft zwischen beiden zum Thema Tschernobyl.

Siehe: https://www.youtube.com/watch?v=NIPFHKOrVSg&t=687s
(Im Video-Begleittext sind die Links zu den folgenden Videos zu finden)

Die für mich positiven Erfahrungen beim Gebrauch eines Videos für die Informationsweitergabe mittels dieses Mediums, das mit Unterstützung eines Bekannten, der aus meinen Aufzeichnungen dann das erste Video erstellte, führten schnell zu einem zweiten Video. Auch hier ging es um zweifelhafte Berichterstattung nun zum Thema „Fukushima". Von diesen beiden Videos wurde ich selbst so inspiriert, dass unter dem Gesamttitel „Gesundheit unser höchstes Gut – auch beim Strahlenrisiko" weitere Videos folgten.

Die jeweiligen Schwerpunkt-Themen liste ich zur besseren Übersicht hier auf:
Video 3: „Welt-Gesundheit"
Video 4: „Pro und Kontra **WHA12-40**" (WHA 12-40 ist eine Vertragsbezeichnung)
Video 5: „WHO und andere UN-Organisationen"
Video 6: „Gesundheits-ministerium – Umweltministerium - Strahlenrisiko"
Video 7: „Anfrage Gesundheitsministerium zum Strahlenrisiko"
Video 8: „Weihnachten 2021" mit zwei separaten Videos:
8a: „Strahlende Weihnachten".
8b: „Ende eines Welt-meisters".
Video 9: „Offener Brief an das BfS"
Video 10: „Petition **Gegen die Verharmlosung**"
Video 11: „10. Fukushima-Jahrestag im Bundestag".
Video 12: „Glück gehabt".
Video 13: „Gesundheitsmonitoring"

Ein Video hat seine eigenen Gesetzmäßigkeiten, sprich: Vor- und Nachteile. Der Vorteil ist die Möglichkeit z.B. über YouTube diese Produkte einer breiten Öffentlichkeit zur Verfügung zu stellen und damit zur weiteren Meinungsbildung beizutragen. Der Nachteil ist, es muss kurz, knapp und auf Wesentliches beschränkt sein.

Im Nachhinein gesehen, sind meine Videos, vor allem auch durch die Dreierteilung (1. Tagesaktueller Einstieg; 2. Hinführung zum Thema, zum Teil mit Auszügen aus den „Tschernobyl-Erinnerungen"; 3. Das eigentliche Schwerpunktthema) doch zu lang geworden – aber wen es wirklich interessiert, schaut sich auch längere Videos an.

Der nächste Gedankengang liegt nahe: Was die Nachteile eines Videos sind, kann der Vorteil für ein Buch sein, nämlich, eben nicht „kurz und bündig" sondern, ausführlich und erklärend, mit der Möglichkeit weitergehende Gedanken einfließend, dem Interessierten zu Kenntnis zu bringen.

Dadurch ist der Stoff der Video-Serie, als inhaltlicher Grundstock, zum weiteren Ausgangspunkt für dieses Buch geworden.

So schließt sich nun endgültig der Kreis von Ausgangspunkt(e) der familiären und religiösen Tradition der Großfamilie über die beschriebenen Stationen als Ausgangspunkte für mein heutiges Engagement, darauf hinzuweisen, dass die

Katastrophen von Tschernobyl und Fukushima „echte" (Welt-) Katastrophen waren, und immer noch sind.

Mit der Entdeckung der Kernspaltung haben wir die **„Büchse der Pandora"** geöffnet und damit den Weg geebnet für ein Unheil, das sich nicht wiedergutmachen lässt.

Vielleicht ist es auch angebracht den „Zauberlehrling" von Johann Wolfgang von Goethe zu zitieren. Dort heißt es: *„Die ich rief, die Geister / werd' ich nun nicht los".*

Natürlich ist nicht zu übersehen, dass mit der Kernspaltung viel und kontinuierlich Strom erzeugt wird. Vor allem die Industrie benötigt viel Strom, und es es noch nicht bewiesen, dass wir mit alternativer Stromerzeugung wirklich den Stromverbrauch der Industrie decken können.

Es sei aber auch erlaubt darauf hinzuweisen, dass auch die Industrie über das „Energie-Sparen" nachdenken muss, und dass die Forschung zur alternativen Energiegewinnung viel früher hätte beginnen müssen. Denn neben dem Vorteil der kontinuierlichen, massenhaften Stromproduktion der Kernkraftwerke, sind eben auch erhebliche Nachteile der Kernenergie (Vom Uranabbau, über die Störanfälligkeit, bis hin zum Atommüll) zu verzeichnen.

Seit Tschernobyl geht es mir darum, auf den Zwiespalt zwischen Verharmlosung und Hysterie im Zusammenhang mit dem Strahlenrisiko hinzuweisen. Ich suche Stellschrauben, an denen durch sachliche Information geeignet „gedreht werden muss" um ein neues, verantwortliches Nachdenken über das Strahlenrisiko einzuleiten.

Bislang erkenne ich aber leider nur die Beharrlichkeit alternative Studien nicht anzuerkennen, kritische Fragen, offene Briefe und Petitionen freundlich formuliert in die Ablage „P" (Papierkorb) zu befördern.

Also Strahlenschutz im Sinne von Grenzwert-Schutz, kontra Gesundheitsschutz?

Wenn dem so ist, dann ist meine Frage: Hat Robert Jungk nicht doch Recht, wenn er seinem Buch **„Der Atomstaat"** den Untertitel gibt:

„Fortschritt in die Unmenschlichkeit"?

Letztendlich ist der Ausgangspunkt für mich, dieses Buch zu schreiben, dass Wissen von dem Vertrag zwischen der Weltgesundheitsorganisation (WHO) und der Internationalen Atomenergie Organisation (IEAO), bezüglich Strahlenrisiko.

Aus meiner Sicht liegt hier der Schlüssel zur bewussten Verharmlosung, zur bewussten Manipulation. Wenn ich mit meiner Vermutung Recht habe, bleibt die Frage nach dem Warum?

Warum manipulieren Politiker die Wahrheit zu Ungunsten der ganzen Menschheit, vor allem für die nachfolgenden Generationen?

Wurde hier ein Machtapparat installiert, um eine zivile und militärische Nutzung der Kernspaltung zu etablieren, ohne der Bevölkerung die Möglichkeit zu geben, etwas über die Hintergründe zu erfahren, oder ihr Veto einlegen zu können?

Werden hinter verschlossen Türen Dinge ausgehandelt, die nicht für die Öffentlichkeit bestimmt sind?

Es ist in jedem Fall ein Machtapparat, der jeden mundtot oder lächerlich machen kann (und auch macht), der nur in die Nähe der Wahrheit kommt.

Den Wissenschafts- und Hierarchie- Gläubigen gibt dieser Machtapparat die Fakten in die Hand, von denen Sie meinen, sie kommen direkt aus der Bibel. So jedenfalls erlebe ich den ein und anderen Journalisten und Kernkraft-Befürworter.

Manchmal hoffe ich und wünsche ich mir, dass ich einem Phänomen nachjage. Aber, auch die Recherchen zu diesem Buch lassen diese Hoffnung immer kleiner werden.

Teil 2

Gesundheit

Gesundheit allgemein / Persönliche Sicht

Krebs in der Statistik

Krebs weltweit und Krebsbekämpfung in der EU

Krebsregister - Entstehung und Entwicklung

Krebsregister
*Weltweit * Belarus/Ukraine * Japan ***
Die (olympischen) Spiele mit der Gesundheit
Bundesumweltministerium / BfS / Fukushima
*Krebsregister EU * Deutschland * Niedersachsen*

Statistische Auffälligkeiten

Gesundheit allgemein / Persönliche Sicht

Wir treffen uns zu unterschiedlichsten Anlässen, und häufig ist die erste Frage: Wie geht es Dir? Der Eine beantworte die Frage kurz und knapp, weil er sein momentanes Empfinden nicht mit Jedem teilen will. Der Andere spricht und spricht und hört nicht mehr auf von seinen Krankheiten und „Wehwehchen" zu sprechen. Ich gehöre meist zu denen die kurz und knapp antworten, vor allem wenn ich ohnehin nur eine rhetorische Frage vermute.
Bewusst habe ich das gerade aus meiner Sicht, in männlicher Form, geschrieben. Bei Frauen wird sich das Ganze ziemlich ähnlich abspielen.

Der geschlechtsspezifische Gesundheitsaspekt kam erst in den letzten Jahren in das öffentliche Bewusstsein und ist noch nicht ausreichend berücksichtigt. Diesen Gedanken will ich aber an dieser Stelle nicht weiter nachgehen, weil es mir eher um ganz grundsätzliche Gesundheitsaspekte geht.
Allerdings wird im Kapitel „Krebs in der Statistik" durchaus auf einen interessanten Geschlechterunterschied hingewiesen.

So oder so: **Gesundheit ist unser höchstes Gut!**

„Gesundheit" wünscht man jemanden, wenn er bloß niest, denn es könnte ein Anzeichen für eine sich anbahnende Erkältung (Grippe) oder eine sonstige Krankheit sein. Gesundheit ist also in unserem Sprachgebrauch fest verankert und ist natürlich ein Grundbedürfnis, oder wie es die Weltgesundheit ausdrückt, ein Grundrecht des Menschen.

Aber, dieses Grundbedürfnis oder Grundrecht ist keineswegs lapidar oder selbstverständlich, auch wenn es im Alltag so scheinen mag. Gesundheit ist (von der Wiege bis zum Grabe und eben auch im Geschlechteraspekt) ein hochkomplexes und vielschichtiges Thema, je nachdem aus welcher Warte man auf dieses Thema schaut.

Eigene Gesundheitsverantwortung

Jeder ist selbst für die eigene Gesundheit und dem Umgang mit den vermeidbaren Krankheiten zuständig.

Die erste Ausnahme für die gesundheitliche Eigenverantwortung ist das ungeborene Leben. Hier sind die Eltern, vor allem die Mutter, für die Gesundheit des Kindes zuständig. Bei der Geburt unterstützt in der Regel eine Hebamme, oder bei voraussichtlich komplizierten Geburten auch ein Ärzte-Team. Nach der Geburt sind es wiederum die Eltern (maßgeblich die Mutter), die das Kind auch in die gesundheitliche Selbständigkeit führen. Begleitet von inzwischen gut etablierten Vorsorgemaßnahmen, dem Vorsorgeplan zu dem eine regelmäßige Vorstellung beim Arzt gehört.

Dann aber, mit der Volljährigkeit, ist man im Prinzip für die eigene Gesundheit zuständig, natürlich immer noch im guten Informationsaustausch mit den Eltern oder auch Freunden.
Unterstützt werden wir dabei von Hausärzt*innen, Fachärzt*innen, Krankenhäusern, Gesundheitsamt und den politischen Sozialeinrichtungen, dem politischen Gesundheitssystem.

Ich muss gestehen, dass ich das Thema Gesundheit, über meine eigene Gesundheit hinaus, bis vor Kurzem vorrangig den vorgenannten Einrichtungen und Institutionen überlassen habe. Denn es scheint ja alles gut organisiert, gut durchdacht und alles zum Wohle der Gesundheit der Bürger gemacht zu sein.

Wir werden im Folgenden sehen, dass auch wirklich sehr viel für die Gesundheit getan wird, und dass es sehr viele unterschiedliche Institutionen gibt, die sich mit diesem Thema befassen und wirklich immer nur das Beste für die Gesundheit des Menschen im Auge und Sinn haben.

Ich werde dabei den Blick jedoch auf einem speziellen Bereich der Gesundheitsvorsorge richten, dem im Alltag scheinbar wenig Aufmerksamkeit gewidmet wird. Den Blick werde ich dabei vornehmlich auf die Politik richten, die beim Strahlenrisiko eher ein Auge zudrückt, anstatt verantwortungsbewusst zu handeln.

Gesundheit und Strahlenrisiko

Warum ich anfing mir über meine eigene Gesundheit hinaus Gedanken zu machen, ob wirklich alles optimal im Gesundheitswesen funktioniert, liegt an dem Thema „Strahlenrisiko".

Mir ist aufgefallen, dass sich vor allem Physiker, und weniger Mediziner, mit möglichen Strahlenbelastungen auf den menschlichen Körper beschäftigen. Vor allem Physiker legen die Grenzwerte der Strahlenbelastung fest. Die politische Verantwortung für die Strahlenbelastung liegt in Deutschland nicht im Gesundheitsministerium – wie man vermuten könnte - , sondern im Bundesministerium für Umwelt, Naturschutz, nukleare Sicherheit und Verbraucherschutz.
Klar, die Strahlenbelastung hängt mit „nuklearer Sicherheit" zusammen, aber „nukleare Sicherheit" kann man auch ganz anders verstehen, nämlich als technischen Bereich, der die nuklearen Maschinen und Einrichtungen überwacht, das die Prozesse der Kernspaltung und die freigesetzten Strahlungen nicht den abgeschirmten Bereich verlassen. Und wenn dies dann doch passiert sofort die entsprechenden Gesundheitseinrichtungen informiert werden. Dem ist aber leider nicht so.

Ich weiß, dass es eine Zusammenarbeit zwischen den beiden Ministerien in der Frage des Strahlenrisikos/Strahlenschutz gibt, aber ich denke schon, dass klar sein muss, bei welchem der beiden Ministerien die Prioritäten des Themas Gesundheit liegen sollte.

Ich verweise an dieser Stelle auf den bereits angesprochenen Vertrag von 1959, zwischen der Weltgesundheitsorganisation (WHO) und der Internationalen Atomenergie Organisation (IAEO), wonach die WHO über Strahlenrisiko erst etwas veröffentlichen darf, wenn es die IEAO genehmigt hat.

Das kann nicht wahr sein!!!

Im Volksmund würde man sagen: Da wurde der Bock zum Gärtner gemacht, denn die IEAO hat nicht die Gesundheit zum obersten Ziel, sondern die Förderung der Atomenergie. Diese Zuständigkeitszuweisung ist von allerhöchster Ebene gewollt, weil sie mit „Atom für Frieden" zusammenhängt. Kurze Zeit nach der Rede des US-amerikanischen Präsidenten Dwight D. Eisenhower am 8. Dezember 1953, wo er vor der UN-Vollversammlung in New York City in einer Rede dieses Projekt vorstellte, wurde die IAEO 1957 gegründet. Es darf vermutet werden, dass die Ablehnung in großen Teilen der Weltbevölkerung zur militärischen Nutzung der Kernspaltung zu dem Projekt „Atom für Frieden" führte. Die Atomwaffenkontrolle der IEAO ist ein vorzügliches Feigenblatt um zu verschleiern, dass mit der friedlichen Nutzung auch die militärische Nutzung einhergeht. Mit dem Vertrag von 1959 konnten kritische Stimmen (vor allem aus dem Gesundheitsbereich) vermieden werden.

Auf dieses Thema werde ich immer wieder zurückkommen.

Fest steht, dass hier eine gravierende Schieflage in unserem sonst so ausgefeilten Gesundheitssystem zu Tage tritt, die von verantwortlichen Stellen einfach ignoriert wird.
Damit ist mein Antriebspunkt deutlich beschrieben, warum ich mich vertiefend mit dem Thema „Gesundheit" (für mich, meine Kinder und Enkelkinder etc.) im Zusammenhang mit dem Strahlenrisiko befasse.

Gesundheit im Internet – eine wahre Fundgrube!

Da ich mich also über den allgemeinen Sprachgebrauch und einem gewissen Grundbedürfnis hinaus noch weiter mit „Gesundheit" beschäftigen will, suche ich im Internet nach entsprechenden Informationen.
Ich gebe „Gesundheit" in die Suchmaschine ein, und als erstes kommt eine Zusammenfassung zum Thema „Gesundheit":
„Gesundheit ist ein körperlicher und geistiger Zustand eines Menschen oder der Zustand einer Gruppe (bspw. Familiengesundheit, Bevölkerungsgesundheit). Dazu gibt es verschiedene Definitionen. Das Wiedererlangen von Gesundheit wird als Gesunden oder Genesen bezeichnet."

Diese erste Informationsaufnahme aus dem Internet überrascht mich. Da tauchen die Begriffe „Familiengesundheit" und „Bevölkerungsgesundheit" auf, die weniger zum allgemeinen Sprachgebrauch gehören, und die individuelle Gesundheit in einem größeren Zusammenhang sieht. Weltgesundheit ist dann vermutlich die Steigerung oder die größere Klammer zu „Bevölkerungsgesundheit".

Zunächst interessieren mich die beiden Begriffe „Familiengesundheit" und „Bevölkerungsgesundheit".

Ich recherchiere weiter und finde:
<u>1) Familiengesundheit:</u>
Ich stoße bei meiner Recherche auf die Seite „Kooperationsverbund **Gesundheitliche Chancengleichheit**". Die Bundeszentrale für gesundheitliche Aufklärung (BZgA) hat diesen Kooperationsverbund initiiert und trägt maßgeblich diesen Verbund, dem 75 Kooperationspartner angehören.
Es geht darum, die Transparenz im Zusammenhang mit den vielschichtigen Handlungsfeldern der Gesundheitsförderung für und mit sozial benachteiligten Personengruppen zu erhöhen. Die Qualität der Maßnahmen soll verbessert, und die Zusammenarbeit der Akteure gestärkt werden.
Es geht also um die Erhöhung der gesundheitlichen Chancengleichheit. Die zu Grunde liegenden Themen sind: *Gesundheitsförderung, bei Erwerbslosen, bei Kindern und Jugendlichen, bei Älteren, bei Geflüchteten.*

Soweit so gut und soweit auch logisch. Für mich überraschend tauchen aber auch folgende Themen auf: *„Stadtentwicklung und Gesundheit", „Klima und Gesundheit" und „Gesundheitskompetenz."*

Die letztgenannten Punkte interessieren mich jetzt vorrangig, und ich schaue nach, was sich hinter diesen Punkten verbirgt, und finde:

<u>Stadtentwicklung und Gesundheit</u>

„Ein in der Ottawa Charta (Die erste internationale Konferenz zur Gesundheitsförderung hat am 21. November 1986 in Ottawa eine Charta verabschiedet) benanntes Handlungsfeld der Gesundheitsförderung ist die Schaffung gesunder Lebenswelten. Wichtige Orte der sozialraumorientierten Gesundheitsförderung sind Stadtteile und Quartiere, in denen sich Belastungen wie hohe Arbeitslosigkeit, schlechte Wohnbedingungen, hohes Verkehrsaufkommen und wenige Grün- und Spielflächen sowie wenig soziale Unterstützung bündeln. Hier arbeiten bereits viele Programme und Netzwerke, die auf Verbesserungen der Lebensbedingungen abzielen. Diese sind oftmals im Feld der Stadtentwicklung und Gemeinwesenarbeit angesiedelt und bieten gute Anknüpfungspunkte, um sektorenübergreifend gesundheitsfördernde Interventionen und Strategien zu entwickeln."

Es ist einleuchtend, dass es in Ballungszentren auch gesundheitliche Einschränkungen gibt, oder dass das Stadtleben (nebst seinen Vorteilen) eben auch Benachteiligung im Vergleich zum Landleben mit sich bringt.

<u>Klima und Gesundheit:</u>

„Laut WHO stellt der Klimawandel die größte Bedrohung für die menschliche Gesundheit dar. Er nimmt Einfluss auf die sozialen Determinanten von Gesundheit und geht mit einem höheren Risiko für Infektionskrankheiten, nichtübertragbare Krankheiten sowie psychische Erkrankungen einher. Insbesondere vulnerable Bevölkerungsgruppen sind einem erhöhten Erkrankungsrisiko ausgesetzt. Daher verstärkt auch der ‚Kooperationsverbund Gesundheitliche Chancengleichheit' seine Aktivitäten im Bereich Klima (Folgenanpassung) und Gesundheit."

Hier wird ein Thema angesprochen, dass viel zu selten im Zusammenhang mit der Klimakrise erwähnt wird. Die Leugner der Klimakrise nehmen somit auch keine Rücksicht auf die Gesundheit der Menschen, weder aktuell und erst recht nicht für die Zukunft.

<u>Gesundheitskompetenz:</u>

„Als Gesundheitskompetenz werden die Fähigkeiten und Fertigkeiten bezeichnet, Gesundheitsinformationen zu finden, zu verstehen, zu bewerten und für gesundheitsbezogene Entscheidungen anzuwenden."

Eine aus meiner Sicht weitreichende Definition und Beschäftigung mit dem Thema „Familiengesundheit", wobei es um die Kompetenz des Einzelnen geht. Nun bin ich gespannt auf die Definition und Ausführungen zu „Bevölkerungsgesundheit".

2) Bevölkerungsgesundheit

Public Health (Öffentliche Gesundheit, Öffentliche Gesundheitspflege, auch öffentliche Gesundheitsfürsorge) ist das anwendungsorientierte Fachgebiet, das sich mit der Gesundheit der Bevölkerung (auch als Bevölkerungsgesundheit oder Volksgesundheit bezeichnet), insbesondere mit der Vorbeugung von Krankheiten, Förderung der Gesundheit und Verlängerung des Lebens beschäftigt. In den Anfängen (als Fach Hygiene oder Gesundheitspflege) ging es um die Eindämmung von Infektionskrankheiten. Im Laufe der Zeit entwickelte sich daraus ein umfassendes Verständnis über die Verbreitung und Verhinderung von Krankheiten in der Bevölkerung.

„Eine Kernkompetenz von Public Health ist die Interdisziplinarität, bei der die Methoden der unterschiedlichsten Fachdisziplinen Anwendung finden. Diese umfassen beispielsweise folgende Teilgebiete: Epidemiologie, Sozialmedizin, Gesundheitsförderung und Prävention, Versorgungsforschung, Gesundheitsberichterstattung, Gesundheitsökonomie, Gesundheitspolitik und Medizinethik. Alle Teilgebiete haben das Ziel, die Gesundheit der Bevölkerung zu erhalten, zu verbessern und zu stärken."

Ich bin erstaunt über die Fülle und Differenziertheit der Themen. Interdisziplinarität ist dabei ein Begriff, der auch ganz selbstverständlich das Strahlenrisiko / Strahlenschutz als eine Fachdisziplin mit einbeziehen müsste. Was aber mit Sicherheit nicht der Fall ist.

Gleich nach der zuerst von der Suchmaschine bereitgestellten Zusammenfassung zum Thema „Gesundheit" kommen die „Link-Empfehlungen" und wiederum als erstes steht da: „Gesundheit – Wikipedia". Unter diesem Wikipedia-Link-Angebot kommt auch wieder in einer zusammenfassenden Art ein Bereich mit „Weitere Fragen" (zum eingegebenen Suchbegriff „Gesundheit").
Folgende Fragen werden aufgeführt:
- ***Was versteht man unter den Begriff Gesundheit?***
- ***Was gehört alles zur Gesundheit?***
- ***Wie wichtig ist die Gesundheit?***
- ***Warum ist Gesundheit ein vielschichtiger Begriff?***

Mit jedem anklicken einer Frage tauchen neue Fragen auf. Hier eine Auswahl von durchaus interessanten Fragen. Je mehr Fragen man anklickt, und neue Fragen auftauchen, ähneln sie sich mit vorangegangen Fragen oder es wird differenzierter gefragt:

- *Was sind die Säulen der Gesundheit?*
- *Was verbindet man mit Gesundheit?*
- *Wie heißen die drei Säulen des Gesundheitssystems?*
- *Welche Einflussfaktoren auf die Gesundheit gibt es?*
- *Was verbessert die Gesundheit?*
- *Was ist Gesundheit Philosophie?*
- *Was sind die 5 Säulen der Identität?*
- *Wie entsteht Gesundheit?*
- *Was ist die gesündeste Lebensweise?*
- *Was macht einen gesunden Menschen aus?*
- *Was macht ein gesundes Leben aus?*
- *Was wirkt sich positiv auf die Gesundheit aus?*
- *Welche Arten von Gesundheitsförderung gibt es?*
- *Wie beschreibe ich meinen Gesundheitszustand?*
- *Was ist Gesundheitsethik?*
- *Warum macht Gesundheit glücklich?*
- *Was bedeutet „Gesundheit ist nicht alles, aber ohne Gesundheit ist alles nichts?"*
- *Wo beginnt Gesundheit?*
- *Was ist Gesundheit fördern?*
- *Was belastet die Gesundheit?*
- *Wie schaffe ich es gesünder zu leben?*
- *Was braucht man um gesund zu leben?*
- *Was braucht der Körper zum Leben?*
- *Wann ist man seelisch gesund?*
- *Was verkürzt das Leben?*
- *Was verbessert die Psyche?*

Eine Fülle von Fragen, die bei Interesse jeder für sich weiterverfolgen kann. Und eine Frage hat bei mir besonderes Interesse geweckt:

Was bedeutet „Gesundheit ist nicht alles, aber ohne Gesundheit ist alles nichts?".

Antwort: ***„Es bedeutet, auf uns selbst zu achten, Grenzen zu setzen und bewusste Entscheidungen zu treffen, die unser Wohlbefinden fördern. In einer***

Zeit, in der wir so viele Dinge priorisieren, möge dieses Zitat als Erinnerung dienen, dass Gesundheit das wertvollste Gut ist, das wir besitzen."

Hier wird noch einmal deutlich, dass Gesundheit nicht nur die Abwesenheit von Krankheit ist, sondern eine große Klammer mit dem Stichwort "Wohlbefinden" setzt.

Diverse Definitionen zu „Gesundheit"

Und nun, gerade nach den letzten Gedanken zum „Wohlbefinden", doch noch einmal zu Wikipedia. Ich dachte zwar, ich hätte weitgehend alles Notwendige zum Thema Gesundheit recherchiert, finde aber den Absatz von „Gesundheit – Definition" sehr interessant, und will ihn hier (leicht gekürzt) einbringen:

Definitionen:
Gesundheit ist ein in kultureller und historischer Hinsicht vielschichtiger Begriff. Je nach wissenschaftlicher Disziplin wird er unterschiedlich verstanden, und auch der subjektive Gesundheitsbegriff jedes Einzelnen variiert stark, z.B. abhängig von Alter, Geschlecht, Bildung und kulturellem Hintergrund. Einem naturwissenschaftlich verstandenen engen Begriff von Gesundheit nach dem bio-medizinischen Modell steht ein ganzheitlicher Begriff von Gesundheit gegenüber. Gesundheit kann sich auf den einzelnen Menschen beziehen und als Zustand des körperlichen wie geistigen Wohlbefindens oder der physischen und psychischen Funktions- und Leistungsfähigkeit begriffen werden. Gesundheit kann auch als Gegenbegriff zu Krankheit (früher auch Ungesundheit) gefasst werden und beschreibt dann den wünschenswerten „Normal"-Zustand als Abwesenheit von Krankheit. Gesundheit kann auch auf ein Kollektiv, z.B. die Bevölkerung, bezogen werden und beschreibt dann das Ausmaß einer geringen Krankheitslast in einer Population.

Ich entdecke eine Vielzahl von Gesundheitsdefinitionen, die sich hinsichtlich ihrer grundlegenden Annahmen unterscheiden lassen, in ihrer Formulierung und Aussagekraft sich sogar sehr unterscheiden. Die nachfolgende Aufzählung stellt einige davon vor:

Definition der Weltgesundheitsorganisation:
„Gesundheit ist ein Zustand des vollständigen körperlichen, geistigen und sozialen Wohlergehens und nicht nur das Fehlen von Krankheit oder Gebrechen."

Dem Philosophen Friedrich Nietzsche wird folgende Definition zugeschrieben:
„Gesundheit ist dasjenige Maß an Krankheit, das es mir noch erlaubt, meinen wesentlichen Beschäftigungen nachzugehen."

Nach dem **Soziologen Talcott Parsons** ist Gesundheit eine funktionale Voraussetzung von Gesellschaft. Eine andere häufig zitierte Definition von Parsons lautet: *„Gesundheit ist ein Zustand optimaler Leistungsfähigkeit eines Individuums, für die wirksame Erfüllung der Rollen und Aufgaben für die es sozialisiert worden ist."*

Gesundheitswissenschaftliche Definition:
In den Gesundheitswissenschaften wird häufig auf Aron Antonovsky und dessen Konzept der Salutogenese Bezug genommen. Gesundheit wird nicht als normaler, passiver Gleichgewichtszustand und nicht nur als Abwesenheit von Krankheit, sondern als labiles, aktives und sich dynamisch regulierendes Geschehen und als einer der extremen Pole auf dem Kontinuum von Krankheit und Gesundheit verstanden.

Gesundheit besitzt eine körperliche, psychische, soziale und ökologische Dimension und kann deshalb nicht alleine durch naturwissenschaftliche und medizinische, sondern muss zusätzlich auch durch psychologische, soziologische, ökonomische und ökologische Analysen erforscht werden.

Von anderen Gesundheitswissenschaftlern wird Gesundheit in Anlehnung an die Definition der WHO verstanden als „Zustand des objektiven und subjektiven Befindens einer Person, der gegeben ist, wenn diese Person sich in den physischen, psychischen und sozialen Bereichen ihrer Entwicklung im Einklang mit den eigenen Möglichkeiten und Zielvorstellungen und den jeweils gegebenen äußeren Lebensbedingungen befindet."

Im Verständnis von Klaus Hurrelmann ist Gesundheit ein angenehmes und durchaus nicht selbstverständliches Gleichgewichtsstadium von Risiko- und Schutzfaktoren, das zu jedem lebensgeschichtlichen Zeitpunkt immer erneut in Frage gestellt ist. Gelingt das Gleichgewicht, dann kann dem Leben Sinn und Freude abgewonnen werden, es ist eine produktive Entfaltung der eigenen Kompetenzen und Leistungspotentiale möglich, und es steigt die Bereitschaft, sich gesellschaftlich zu integrieren und zu engagieren.

Pflegewissenschaftliche Definition:
*Monika Krohwinkel identifiziert Wohlbefinden und Unabhängigkeit als subjektiv empfundene Teile der Gesundheit. „Krankheit und Gesundheit sind **dynamische Prozesse**, die für die Pflege als Fähigkeiten und Defizite erkennbar sind."*

*Die **Entwicklungspsychologie** beschäftigt sich mit subjektiven Gesundheitsdefinitionen von Kindern und Jugendlichen. Deren Begriff von Gesundheit ist abstrakt und wird in negativer Abgrenzung von Krankheit verstanden. Psychische Dimensionen („keine Sorgen haben") sind jedoch bereits im Jugendalter wichtige Bestandteile des Begriffes von Gesundheit.*

Historische Definition von der Antike bis ins 19. Jahrhundert:
Im Konzept der Humoralpathologie ist Gesundheit Eukrasie (ein Gleichgewicht wohltemperierter Körpersäfte und Temperamente).

Die historische Definition von Gesundheit *„ein Gleichgewicht wohltemperierter Körpersäfte und Temperamente"* ist eine Formulierung zum Schmunzeln. Gemeint ist sicher, dass, wenn es mir vor lauter Sorge „Angst und Bange" und vielleicht auch wirklich heiß wird, dass das nicht gesund sein kann!

Gesundheit unsere höchstes Gut, dass von allen möglichen Institutionen angestrebt wird, sieht „Public Health" mit der Interdisziplinarität als eine Kernkompetenz. Wenn dann am Ende noch festgestellt wird, dass alle medizinischen Teilgebiete das Ziel haben, die Gesundheit der Bevölkerung zu erhalten, zu verbessern und zu stärken, dann schließt sich der Kreis und die Gesundheit als allerhöchstes Gut scheint unumstößlich.

Klaus Hurrelmann habe ich so verstanden, dass Gesundheit ein angenehmes und durchaus nicht selbstverständliches Gleichgewichtsstadium von Risiko- und Schutzfaktoren ist. Gleichzeitig ist Gesundheit etwas, was dem Leben Sinn, Freude und die Bereitschaft, sich gesellschaftlich zu integrieren und zu engagieren, geben kann. Dies unterstreicht nicht nur das individuelle Wohlergehen, sondern auch die gesellschaftliche Dimension von individueller und Bevölkerungs-Gesundheit.

Das zitierte „Gleichgewichtsstadium von Risiko- und Schutzfaktoren" ist eine Steilvorlage für das Thema „Strahlenrisiko", denn gerade hier liegen „Risiko- und Schutzfaktoren" nahe beieinander und benötigen unsere volle Aufmerksamkeit. Es wird wirklich die „volle Aufmerksamkeit" benötigt, weil man Radioaktivität nicht sieht, nicht hört und nicht schmeckt. Die Folgen und Auswirkungen von Strahleneinwirkung auf den menschlichen Körper, und auch die Strahleneinwirkungen in den Körper (durch Radon oder kontaminierte Lebensmittel) bedürfen wegen der langen Latenzzeit sogar besondere Aufmerksamkeit.

Gesundheit unser höchstes Gut?

Nach diesen Recherchen kann man den Satz **„Gesundheit ist unser höchstes Gut"** nur unterstreichen, und sich darüber freuen, dass scheinbar wirklich alles für die Gesundheit der Menschen heute und hoffentlich auch in naher sowie ferner Zukunft gemacht wird.

Umso stärker quält regelrecht die Verharmlosung von Gesundheitsgefahren durch ionisierende Strahlung – und das durchgängig von der obersten Gesundheitsbehörde, der „Weltgesundheitsorganisation" über das EU-Parlament bis hin zu den Bundes- und Landesgesundheitsministerien. Dazu an anderer Stelle mehr.

Krebs in der Statistik

Was meine persönliche Wahrnehmung beim Thema „Krebs" angeht, habe ich festgestellt, dass im weitläufigen Bekanntenkreis die Krebsfälle nach Tschernobyl deutlich zugenommen haben.

Ich will gar nicht ausschließen, dass es mit der bewussteren und aufmerksameren Beobachtung im Zusammenhang mit den verschärften Blick auf das Thema Radioaktivität zusammenhängt.

Dieser Gedanke kam mir aber sehr spät, so dass ich aus meiner Erinnerung heraus (etwa bis zu meinem 40. Lebensjahr) überhaupt nichts von „Krebs" mitbekommen habe.

Das neue Bewusstsein um Krebs, und dem möglichen Zusammenhang mit der Radioaktivität, beschäftigt mich seither. Mit jeder neuen Information, vor allem mit jeder neuen Beschwichtigung, steigt das Interesse am Thema und den tatsächlichen Zusammenhängen.

Ich hätte als Überschrift wählen können: „Krebs, im Zusammenhang mit Radioaktivität". Natürlich gibt es einen Zusammenhang zwischen Radioaktivität und Krebs, aber die genaue Beweislage ab welcher Strahlenintensität und Situation ein Krebs auf Grund von natürlicher oder künstlicher Strahlung eintritt, ist nicht (oder scheinbar nicht) beweisbar.

Viele Studien, die einen Zusammenhang auch schon bei niedriger Dosis nachweisen, werden von den entscheidenden Gremien (aus ominösen Gründen) nicht anerkannt.

Es wird mit Grenzwerten argumentiert, als wenn diese in Stein gemeißelt wären. Wobei die Hüter der Grenzwerte sehr wohl wissen, dass die ionisierende Strahlung auf unterschiedliche Menschen unterschiedlich wirkt. Dafür gibt es Tabellen die aufzeigen, wo der Grenzwert z.B. für eine schwangere Frau liegt. Der individuelle Gesamtgesundheitszustand eines Menschen dürfte dann auch noch von Bedeutung sein. Aber immer wenn es um Grenzwerte geht (und dass diese nicht überschritten wurden – und deshalb keine Gefahr besteht) geht es um den Grenzwert eines jungen gesunden Mannes!

Das ist eine Verkürzung der Debatte **zu Ungunsten der individuellen Gesundheit.**

Schaut man sich die Studien alternativer Wissenschaftler an, dann wird sogar vor der Veränderung der individuellen menschlichen DNA (bei geringen Dosen) gewarnt.

„Krebs, im Zusammenhang mit Radioaktivität" ist also das eigentliche Thema, aber weil gerade mit der Grenzwerte-Diskussion immer auch die Statistik ins Spiel kommt, ist der Titel jetzt **„Krebs in der Statistik".** Statistik ist dann immer auch ein Argument, das sich nicht so schnell und vermutlich auch nur von Fachleuten entkräften lässt. Wobei Statistik im Schnellverfahren, immer nur den Mittelwert sieht, und weniger die Ausreiser nach oben oder nach unten. Natürlich sind die Ausreiser vorhanden und werden in Studien detailliert dargestellt, aber im Großen und Ganzen geht es um Mittelwerte, die dem Einzelnen nicht gerecht werden.

Dem Laien bleibt nichts Anderes übrig, als im Moment die Information zur Kenntnis zu nehmen. Entweder der Überbringer der Statistik ist vertrauenswürdig und kompetent, dann kann ich die neue Information annehmen. Ist das Vertrauen nicht vorhanden, oder bleibt das Gefühl eines manipulierten „Tod-Schlag-Arguments", dann geht es weiter im Kopf. Dann sucht man (dann suche ich) nach anderen Informationen, die vielleicht nur im Detail von der noch fraglichen Information entfernt ist.

Das Motto und gleichzeitig der Name einer der Asse II – Bürgerinitiativen trifft es auf dem Punkt: **„aufpASSEn"!** Das Wortspiel „aufpASSEn" soll keineswegs suggerien, dass wir nur in der Asse-Region aufpassen sollten.

Ich suche also den Krebs im Papier / in der Statistik. Diese Recherche setzt viele Fragen und das entsprechende Suchen nach Antworten (auch über Umwegen) voraus.

Die Suche in Dokumenten / in Papieren / im Internet und die weitergehende Dokumentation ist relativ trocken, aber unumgänglich um Zusammenhänge zu erkennen. Entsprechend langwierig sind manche Zitate aus den unterschiedlichsten Zusammenhängen, *die ich hier in kursiver Schrift und mit Quellenangabe kennzeichne.*

Am Ende erhoffe ich mir, dass auch Sie als Leser verstehen, welche Spur ich aufgenommen, welche Fakten ich erhalten, und zu welchen Ergebnissen ich gekommen bin.

Erhöhte Krebszahlen durch bessere Medizin!?

Selbst unser Hausarzt (Erstes Studium Physik, zweites. Studium Allgemeinmedizin und Weiterbildung in Umweltmedizin), Freund und Mitglied in der von mir gegründeten und über 18 Jahre als Vorsitzender geleiteten „Tschernobyl-Initiative in der Propstei Schöppenstedt e.V.", wollte den Zusammenhang von häufiger auftretenden Krebs mit Radioaktivität nicht so schnell unterstützen. Er meinte, dass die Medizin inzwischen so weit fortgeschritten ist, dass die Menschen länger leben, und in früheren Zeiten an etwas Anderem starben, bevor der Krebs zum Tragen kommen konnte.

Das ist zumindest eine nachvollziehbare These, die aber nicht ausschließt, dass auch Atombombentest und der Betrieb (sowie die Forschung) von Kernkraftwerken mitsamt den Störfällen und Katastrophen, einen Anteil bei den steigenden Krebszahlen hat. Ob sich die These bewahrheitet, werden wir durch spätere Recherchen erfahren.

Abgesehen davon, dass es unterschiedlichste Krebsarten gibt, gibt es auch andere Krankheiten, die durch Radioaktivität entstehen oder verstärkt werden können.

Ich betrachte hier „Krebs" als Sammelbegriff für Tumore unterschiedlichster Art, und andere Krankheiten, die in Beziehung zur Radioaktivität stehen könnten.

Mich beschäftigt die Frage, seit wann es Krebs gibt und wann und warum eine Steigerung von Krebsfällen eingesetzt hat.

Entstehung von Krebs

Ich will keinesfalls darauf abzielen, dass Krebs nur durch Radioaktivität entsteht. Mir liegt daran, darauf hinzuweisen, dass Strahlung einer von vielen Punkten sein kann, wodurch sich ein Krebs entwickelt. Die Information darüber ist meiner Ansicht nach deshalb wichtig, weil ich nur über entsprechende Informationen das Bewusstsein für eine entsprechende Gefahr erkennen kann. Mit den Informationen muss ich dann überlegen, was es für mich bedeutet, und wie hoch ich tatsächlich das Risiko für mich einschätze, und welche Möglichkeiten zum Schutz ich für mich persönlich ergreife.

Bei dem natürlichen (radioaktiven) Edelgas Radon ist z.B. das regelmäßige Lüften eine einfache und effektive Schutzmaßnahme. Inzwischen werden bei uns in Deutschland entsprechende Regionen zu „Radon-Vorsorgegebiete" erklärt, und damit auf erhöhte Anforderungen an den Schutz vor Radon hingewiesen.

Gebiete, in denen in vielen Gebäuden eine hohe Konzentration von Radon zu erwarten ist, müssen die Bundesländer als Radon-Vorsorgegebiete ausweisen. Jedes Bundesland bestimmt innerhalb der rechtlichen Rahmenbedingungen seine Radon-Vorsorgegebiete selbst. In Radon-Vorsorgegebiete lohnt sich dann die Anschaffung eines entsprechenden Messgerätes.

Es ist ja noch nicht so lange her, dass das Thema Radon an Bedeutung gewonnen hat, und so langsam ins Bewusstsein der Bevölkerung gekommen ist. Bei vielen Menschen außerhalb von Radon-Vorsorgegebiete ist dieses Thema vermutlich noch lange nicht angekommen.

Die Bundesländer mussten bis Ende 2020 gemäß Strahlenschutzgesetz ermitteln, in welchen Gebieten in Gebäuden eine hohe Radon-Konzentration zu erwarten ist. Das sind (Stand heute) 3 ½ Jahre her. Keine lange Zeit für ein Problem, dass es seit der Entstehung der Erde gibt. Was den Schluss nahelegt, dass auch hier noch nicht alles erforscht ist, was in diesem Zusammenhang relevant sein könnte.

Radon-Messungen vor Ort

Niedersachsen hat vor ein paar Jahren die Bevölkerung aufgerufen an einem kostenlosen Messprogramm teilzunehmen, um möglichst flächendeckende Messwerte zu bekommen. Ich hatte mich damals auch gemeldet und habe zwei Messgeräte erhalten, die ich an zwei unterschiedliche Stellen im Haus abgelegt habe, um sie dann über ein viertel Jahr sich selbst zu überlassen.

Ergebnis:
Im Wohnzimmer (mit Holzfußboden unmittelbar auf dem Erdreich, weil es bei uns keine Unterkellerung wegen ehemaligen Moorgebiet gibt) war die Radioaktivität fast doppelt so hoch wie im benachbarten Schlafzimmer mit Betonfußboden. Aber insgesamt waren die Zahlen in einem normalen unbedenklichen Bereich, weil bei den Bewohnern keine gesundheitlichen Einschränkungen vorliegen.

Kurze Zeit später nahm ich an einem Programm teil, dass vom Strahlenschutz-Stammtisch Braunschweiger Land angeregt wurde. Dieses Mal ging es nicht nur um ein ¼ sondern um ein ganzes Jahr. Zwei Messgeräte in Form und Größe wie etwa die früheren zu belichtenden Fotofilme (Kapseln), also ca. 2 cm. Durchmesser, mit einer Höhe von ca. 4 cm. Diese hatte ich an ähnlicher Stelle, wie die vorhergehenden Messgeräte abgestellt und nach einem Jahr zum „Auslesen" eingeschickt.

Das Ergebnis wurde mit einem zweiseitigen Schreiben dokumentiert. Im Mittelpunkt des Schreibens waren die ortsbezogenen Messdaten. Im Begleitschrieben entsprechende Hinweise, die im Folgenden auszugsweise (mit den wesentlichen Informationen) dargestellt werden.

Der Wesentliche Satz im Schreiben: ***Im Verlauf Ihrer Langzeitmessung wurde in keinem gemessenen Raum eine Überschreitung der von der WHO empfohlenen 100Bq/m³ festgestellt.***

Da sind wir aber mitten in der Diskussion von Grenzwerte und Empfehlungen!

Ich hatte mit einem Strahlenschützer über die Ergebnisse gesprochen. Er bestätigte zwar die Unbedenklichkeit, deutete aber auch an, dass man, je nach Herangehensweise, auch zu anderen Einschätzungen und Empfehlungen kommen kann.

Die Empfehlungen im Begleitschreiben ist in jedem Falle angebracht:
Halten Sie die Radonkonzentration in Ihrem Zuhause im Auge...

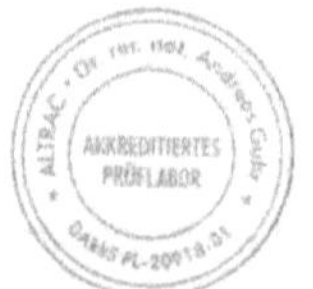

Prüfbericht der Bestimmung der Radon-222-Aktivitätskonzentration

Prüfverfahren: Kernspur-Messverfahren nach VA_QMH_01 2019-06

Kernspur-Messverfahren zur Ermittlung der Radon-Exposition an Arbeitsplätzen sowie der Radon-Konzentration in Wohn- und Aufenthaltsräumen und in der Freiluft

Ortsbezogene Messungen

Messgerät Nr.	im Zeitraum	t_{exp} [h]	P_{Rn} [MBq·h/m³]	c_{Rn} [Bq/m³]	Expositionsort
BG6562	13.04.21 - 13.04.22	8760	0,424	48	EG Schlafzi.
BG6475	13.04.21 - 13.04.22	8760	0,750	86	Wohnzi.

t_{exp} Expositionsdauer P_{Rn} Radon-222-Exposition (Produkt aus c_{Rn} und t_{exp}) c_{Rn} mittlere Radon-222-Aktivitätskonzentration

Die Messgeräte wurden im Auftrag der Anerkannten Stelle RadonTec GmbH, Hauptstraße 5, 89426 Wittislingen, ausgewertet.

Informativ: Der Referenzwert gemäß Strahlenschutzgesetz beträgt für Aufenthaltsräume 300 Bq/m³ (§124) und für Arbeitsplätze in Innenräumen in Radonvorsorgegebieten 300 Bq/m³ (§126). Die in einschlägigen Empfehlungen und Informationen angegebenen Werte der c_{Rn} beziehen sich stets auf Jahresmittelwerte. Die gesetzlich vorgegebene Messzeit von einem Jahr kann auch durch mehrere, aufeinander folgende Einzelmessungen erfüllt werden.

Die in der Tabelle angegebenen Werte der c_{Rn} sind repräsentativ für den bezeichneten Messzeitraum. Die Angabe der Messergebnisse erfolgt ohne Berücksichtigung der Messunsicherheit. Diese wird im Prüflabor nach DIN ISO 11665-4 ermittelt. Die Ausgabe der Messergebnisse erfolgte unter der Voraussetzung, dass die zu den Messungen gegebenen Hinweise, insbesondere die Informationen zur Aufstellung der Messgeräte, eingehalten wurden. Die Zuordnung des jeweiligen Messgerätes zu Expositionszeit und -ort entspricht den Angaben des Anwenders. Deren Richtigkeit kann durch ALTRAC nicht geprüft werden.
Dieser Prüfbericht ist ausnahmslos als Ganzes zu handhaben und darf nicht auszugsweise vervielfältigt werden.

Hinweis zum Datenschutz: Die erhobenen Daten wurden nur zur Bearbeitung dieses Prüfauftrages verwendet. Eine Veröffentlichung oder Weitergabe der Daten und Prüfergebnisse an Dritte erfolgt nicht.

____
Laborleiter Dr. Andreas Guhr

03. Mai 2022
Datum der Prüfung

Anerkannte Stelle nach §155 Abs. 4 StrlSchV (BfS-Az. 51163/01)

Fachbereich F & E
Dorotheen-Zehrmann-Str. 28
12504 Berlin
Tel. +49 (0) 30 12798372/7
Fax +49 (0) 30 679031688

Fachbereich Prüflabor
Straße der Einheit 17
09612 Strosguial
Tel. & Fax +49 (0) 34326/12727

Inhaber:
Dr. rer.nat Andreas Guhr
E-Mail: info@altrac.de
www.altrac.de

DAkkS
Deutsche Akkreditierungsstelle

Akkreditiertes Prüflabor nach DIN EN ISO/IEC 17025

FB Prüfbericht OD / Rev. 11 / Stand 10.08.2021
Serien-Nummer 03-05-22.37

Seite 1 von 1

...Bauliche Veränderungen und Alterungsprozesse eines Gebäudes können Radon-Eintrittspfade schaffen und die Radonbelastung erhöhen.

Das ist ein wichtiger Hinweis, dass eine einmalige Messung kein dauerhaftes Ergebnis ergibt.

Meine beiden Messungen waren durchaus vergleichbar / gleichbleibend und ohne nennenswerte Gesundheitsgefahr. Diese beiden Messungen lagen aber zeitlich relativ nahe beieinander. Die zweite Messung (Eine Langzeitmessung über 8750 Stunden) war in erster Linie dazu gedacht evtl. Unterschiede der Kurz- und der Langzeitmessung zu erkennen.

Die Langzeitmessung war ein anderer Gerätetyp (kostenpflichtig) und in der Ergebnisformulierung etwas ausführlicher.

Seit diesen Messungen achten wir (stärker als zuvor) auf regelmäßiges Lüften.

Sehr geehrter Kunde,

anbei erhalten Sie den Prüfbericht zu Ihrer Radonmessung mit passiven Exposimetern.

Im Verlauf Ihrer Langzeitmessung wurde in keinem gemessenen Raum eine Überschreitung der von der WHO empfohlenen 100 Bq/m³ festgestellt.

Im Messzeitraum von mindestens sechs Monaten konnten verschiedene Witterungsbedingungen sowie Heiz- und Lüftungsverhalten abgebildet werden. Sie haben dadurch einen repräsentativen Wert der Radon-Aktivitätskonzentration in Ihren Räumen erhalten.

Unsere Empfehlung

Behalten Sie die Radon-Konzentration in Ihrem Zuhause im Auge. Bauliche Veränderungen und Alterungsprozesse eines Gebäudes können Radon-Eintrittspfade schaffen und die Radon-Belastung erhöhen. https://www.radonshop.com/radon-im-haus#eintrittspfade-von-radon-ins-gebaeude

Darüber hinaus empfehlen wir generell Räume zu messen, in denen Sie sich regelmäßig mehrere Stunden aufhalten. https://www.radonshop.com/radon-messung#welche-aufstellungsorte-eigenen-sich-fuer-eine-radon-messung

Sowohl für das Monitoring als auch schnelle Radon-Messungen eigenen sich aktive Messgeräte am besten: einen Überblick zu den Vorteilen und der Handhabung aktiver Radon Messgeräte finden Sie im Radonshop. Der Vergleich dreier bewährter Messgeräte hilft Ihnen, genau das richtige für Ihre Anforderungen finden. https://www.radonshop.com/beratung-aktive-radon-messgeraete

Mit freundlichen Grüßen,

Ihr RadonTec Team

Diese Hinweise finde ich sehr hilfreich, weil sie sachlich und kompetent formuliert sind. Deutlich wird, dass eben auch Radon zu einer Gesundheitsgefährdung führen kann. Vorsicht und Beobachtung der Ereignisse rund um mein Leben und dem Leben überhaupt, ist immer angebracht.

Diese Hinweise heben sich deutlich und angenehm von so manchem Schreiben des Bundesamtes für Strahlenschutz ab. Dazu aber später mehr.

Lungenkrebs bei Radon in Raumluft nimmt linear zu

Nach einer Studie der Weltgesundheitsorganisation (WHO) nimmt das Auftreten von Lungenkrebs bei Radon in Raumluft linear zu.

2018 wurden im Bundesland Salzburg in Österreich in 3.400 Wohnobjekten Radon-Messungen durchgeführt und ermittelt, dass in 10 % der Wohnungen ein Grenzwert von 300 Bq pro Kubikmeter Luft überschritten wird. Das sind nun zunächst nur Hinweise zur natürlichen Umgebung, die mit natürlicher Radioaktivität versehen ist. Diese Umweltradioaktivität ist in der Regel in bergiger Landschaft stärker ausgeprägt als auf dem flachen Land. Wann und warum auch Radon zur Krebsbildung werden kann, werden wir sicher noch erfahren.

Zum Thema **Krebsentstehung** fand ich auf der Website von „pflege.de" folgende zusammengefasste Antwort: *„Die Frage, wie aus einer gesunden Körperzelle eine bösartige Tumorzelle (Krebszelle) werden kann, ist bis heute nicht abschließend geklärt. Sicher ist aber, dass es bei der Entstehung von Krebs zu einem veränderten Erbgut in der Zelle gekommen ist oder dass bei der Zellteilung ein Fehler beim Ablesen des Erbguts stattgefunden hat."*

Krebs ist aber auch eine mögliche Folgewirkung der ionisierenden (natürlichen und künstlichen) Strahlung, auch wenn es erst auf Platz 10 bei den „bekannten Krebserregenden Stoffen" auf der IARC-Liste steht.

IARC ist die Internationale Agentur für Krebsforschung (International Agency for Research on Cancer) und gehört zur Weltgesundheitsorganisation (WHO). Die IARC erforscht, ob bestimmte Stoffe krebserregend auf den Menschen wirken.

In letzter Zeit habe ich öfter davon gelesen, dass die Krebszahlen kontinuierlich ansteigen. Natürlich wird bei der Gelegenheit auch über die Ursachen und der Entstehung von Krebs geschrieben. Da kann es dann schon auch mal sein, dass in langen, ausführlichen Berichten, kein Wort über mögliche Strahlenfolgen zu lesen ist. Es wird das Wort „Strahlung" als Krebserreger einfach nicht in den Mund genommen. Aber das ist nicht korrekt, nicht wirklich informativ, nicht wahrheitsentsprechend und führt zu der einfachen Frage: **Warum wird „Strahlung" als Krebserreger verleugnet? Ist das Thema „Strahlenrisiko" ein Tabu-Thema – und wenn ja, warum?**

Krebs in Radon-Vorsorgegebiete

Auf der Website von „baden.fm" (Funkhaus Freiburg GmbH & Co. KG) finde ich einen Bericht vom 4. Juni 2021 mit der Überschrift: Teile Südbadens von erhöhter Radon-Gefahr in Gebäuden besonders betroffen.

Dort ist folgendes zu lesen: *„Das radioaktive Gas gilt in unseren Breitengraden als eines der Hauptrisiken für die Entstehung von Lungenkrebs. Wegen möglicher Gefahren durch natürliche Strahlungsquellen im Erdreich hat das Umweltministerium in Baden-Württemberg eine neue Karte mit Radon-Vorsorgegebieten im Südwesten erstellt. Die allermeisten der 29 betroffenen Städte und Gemeinden liegen dabei in Südbaden. Dort möchte die neue Umweltministerin Thekla Walker (GRÜNE) in Zukunft genauer hinsehen, um die Menschen vor gesundheitlichen Risiken durch das radioaktive Gas zu schützen. Die Ausweisung bedeutet dabei nicht, dass die gemessenen Radon-Werte in den Gebäuden tatsächlich zu hoch wären. Allerdings ist die Wahrscheinlichkeit für eine zu hohe Strahlenbelastung dort drei Mal höher als im Bundesdurchschnitt."*

Zunächst die Anmerkung, dass das Thema „Natürliche Radioaktivität" oder „Radon" sehr viel später in meinem Bewusstsein auftauchte, als die technische (oder künstliche) Radioaktivität. Mit der Tschernobyl-Katastrophe ist das Thema Radioaktivität in mein Leben getreten. Da gab es keine Unterscheidung zwischen natürlicher und künstlicher Radioaktivität. Es gab einfach nur das Gespenst und die Gefahr „Radioaktivität" die es zu vermeiden galt, indem Kernkraft-Unfälle und logischer Weise Kernkraft-Werke verhindert werden mussten.

Beim weiteren Überlegen fällt mir ein, dass es dann doch schon die ein und andere TV-Debatte zur Kernkraft gab, wo den Kernkraftgegnern erzählt wurde, dass man bei einem Flug nach Japan mehr Radioaktivität ausgesetzt sei, als nach dem Tschernobyl-Unfall. Es wurde berichtet, dass es in Afrika einen natürlichen Kernreaktor gäbe und dass z.B. im Schwarzwald ebenfalls höhere Strahlenwerte (als nach Tschernobyl) zu verzeichnen sind. Letztendlich sei auch die Sonne nichts anderes als ein riesiger Kernreaktor.

Weil diese Argumente ganz offensichtlich als Argumente gegen die Kernkraftgegner verwendet wurden, habe ich sie nicht ernst genommen, und habe mich mit diesen Themen und Thesen nicht weiter auseinandergesetzt. Erst als ich mit dem Regional-Historiker Rudolf Fricke zusammentraf und davon hörte, dass die beiden Wolfenbütteler Wissenschaftler Julius Elster und Hans Geitel maßgeblich an der Entdeckung der (natürlichen) Radioaktivität beteiligt waren, beschäftigte ich mich mit diesen Themen und habe mehrere experimentelle Vorträge (auf den Spuren von Elster und Geitel) in der Ostfalia-Hochschule in Wolfenbüttel von Herrn Fricke besucht.

Später lernte ich Dr. Rainer Gellermann, Physiker und Strahlenschützer aus Braunschweig kennen, der sich berufsmäßig mit „Umweltradioaktivität" beschäftigt. Bei dem Abschluss der Ausstellung „Das Kreuz von Tschernobyl und Fukushima" im April 2017 in der Trinitatiskirche in Wolfenbüttel, hielt Dr. Rainer Gellermann das Eingangsreferat in dem er sich sowohl auf die technische, also auch der natürlichen Radioaktivität bezog. Nebst dem ausstellenden Künstler Dr. Benno Dalhoff (Soest) und anderen Podiumsgästen, war auch Rudolf Fricke mit dabei um über Elster und Geitel zu berichten.

Nach den Erfahrungen und Informationen über Tschernobyl kam (von heute aus betrachtet) das Thema Umweltradioaktivität viel zu später in mein und auch in das öffentliche Bewusstsein. Man muss aber Bedenken, dass das Bundesamt für Strahlenschutz erst mit / nach Tschernobyl entstanden ist, und auch hier das Thema Radon erst spät in dem Mittelpunkt trat, was auch mit dem hier zitierten Beitrag von 2021 deutlich wird: *„Folgende Orte liegen in dem neuen Radon-Vorsorgegebiet (in alphabetischer Reihenfolge): […] Bei Neubauten soll in diesen ausgewiesenen Kommunen bereits beim Bau neuer Häuser darauf geachtet werden, dass sich das farb- und geruchlose Gas nicht unbemerkt in den Innenräumen ansammeln kann. In bestehenden Gebäuden werden nun vor allem Arbeitgeber dazu verpflichtet, an Arbeitsplätzen im Erdgeschoss oder im Keller regelmäßig den Radon-Gehalt in der Luft zu messen und bei erhöhten Werten Vorsorgemaßnahmen zu treffen. […]. Betroffene oder unsichere Bürger können sich zudem an die Radon-Beratungsstelle der Landesanstalt für Umwelt Baden-Württemberg wenden. Diese hat unter anderem vier Infoveranstaltungen zum Thema im Internet geplant. Radon kommt ganz natürlich in der Umwelt vor. Über Spalten, Risse und undichte Fugen kann das Gas in Gebäude eindringen und sich bei schlechter Belüftung in der Luft anreichern. Wissenschaftliche Studien konnten belegen, dass schon vergleichsweise geringe Radonmengen in Häusern über Jahrzehnte hinweg zu einem erhöhten Lungenkrebs-Risiko bei den Bewohnern führen können."*

Hier wird also darauf hingewiesen, dass in den genannten Gebieten das Hauptrisiko einen Lungenkrebs zu bekommen, am Radon liegt (noch vor dem Rauchen). Mit den Vorsorgemaßnahmen kann man das Risiko minimieren. Beim Radon besteht die Vorsorge hauptsächlich durch das Lüften, beim Rauchen einfach durch das „Nicht-Rauchen".

Wieviel Lungenkrebsfälle z.B. im Schwarzwald schon früher aufgetreten sind oder ob es außer Radonmessungen noch andere Kriterien gab, um zum Radon-Vorsorgegebiet zu werden, wird nicht berichtet. Eine vorherige Auflistung wäre aber hilfreich gewesen, um im Nachhinein die Wichtigkeit der Einrichtung von Radon-Vorsorgegebiete bestätigen zu können!

Ich will es an dieser Stelle dabei belassen und mich einem anderen Krebs-Risko-Feld zuwenden, dem Krebs in der Antike und in Umfeld von Industriegebieten.

Krebs in der Antike und in der Industrialisierung

Auf der Website von „ZENTRUM DER GESUNDHEIT" finde ich Hinweise über die geschichtliche Entwicklung der Krankheit „Krebs". Zunächst wird die Frage gestellt, die sich für mich aus meinen persönlichen Beobachtungen beschäftigt: **„Gab es Krebs schon immer?** Vor dem Blick in die Vergangenheit geht es in diesem Bericht aber erst einmal um die aktuellen Entwicklungen wie folgt:

„Statistiken zufolge erkrankten im Jahr 2018 weltweit 17 Millionen Menschen an Krebs. Seit 2012 ist die Zahl der Krebserkrankungen um 4 Millionen gestiegen. In Deutschland hat sich die Zahl der Neuerkrankungen seit 1970 fast verdoppelt – rund 500.000 sind inzwischen jährlich zu verzeichnen.

Laut Forschern von der Washington University werden die Krebsdiagnosen in den nächsten 40 Jahren weiter signifikant zunehmen. Da stellt sich natürlich die Frage, warum immer mehr Menschen an Krebs erkranken.

Ist Krebs Schicksal oder vielleicht doch eher eine Zivilisationskrankheit, die es früher womöglich noch gar nicht gab?

Krebs kam in der Antike selten vor

Im Rahmen einer Studie an der University of Manchester wurden schriftliche Quellen aus der Antike überprüft und hunderte Mumien verschiedener Erdteile nach Hinweisen auf Krebserkrankungen untersucht.

Die Wissenschaftler konnten zwar nachweisen, dass Tumorgewebe durch die Mumifizierung gut erhalten bleibt. Doch fündig wurden sie nur selten. Die älteste Mumie, bei der ein bösartiger Tumor identifiziert werden konnte, stammt aus der Ptolemäerzeit (um 300 vor Christus).

Wissenschaftliche Dokumentationen über Krebs gibt es seit dem 18. Jahrhundert. Doch was im Inneren menschlicher Zellen vor sich geht, konnte erst ab dem frühen 19. Jahrhundert durch die Erfindung des Mikroskops erforscht werden.

Hauptursachen von Krebs: Umweltverschmutzung, Ernährung und Lebensstil

Laut den britischen Forschern entwickelten sich Krebsleiden erst seit rund 300 Jahren hin zur häufigsten Todesursache in den Industrieländern. Im Zuge der industriellen Revolution stieg die Krankheitsrate extrem an, auch Kinder sind seitdem häufiger betroffen.

Dadurch könne auch ein beliebtes Gegenargument entkräftet werden, dass Menschen heutzutage eher Krebs bekommen, da sie länger leben. Dazu komme, dass zahllose Menschen in der Antike ja auch lange genug gelebt haben, um an Arteriosklerose und Osteoporose zu erkranken.

Die Forscher kamen zum Schluss, dass Krebs eine moderne Krankheit sei, die vordergründig auf Umweltverschmutzung, ungesunde Ernährung und den Lebensstil zurückzuführen sei.

Hier nun die Auflösung der Frage, ob Menschen heutzutage eher Krebs bekommen, da sie länger leben, wird hier entkräftet.

Krebs gibt es seit Millionen von Jahren

Eine an der University of the Witwatersrand in Südafrika durchgeführte Studie hat im Jahr 2016 gezeigt, dass es Krebs länger gibt, als bisher angenommen. Denn ein vor 2 Millionen Jahren lebender Vormensch (Australopithecus sediba) litt im Kindesalter an einem gutartigen Knochentumor und ein vor 1,7 Millionen Jahren lebender Hominide an einem bösartigen Knochenkrebs.

Die Forscher gaben an, dass die Ursprünge von Krebserkrankungen bei unseren urzeitlichen Vorfahren liegen und dass Tumoren bereits vor Jahrmillionen – auch bei Kindern – auftraten, also schon bevor es modere Industriegesellschaften gegeben hat.

Es handelte sich bei diesen beiden Tumoren um Krebsformen, die auch heute noch vor allem bei Kindern auftreten und nichts mit Umwelteinflüssen oder dem Lebensstil zu tun haben. Vermutet werden genetische und wachstumsbedingte Ursachen.

Diese Funde zeigen den Wissenschaftlern zufolge, dass es für die Entstehung von Krebs unterschiedliche Gründe gibt. Sie widersprechen aber nicht der These, dass das häufige Auftreten von Krebs in unserer Zeit mit der modernen Lebensweise korreliert.

Eingangs ist auf der Website der irreführende Titel „**Warum es früher keinen Krebs gab** zu lesen. In den erklärenden Zeilen danach wird allerdings darauf hingewiesen, dass es sehr wohl auch schon früher Krebs gab, in den Industrieländern ist Krebs aber inzwischen zur häufigsten Todesursache geworden ist.

Danach wird festgestellt, dass es früher Krebs nur selten gab. Dieser einleitende Satz endet mit der Frage: **"Ist Krebs also doch kein Schicksal?"**

Diese Frage ist sehr interessant, denn sie ist für manche Menschen eine Schicksals-Frage. Von daher ist der letzte Absatz dieser Website sehr angebracht, wenn der Frage nachgegangen wird: **„Wie Sie Krebs vorbeugen können."**

Folgendes ist zu lesen: *„Ob Krebs nun tatsächlich als Zivilisationskrankheit bezeichnet werden kann, ist in der Forschung umstritten. Es steht aber außer Frage, dass bestimmte Krebsarten wie Darm- und Lungentumoren seit Beginn der Industrialisierung immer mehr zugenommen haben.*

Laut Forschern von der Harvard University könnten zumindest 75 Prozent aller Todesfälle durch Krebs in westlichen Ländern verhindert werden. Denn zu den 10 Hauptauslösern zählen:
Rauchen und Alkohol
Stress
rotes Fleisch
Ballaststoff- und Vitalstoffmangel
zu wenig Bewegung
Übergewicht
Infektionen
Schlafstörungen
Umweltgifte
Strahlenexposition

Mir scheint diese Reihenfolge eine chronologische Auflistung zu sein die mit entsprechenden Fallzahlen hinterlegt sind, so dass nach dieser Auflistung **„Rauchen und Alkohol"** die derzeit häufigste Krebsursache ist. Das würde heißen, dass für die Entstehung eines Krebses an letzter Stelle **„Strahlenexposition"** steht. Das könnte im Blick auf die Weltbevölkerung durchaus zutreffend sein. Zunächst aber ist festzustellen, dass die **„Strahlenexposition"** hier aufgelistet, und keines Falls „Null" oder „nicht vorhanden" ist.

Ich weise darauf hin, weil ich (wie bereits angedeutet) kürzlich einen Online-Artikel gelesen habe wo es um aktuell steigende Krebszahlen ging und unterschiedlichste Gründe / Ursachen aufgeführt wurden. Das „Strahlenrisiko" war nicht dabei, hätte aber mit dem Vermerk, dass das Strahlenrisiko vorhanden, aber eine marginale Rolle spielt, durchaus erwähnt werden müssen.

Was ist das für ein Journalismus, der einfach mal den letzten Punkt unterschlägt. Oder gibt es etwa im Zusammenhang mit dem Thema „Strahlenrisiko" an der ein oder anderen Stelle einen Maulkorb? Oder schreiben Journalisten einfach 1:1 ab, was sie von Industrie oder Politik erhalten?

An dieser Stelle darf nach der Pressefreiheit in Deutschland gefragt werden. Die deutsche Pressefreiheit liegt auf der weltweiten, aktuellen Rangliste 2024 (von den Reportern ohne Grenzen erstellt) von insgesamt 180 verglichenen Länder auf Platz 10. Das ist nun besser als ich dachte, da ich diese Zahlen schon seit einigen Jahren verfolge und ich aus der Erinnerung Platz 16 geschrieben hätte. In der aktuellen Auflistung ist aber zu ersehen, das sich Deutschland gegenüber 2023 um 11 Punkte verbessert hat. Ich kann das mit meinen Beobachtungen weder bestätigen noch widerlegen.

Rang 10 für Deutschland ist zwar durchaus anerkennenswert, aber immerhin ist Estland (Baltikum) noch vor uns auf Platz 8. Die Frage der Zusammenhänge der ausgeübten „Pressefreiheit" und des „Nichtberichtens" (evtl. Maulkorb) z.B. über Strahlenrisiko bleibt. Dieser Frage wäre ggfls. an anderer Stelle nachzugehen.

Zurück zur Auflistung der Rangfolge krebserregender Ursachen. Diese Rangfolge (Platz 1 „Rauchen / Alkohol" und 10. Platz „Strahlenexposition") könnte im Blick auf die Weltbevölkerung stimmen, dürfte aber regional starke Unterschiede aufweisen, zumal sicher auch noch individuelle Aspekte eine Rolle spielen dürfte. Zumindest dürfte die Bevölkerung im Umfeld von Atomanlage oder Radon-Risikogebiete die Strahlenexposition eine größere Rolle spielen als auf dem „flachen Land" (dazu später mehr).

Das Kapitel rund um Entstehung / Geschichte des Krebses habe ich eigentlich schon abgeschlossen und recherchiere gerade zum Thema Krebs/ Krebsregister in Japan, da stoße ich auf einen WHO-Bericht mit der Überschrift: **Die meisten Krebserkrankungen sind nicht die Folge von „Pech",** der auf der Website des Robert Koch Instituts / Zentrum für Krebsregistrierdaten 2015 veröffentlicht wurde

Dieser Bericht nun im Folgenden im Wortlaut

Die meisten Krebserkrankungen sind nicht die Folge von **„Pech".** Antwort der Internationalen Agentur für Krebsforschung der Weltgesundheitsorganisation auf eine Studie, in der behauptet wird, dass Lebensweise und Umweltfaktoren für weniger als ein Drittel aller Krebskrankheiten verantwortlich sind.

Übersetzung der Pressemitteilung, herausgegeben von der IARC am 13. Januar.

Die Internationale Agentur für Krebsforschung (IARC) der Weltgesundheitsorganisation (WHO), widerspricht entschieden den Aussagen eines wissenschaftlichen Berichts der Doktoren C. Tomasetti und B. Vogelstein über die Ursachen von Krebs beim Menschen, die in dem Fachjournal Science am 2. Januar 2015 erschienen ist.

In dem Bericht, der große Resonanz in den Medien gefunden hat, wird die Zahl der Teilungen von Stammzellen verschiedenster Gewebe im Laufe des Lebens mit der Höhe des lebenslangen Krebsrisikos verglichen. Die Autoren kommen zu dem Schluss, dass der reine Zufall (Glück und Unglück) den größten Beitrag zur Erklärung des Krebsgeschehens insgesamt liefert, und somit größer und wichtiger ist als erbliche Faktoren und äußere Einflüsse.

Für die Autoren des Berichts steht die Früherkennung bereits bestehender Krebserkrankungen im Zentrum der Krebsbekämpfung und nicht Anstrengungen, die die Entstehung einer Krebskrankheit verhindern sollen. Diese Aussage könnte zu ernstlichen Missverständnissen führen und negative Konsequenzen für die Krebsforschung und die öffentliche Gesundheitsförderung haben.

Die Experten der IARC weisen auf ernstzunehmende Widersprüche zwischen den Aussagen in dem wissenschaftlichen Bericht und dem aktuellen Erkenntnisstand der epidemiologischen Wissenschaft insgesamt, auf methodische Einschränkungen und Verzerrungen der Studienergebnisse hin.

„Wir wussten bereits, dass der Zufall dazu beiträgt, dass beim Einzelnen eine ganz bestimmte Krebskrankheit entsteht. Dennoch sagt das nichts über das Krebsrisiko in einer Bevölkerung aus", erklärt IACR Direktor Dr. C. Wild. „Die Folgerung, dass Unglück die wichtigste Ursache von Krebs ist, wäre missverständlich und würde zudem von Anstrengungen ablenken, die Ursachen von Krebs zu erforschen, um das Auftreten von Krebs zu verhindern."

Die letzten fünf Jahrzehnte internationaler epidemiologischer Forschung haben gezeigt, dass die meisten Krebserkrankungen, die in einer Bevölkerung häufig vorkommen, in einer anderen dagegen selten sind, und dass sich dies mit der Zeit ändern kann. So kommt beispielsweise Speiseröhrenkrebs in Ostafrika häufig, in Westafrika nur selten vor. Die Häufigkeit von Dickdarmkrebs, eine ehemals seltenere Krebskrankheit in Japan, hat sich innerhalb von zwei Jahrzehnten vervierfacht. Solche und ähnliche Beobachtungen sind typisch für die häufiger auftretenden Krebserkrankungen. Sie stehen in Einklang mit dem wesentlichen Beitrag von Umweltfaktoren und Lebensweisen bei der Entstehung von Krebs im Gegensatz zu den Beiträgen von Erbanlagen und dem Zufall („Pech").

Darüber hinaus identifizierten die Experten der IARC einige Einschränkungen der Studie, darunter die Betonung sehr seltener Krebsarten, beispielsweise Osteosarkome [der Knochen] und Medulloblastome [des Nervensystems] die zusammengenommen nur einen sehr geringen Anteil an Krebs insgesamt ausmachen. Andererseits berücksichtigt die Studie weltweit häufige Krebserkrankungen nicht, deren Vorkommen in verschiedenen Bevölkerungen und zu unterschiedlichen Zeiten stark differiert wie beispielsweise Magenkrebs, Gebärmutterhalskrebs und Brustkrebs [die häufigste Krebskrankheit deutscher Frauen]. Für diese sind die Zusammenhänge mit Lebensweisen und Umweltfaktoren bekannt. Mehr noch: Die Studie geht ausschließlich von den Verhältnissen in den USA als Maßstab des lebenslangen Krebserkrankungsrisikos aus. Ein Vergleich der Krebshäufigkeit in unterschiedlichen Bevölkerungen hätte zu ganz anderen Ergebnissen geführt.

Obwohl schon seit längerem klar ist, dass mit der Zahl der Zellteilungen das Risiko von Fehlern, beispielsweise Mutationen zunimmt, und dadurch auch das Krebsrisiko, besteht für die Mehrzahl häufigerer Krebskrankheiten ein enger Zusammenhang mit Umweltfaktoren und Lebensweisen. Aus diesem Grund sind viele dieser Krebskrankheiten im Prinzip vermeidbar. Nach heutigem Wissensstand könnte nahezu die Hälfte aller weltweit auftretenden Krebserkrankungen verhindert werden. Diese Erkenntnis wird durch Ergebnisse sorgfältig angelegter wissenschaftlicher Studien gestützt, die eine erfolgreiche Reduktion des Krebsvorkommens nach präventiven Maßnahmen belegen. Bemerkenswerte Beispiele sind der Rückgang beim Lungenkrebs und anderen mit dem Zigarettenrauchen assoziierten Krebsarten [beispielsweise Krebs der oberen Atmungs- und Speisewege, Harnblasenkrebs] nach Reduktion des Rauchens und Abnahme der Häufigkeit von Leberkrebs bei Menschen, die gegen Hepatitis B geimpft wurden.

„Die verbleibenden Lücken bis zur vollständigen Aufklärung der Krebsentstehung sollten nicht der Einfachheit halber dem persönlichen Unglück zugeschrieben werden", sagt Dr. Wild. „Die Suche nach den Ursachen von Krebs muss fortgesetzt werden, gleichzeitig müssen weiterhin präventive Maßnahmen bei

Krebserkrankungen umgesetzt werden, deren Risikofaktoren bekannt sind. Dies gilt besonders für die Bevölkerung besonders benachteiligter Weltregionen, die von einem zunehmenden Krebsaufkommen bedroht sind, und nur über sehr begrenzte Ressourcen im Gesundheitswesen verfügen."

So stelle ich mir in der Tat eine Antwort der obersten Gesundheitsbehörde vor!

Ich finde es ebenfalls logisch, dass man in eine gewisse Gleichgültigkeit verfallen würde, wäre Krebs tatsächlich in den meisten Fällen einfach nur „Pech" oder „Schicksal" oder einfach „nur ein Unglück", denn es würde davon abhalten, die Ursachen von Krebs weiter zu erforschen. Es würde damit die Möglichkeit genommen, den Krebs weiter einzudämmen. Erfolgreiche Reduktion des Krebsvorkommens nach präventiven Maßnahmen sind belegt. Ich kann nur unterstreichen: „Die Suche nach den Ursachen von Krebs muss fortgesetzt werden, gleichzeitig müssen weiterhin präventive Maßnahmen bei Krebserkrankungen umgesetzt werden, deren Risikofaktoren bekannt sind. Dies gilt besonders für die Bevölkerung „besonders benachteiligter Weltregionen", die von einem zunehmenden Krebsaufkommen bedroht sind, und nur über sehr begrenzte Ressourcen im Gesundheitswesen verfügen.

Allerdings gibt es hier einen Wermutstropfen der WHO einzuschenken, denn es sind nicht nur Weltregionen vom Krebs bedroht, die nur begrenzte Ressourcen im Gesundheitswesen verfügen und sich deswegen nicht an Forschung und Vorsorge beteiligen können.

Alle Länder mit eigener Kernforschung, Kernenergieproduktion oder gar militärische Nutzung der Kernenergie, hätten das Geld um Forschung, Vorsorge und Gesundheitsmonitorrings voranzutreiben, tun es aber nicht! Im Gegenteil vorhandene (unabhängige) Forschungen werden unterdrückt, ignoriert und lächerlich gemacht. Dazu kommt für mich die Frage der Grenzwerte, die immer wieder neu und vor allem unter Einbeziehung der alternativen, unabhängigen Forschung, überprüft und neu justiert werden müssen! Das heißt aber auch, dass die WHO in der Frage des Strahlenrisikos unabhängig von der IEAO und anderen UN-Gremien agieren können muss.

Der Vertrag von 1959 (WHO / IEAO) gehört aufgelöst.

Gleich wie sinnvoll der Vertrag WHO/IEAO auch einst begründet gewesen sein mag, er gehört längst aufgelöst, denn ohne diesen Schritt gibt es kein Vertrauen beim Thema Strahlenrisiko!

Krebs weltweit

Auf der Website von „Statista" sind Krebszahlen für die ganze Welt zu finden. Unter der Überschrift **„Zahl der Krebstodesfälle nach Krebsart weltweit 2022"** (Eine Veröffentlichung von Rainer Radtke am 03.04.2024) ist folgendes zu lesen:

„Die International Agency for Research on Cancer schätzt die Zahl der Krebstoten weltweit für das Jahr 2022 auf rund 9,74 Millionen. Die Zahl der Krebsneuerkrankungen belief sich im selben Jahr auf rund 20 Millionen – Tendenz steigend. Mit rund 56 Prozent erlagen mehr Männer als Frauen einer Krebserkrankung. Geografisch entfiel mit einem Anteil von 35,7 Prozent an allen Krebstoten die Hauptlast auf den westpazifischen Raum, gefolgt von Europa mit einem Anteil von 22,7 Prozent.

Gefährlichste Krebsart: Lungenkrebs

Mit rund 1,82 Millionen Toten forderte Lungenkrebs weltweit die meisten Menschenleben. Mit deutlichem Abstand folgen Darm- und Leberkrebs mit rund 904.000 bzw. 758.700 Toten. Zusammen mit Brust- und Magenkrebs waren diese fünf Krebsarten weltweit für rund die Hälfte aller krebsbedingten Todesfälle verantwortlich.

Geschlechterunterschiede

Allerdings gibt es deutliche Unterschiede zwischen den Geschlechtern: während unter Männern Lungenkrebs die meisten Opfer forderte und mit einer Mortalitätsrate von 24,8 je 100.000 Einwohner auch die mit Abstand gefährlichste Krebsart darstellt, sterben weltweit die meisten Frauen an Brustkrebs. Mit rund 666.100 Toten war Brustkrebs für 15,4 Prozent der krebsbedingten Sterbefälle unter Frauen verantwortlich – gefolgt von Lungen- (13,5 Prozent) und Darmkrebs (9,4 Prozent). Die Brustkrebssterberate von Frauen belief sich auf durchschnittlich 12,7 Fälle je 100.000 Einwohner."

Durch diese Auflistung wird deutlich, dass Krebs ein weltweites Problem ist, wenn auch mit gewissen geografischen Unterschieden, was die Häufigkeit der Todesfälle angeht. In Bezug auf Krebs wird auch auf die grundsätzlichen Unterschiede zwischen Mann und Frau hingewiesen.

Mit 22,7 % des weltweiten Aufkommens von Krebstodesfällen, die auf die EU entfallen, wird die nicht unerhebliche Rolle der EU im Kampf gegen den Krebs deutlich. Von daher ist interessant zu wissen, was die EU im Kampf gegen den Krebs unternimmt.

Krebsbekämpfung in der EU

Auf der Website der Europäischen Kommission kann man zum Thema Krebs folgendes lesen: *„Die Krebsbekämpfung ist eine der wichtigsten Prioritäten der EU-Kommission im Gesundheitsbereich. In ihren politischen Leitlinien kündigte Präsidentin von der Leyen einen europäischen Plan zur Krebsbekämpfung an, der die Mitgliedstaaten bei der Krebsbekämpfung und -behandlung unterstützt und Europa im Kampf gegen den Krebs nach vorne bringt, damit diese Krankheit nicht mehr so viel Leid verursacht.*

Europas Plan gegen den Krebs
Die EU-Länder müssen bei der Krebsvorsorge und -behandlung stärker unterstützt werden. So steht es im Mandatsschreiben an Gesundheitskommissarin Stella Kyriakides.

Der im Februar 2021 vorgestellte europäische Plan zur Krebsbekämpfung ist die Antwort der EU auf die wachsenden Herausforderungen und Entwicklungen im Bereich der Krebsbekämpfung. Er enthält das Versprechen, dass die Politik im Kampf gegen Krebs nichts unversucht lassen wird.

Der Plan, der auf zehn Leitinitiativen und mehreren flankierenden Maßnahmen aufbaut, ist Teil der Vorschläge der Kommission für eine starke Europäische Gesundheitsunion, die die EU sicherer machen und für eine bessere Vorsorge und Krisenfestigkeit sorgen soll.

Europas Plan gegen den Krebs unterstützt die Mitgliedstaaten, damit dem Krebs vorgebeugt und Krebspatientinnen und -patienten, Überlebenden, Angehörigen und Pflegekräften eine gute Lebensqualität gewährleistet werden kann. Der Plan baut auf einer Reihe von Schlüsselbereichen auf, in denen die EU den größten Mehrwert erbringen kann:
- ***Vorbeugung***
- ***Früherkennung***
- ***Diagnose oder Behandlung***
- ***Lebensqualität von Krebspatient*innen und –überlebenden***

Nach einem Absatz zum Thema „Leitinitiativen" geht es auf der EU-Website mit dem Thema „Krebs: Daten und Statistik" wie folgt weiter:

„Nach Herz-Kreislauf-Erkrankungen ist Krebs die zweithäufigste Todesursache in den EU-Ländern. Jedes Jahr wird bei 2,6 Millionen Menschen Krebs diagnostiziert, weitere 1,2 Millionen Menschen sterben infolge der Erkrankung.

Allein die Tatsache, dass in Europa ein Viertel aller Krebsfälle (weltweit) auftreten, jedoch weniger als 10 % der Weltbevölkerung leben, zeigt, dass Krebs eine enorme Bedrohung für unsere Gesellschaft darstellt. Der wirtschaftliche Schaden, der Krebs in Europa anrichtet, beläuft sich auf insgesamt 100 Mrd. Euro jährlich.

Laut den Berichten über den Gesundheitszustand in der EU ist Krebs eine der Hauptursachen für vorzeitige Todesfälle in der EU. Die Krankheit wirkt sich nicht nur auf die Gesundheit des Einzelnen, sondern auch in erheblichem Maße auf Wirtschaft und Gesellschaft aus.

Sie setzt die nationalen Gesundheits- und Sozialschutzsysteme sowie die staatlichen Haushalte unter Druck und wirkt sich negativ auf Produktivität und Wirtschaftswachstum aus. Deshalb brauchen wir widerstandsfähigere Gesundheitssysteme. Vor allem gilt es, die Mitgliedstaaten zu unterstützen, etwa im Hinblick auf eine faktengestützte Politikgestaltung, damit alle EU-Bürgerinnen und -Bürger gleichberechtigten Zugang zu einer guten Krebsvorsorge, -diagnose, -behandlung und -nachsorge erhalten.

Dabei wären 40 % aller Krebserkrankungen nachweislich vermeidbar, wenn wir das Umsetzen würden, was wir bereits wissen. Derzeit werden jedoch nur 3 % der Gesundheitsetats für Gesundheitsförderung und die Prävention von Krankheiten ausgegeben. Der Handlungsspielraum ist demnach enorm.

Maßnahmen zur Krebsprävention und zur Förderung von gesunden Lebensweisen dienen auch dem Kampf gegen Fettleibigkeit und anderen nicht übertragbaren Krankheiten wie Herz-Kreislauf-Erkrankungen und Diabetes, da die Risikofaktoren ähnlich sind."

EU-Initiativen zur Krebsvorsorge und -bekämpfung
Krebs fällt unter die in Artikel 168 AEUV genannten „weit verbreiteten schweren Krankheiten", weshalb die Unterstützung, Koordinierung und Ergänzung der Maßnahmen der Mitgliedstaaten zum Schutz und zur Verbesserung der menschlichen Gesundheit auch zu den Aufgaben der EU gehören.

Bereits seit 1985 engagiert sich die Europäische Kommission gemeinsam mit den EU-Mitgliedstaaten und der Zivilgesellschaft in der Krebsbekämpfung. Dabei arbeitet sie eng mit der Weltgesundheitsorganisation, der Gemeinsamen Forschungsstelle und dem Internationalen Krebsforschungszentrum zusammen.

Die Gemeinsame Forschungsstelle der Kommission hat im Bereich Krebsvorsorge und -bekämpfung unter anderem folgende Maßnahmen koordiniert:
- *Europäisches Krebsinformationssystem (ECIS)*

- *Europäisches Netz der Krebsregister (ENCR)*
- *Initiative der Europäischen Kommission zu Brustkrebs*

Über das Programm „Gesundheit" leistet die EU einen finanziellen Beitrag zu den Europäischen Referenznetzwerken für Krebs sowie zu gemeinsamen Maßnahmen:

- **Europäische Partnerschaft für Maßnahmen zur Krebsbekämpfung (EPAAC)**
- **Gemeinsames Aktionsprogramm zur umfassenden Krebsbekämpfung (CANCON)**
- **Seltene Krebserkrankungen (JARC)**
- **Innovative Partnerschaft für Maßnahmen zur Krebsbekämpfung (iPAAC)**

Im Zusammenhang mit dem Thema „Krebsregister" und evtl. auch Informationen zu unterschiedliche Krebsursachen erhoffe ich mir vom „Europäisches Netz der Krebsregister (ENCR)" weitere Informationen und klicke die entsprechende EU-Website an, und finde dort:

„Das ENCR ist seit 1990 in Betrieb und wurde im Rahmen des Programms „Europa gegen Krebs" der Europäischen Kommission gegründet. [...] Das Projekt wurde bis zum 31. März 2004 von der Europäischen Kommission (SANCO) unterstützt. Fördermittel für ENCR-Aktivitäten erhielten außerdem Mittel von Cancéropôle Rhone-Alpes für die Jahre 2007 und 2008 sowie vom Siebten Rahmenprogramm der Europäischen Kommission über das Projekt EUROCOURSE im Jahr 2009 - 2012. IARC hat das ENCR von seiner Gründung bis Ende 2012 mitfinanziert.

Im Jahr 2012 gingen die beiden Generaldirektionen der Europäischen Kommission (GD SANTE und GD JRC) eine formelle Zusammenarbeit ein, um Maßnahmen zur Unterstützung des ENCR zu ergreifen und so den Weg für eine weitere Koordinierung und Harmonisierung von Krebsdaten in Europa zu ebnen. Die Unterstützung hat auch die Kontinuität des ENCR-Sekretariats, einschließlich der administrativen Funktionsweise und Vernetzung des ENCR, sichergestellt.

Das Netzwerk verfolgt folgende Ziele:

- **Verbesserung der Qualität, Vergleichbarkeit und Verfügbarkeit von Daten zur Krebsinzidenz;**
- **eine Grundlage für die Überwachung der Krebsinzidenz und -mortalität in der Europäischen Union zu schaffen;**
- **regelmäßige Informationen über die Krebsbelastung in Europa bereitzustellen,**

- Förderung der Nutzung von Krebsregistern bei der Krebsbekämpfung, Gesundheitsplanung und Forschung.

Das ENCR wird vom Lenkungsausschuss geleitet; entsprechend seiner Aufgabenstellung. Das ENCR-Sekretariat ist im Gemeinsamen Forschungszentrum der Europäischen Kommission untergebracht. ENCR ist der International Association of Cancer Registries (IACR) angeschlossen.

Auch hier ein sehr weitgefächertes Themenspektrum im Zusammenhang mit dem Krebs, wobei auf den ersten Blick der wirtschaftliche Schaden durch Krebs mehr im Focus steht, als die Gesundheit des Einzelnen, wenngleich auch beides miteinander zusammenhängt. Mit Blick auf meinen speziellen Focus auf das Thema „Krebs und Strahlenrisiko", sind folgende EU-Aussagen sehr interessant:

1. Die Krankheit wirkt sich nicht nur auf die Gesundheit des Einzelnen, sondern auch in erheblichem Maße auf Wirtschaft und Gesellschaft aus. Deshalb brauchen wir widerstandsfähigere Gesundheitssysteme.

2. Die (EU-) Politik im Kampf gegen Krebs wird nichts unversucht lassen.

3. Damit alle EU-Bürgerinnen und -Bürger gleichberechtigten Zugang zu einer guten Krebsvorsorge, -diagnose, -behandlung und -nachsorge erhalten, wurden folgende Schlüsselbereiche aufgelistet, in denen die EU den größten Mehrwert erbringen kann:
- **Vorbeugung**
- **Früherkennung**
- **Diagnose oder Behandlung**
- **Lebensqualität von Krebspatient*innen und –überlebenden**

Diese 3 Punkte machen deutlich, wie ernst es die EU im Kampf gegen den Krebs meint.

Aber diese hehren Ziele passen nicht mit der EU-Realität zusammen, weil es nur um Krebs allgemein und das „Strahlenrisiko: Krebs" in diesen hochgesteckten Zielen nicht vorgesehen ist. Das erkenne ich daran, dass die EU nichts gegen den Vertrag von 1959 (WHO mit Maulkorb gegenüber IEAO) unternimmt, und weil in den ganzen Aufzählungen das Strahlenrisiko nicht erwähnt wird.

Wie schafft man es als Institution einen nachweislich relevanten Bereich aus den sonst als „sehr wichtig" formulierten Ziele einfach zu ignorieren. Dass die EU mit einem parlamentarischen Antrag einer EU-Politikerin aufgefordert wurde, diesen besagten Vertrag (WHO/ IEAO) aufzulösen, zeige ich im Folgenden Kapitel.

Um es gleich zu sagen: Der Antrag hatte keinen Erfolg, weil man sich nicht in internationale Verträge und Abläufe einmischen will. Aber was ist dann mit dem Vorsorgeprogramm, der Früherkennung und der Vermeidung des Krebses? Alles wird bis ins Kleinste geregelt und finanziert, aber das Gesundheitsrisiko „Strahlung" wird einfach ausgeklammert.

EU / WHO / IEAO

SCHRIFTLICHE ANFRAGE E-2832/97 von Nuala Ahern (an die Kommission / 1. September 1997)

Betrifft: Von der Versammlung der WHO am 28. Mai 1959 gebilligtes Übereinkommen zwischen der Weltgesundheitsorganisation (WHO) und der Internationalen Atomenergie-Organisation (IÄA)

Verfügt die EU, abgesehen von den Mitgliedstaaten, über besondere Beziehungen zur Weltgesundheitsorganisation (WHO) oder zur Internationalen Atomenergie-Organisation (IÄA) bzw. spielt sie eine Rolle in diesen Organisationen und leistet sie einen finanziellen Beitrag an sie?

Ist der Kommission das Übereinkommen zwischen der WHO und der IÄA bekannt, das von der WHO-Versammlung am 28. Mai 1959 gebilligt wurde und das eine Einschränkung der Tätigkeit der WHO bei Projekten im Zusammenhang mit Nuklearfragen zur Folge hat? Nach Artikel 3 des Übereinkommens muss, wenn eine der beiden Organisationen die Einleitung eines Programms bzw. ein Tätigwerden in einer Frage beabsichtigt, an der die andere Organisation ein substantielles Interesse hat oder haben kann, erstere die andere Organisation zu konsultieren, um die Angelegenheit einvernehmlich zu regeln.

Es ist zweifellos so, dass die WHO im Interesse der öffentlichen Gesundheit weltweit wie auch in der in der EU das Recht haben sollte, jedwede Angelegenheit, insbesondere im Nuklearbereich (in dem der Kommission eine besondere Verantwortung gegenüber den EU-Bürgern zukommt), in der von ihr gewünschten Form zu prüfen, ohne dabei an eine Organisation gebunden zu sein, deren Aufgabe die Förderung der Atomkraft ist, da die Gesundheit der Bürger das vorrangige Anliegen sein muss. Wäre die Kommission bereit, entweder direkt oder über die Mitgliedstaaten eine Aufhebung oder entsprechende Revision dieses Übereinkommens zu unterstützen bzw. anzuregen?

Antwort von Sir Leon Brittan im Namen der Kommission (15. Oktober 1997):
In den Beziehungen zwischen der Gemeinschaft und der Internationalen Atomenergie-Organisation (IÄO) spielt die Gemeinschaft in den Bereichen Überwachung, Forschung und Sicherheit eine wichtige Rolle. Zum Beispiel ist die Gemeinschaft Vertragspartner dreier Übereinkommen zwischen der IÄO und den Mitgliedstaaten (INFCIRC 193, 263, 290) und hat 1975 ein Kooperationsrahmenabkommen mit der IÄO unterzeichnet. Die Gemeinschaft tritt gelegentlich als Mitorganisator verschiedener IÄO-Aktionen auf und beteiligt sich an deren Finanz-

ierung, insbesondere im Bereich der Nuklear- und Strahlenschutzsicherheit. Was die Beziehungen mit der Weltgesundheitsorganisation (WHO) anbelangt, so beteiligt sich die Gemeinschaft nicht an der Finanzierung von Aktionen der WHO. Jedoch kommt es vor, dass die WHO als Nachunternehmer bei Projekten der Kommission auftritt, insbesondere im Rahmen humanitärer Aufgaben.

Das Übereinkommen zwischen der WHO und der IÄO von 1959 wurde veröffentlicht (INFCIRC 20). Die Kommission möchte betonen, dass es nicht ihre Aufgabe ist, sich in die Beziehungen zwischen zwei internationalen Organisationen einzumischen.

Jedoch ist in dem Übereinkommen eindeutig festgelegt, dass die beiden Organisationen "in enger Zusammenarbeit handeln und sich regelmäßig in Angelegenheiten von gemeinsamem Interesse konsultieren", und zwar "ohne das Recht der Weltgesundheitsorganisation zu beeinträchtigen, sich mit der Förderung, Entwicklung, Hilfe und Koordinierung der internationalen Gesundheitsschutzmaßnahmen zu befassen". Wie aus dem Text hervorgeht, sollen mit dem Abkommen also Doppelaktivitäten vermieden und die Zusammenarbeit in Fragen von beiderseitigem Interesse sichergestellt werden. Ein Beispiel für eine solche Zusammenarbeit sind die "Grundlegenden Sicherheitsnormen", die gemeinsam von der IÄO und der WHO - zusammen mit der Internationalen Arbeitsorganisation (IAO), der Panamerikanischen Gesundheitsorganisation (PAHO) und der Organisation für wirtschaftliche Zusammenarbeit und Entwicklung - Kernenergieagentur (ÖCD/ NEA) unterstützt wurden.

So einfach ist das: „**Die Kommission möchte betonen, dass es nicht ihre Aufgabe ist, sich in die Beziehungen zwischen zwei internationalen Organisationen einzumischen.**"

Gleichwohl will die EU den Krebs bekämpfen, beteiligt sich aber (über Umwegen) an der Verharmlosung der Krebserregung durch ionisierende Strahlung, denn dass die IEAO u.a. ein Lobbyverein für die Kernenergie ist, dürfte hinlänglich bekannt sein. Dies wird auch deutlich durch die folgende Pressmitteilung von „atomstopp_oberoesterreich" (dort wird charmanter Weise eine Pressemitteilung einen Pressaussendung genannt) vom 29.08.2024:

atomstopp: Gemeindebund bietet der IAEA Podium für Atom-Lobbying in Bad Aussee

Doppelrolle der IAEA kritisch hinterfragen

Rafael Grossi, der sein Amt als Generaldirektor der IAEA für gefährliches Atom-Lobbying nutzt, wird heute vom Gemeindebund ins beschauliche Bad Aussee eingeladen. "Der österreichische Gemeindebund wird wohl wissen, dass Rafael Grossi, Chef der Internationalen Atom-Organisation IAEA einer der umtriebigsten Atomlobbyisten weltweit ist. Als Russland seinen verbrecherischen Angriff auf die Ukraine startete und das AKW Saporischschja in die kriegerischen Handlungen hineingezogen wurde, meinte der Generaldirektor der IAEA wörtlich: "The problem there is war, the problem is not nuclear energy.", so Herbert Stoiber, Geschäftsführer von atomstopp_atomkraftfrei leben.

Spätestens seit den Super-GAUs in Tschernobyl und Fukushima weiß die IAEA, dass es für eine AKW-Explosion keinen Krieg braucht. Die Hunderttausenden Opfer der beiden Nuklearkatastrophen müssen sich von der IAEA regelrecht verhöhnt fühlen. Der Generaldirektor der IAEA inszeniert sich gerne bildmächtig vor Atommeilern, die vom Krieg bedroht sind, wie zuletzt am Dienstag dieser Woche in Kursk und spricht mit besorgter Miene. Kaum aus dem Kriegsgebiet abgereist, lobbyiert er aber weiter aggressiv für Atomkraftwerke, unabhängig von der geopolitischen Bedrohungslage.

"Der Gemeindebund muss gleich zu Beginn der Veranstaltung seine Intentionen dieser Podiumseinladung klarlegen: Einem ausgewiesenen Atombefürworter wie dem IAEA-Generaldirektor Grossi wird die Bühne geboten und es ist schwer vorstellbar, dass er auf die Risiken der Atomenergie eingehen wird oder die ungelöste Frage der Endlagerung der hochradioaktiven Abfälle ansprechen wird. Es ist eher davon auszugehen, dass er einseitig die Atomkraft loben wird", so Stoiber an die Adresse des Gemeindebundes weiter.

"Wir kritisieren seit jeher die Doppelrolle der Internationalen Atomagentur IAEA: Einerseits fördert die IAEA die Atomkraft, lobbyiert auf allen Ebenen dafür - so wohl auch beim Gemeindebund in Österreich - und spielt mit den Gefahren derselben auf Kosten der Bevölkerung und nachfolgender Generationen. Die nötige und objektive Kontrollfunktion der IAEA, die sich die IAEA gerne auf ihre Fahnen schreibt, greift damit aus unserer Sicht viel zu kurz", so Stoiber abschließend.

Rückfragen & Kontakt: Herbert Stoiber, +43 681/10 42 92 51

Die Intention von „atomstopp_oberoesterreich" gründet sich unter anderem auch auf die Aussage vom IEAO-Chef Brix gleich nach Tschernobyl, dass die Atomwirtschaft ein Tschernobyl pro Jahr verkraften würde.

Was für ein Zynismus!

Auch wenn das Strahlenrisiko auf einer Scala von 10 Punkten, der letzte Punkt von Krebserregung ist, sollte das nicht auf die „leichte Schulter" genommen werden.

Es ist mehr als eine „leichte Schulter", wenn Krebsforschungen im Zusammenhang mit Strahlenrisiko weltweit verhindert werden. Auf jeden Fall trifft das auf Japan nach Fukushima zu, dass bestätigt die Internationalen Ärzt*innen für die Verhütung des Atomkrieges/Ärzt*innen in sozialer Verantwortung e.V. (IPPNW) und Dr. Hagen Scherb (Bio-Mathematiker / Helmholzzentrum München) auf meine diesbezügliche Nachfrage.

Krebsregister
Entstehung und Entwicklung

Ein Mittel, um sich in der Frage der Ursachen steigender Krebszahlen einen Überblick zu verschaffen, oder zumindest festzustellen wie sich die Krebs-Fall-Zahlen entwickeln, ist ein **„Krebsregister"**.

Nach Wikipedia kann man ein Krebsregister wie folgt beschreiben: *„Ein Krebsregister ist eine Organisation zur systematischen Sammlung, Speicherung, Analyse, Interpretation und Publikation von Informationen zu bösartigen Neubildungen einschließlich der Lymphome und Leukämien (ICD-10 C00–C99)".*

Nach dieser kurzen Definition von **„Krebsregister"** folgt bei Wikipedia ein Inhaltsverzeichnis zu weiteren Erläuterungen wie folgt:
1 Unterscheidung nach Hauptzielsetzung
1.1 Epidemiologische Krebsregister
1.2 Klinische Krebsregister
2 Geschichte
3 Qualitätskriterien
4 Bedeutung der Altersstandardisierung
5 Krebsregistrierung in einzelnen Ländern
5.1 Deutschland
5.1.1 Finanzierung für bundesweite klinische Krebsregister
5.1.2 Datenschutz
5.1.3 Widerspruchmöglichkeiten der Betroffenen
5.2 Österreich
5.3 Schweiz
[...]

Krebsregister gibt es flächendeckend und bei uns in Deutschland vermutlich noch nicht allzu lange, von daher gehört der Punkt „Geschichte", neben den Themen „Qualitätskriterien", „Bedeutung der Altersstandardisierung" und die „Krebsregistrierung unterschiedlichen Ländern" zu den Punkten, die mich aus dieser Inhaltsangabe am meisten interessieren. Ich beginne mit dem Punkt Geschichte.

Krebsregister-Geschichte

Zum Thema **Krebsregister-Geschichte** finde ich folgendes interessant: *„Um die Wende zum zwanzigsten Jahrhundert wurden in mehreren europäischen Ländern Versuche unternommen, die Anzahl neu auftretender und bestehender Krebsfälle zu ermitteln. Daraus resultierte in Deutschland im Jahr 1900 ein Versuch, alle Krebspatienten mittels eines Fragebogens zu erfassen, die unter medizinischer Behandlung standen. Jeder Arzt in Deutschland erhielt einen Fragebogen, um den Stand am 15. Oktober 1900 zu ermitteln. Ähnliche Versuche wurden zwischen 1902 und 1908 auch in Dänemark, Ungarn, Island, den Niederlanden, Portugal, Spanien und Schweden und später in den USA unternommen. Sie blieben jedoch alle wenig erfolgreich. Die Mitarbeit der Ärzte erwies sich als mangelhaft.*
Das erste populationsbasierte ("epidemiologische") Krebsregister entstand 1926 in Hamburg durch den Stadtphysikus. Drei Krankenschwestern besuchten in regelmäßigem Abstand die Hamburger Krankenhäuser und Ärzte und nahmen die Namen neuer Krebspatienten auf, die zentral gespeichert wurden und einmal wöchentlich mit dem Sterberegister abgeglichen wurden.

Während das Hamburger Register die Zeit des Nationalsozialismus nicht über-lebte, fand es zahlreiche Nachahmer. 1955 wurden zwanzig solcher regionaler oder nationalen Register gezählt, wobei das dänische Krebsregister als erstes landesweites verpflichtendes Register 1942 gegründet wurde und bis heute ununterbrochen aktiv ist. Innerhalb weniger Jahre bauten alle skandinavischen Länder nationale Krebsregister auf. In den meisten Ländern wurden Krebsregister jedoch nur für einige Regionen aufgebaut, etwa in den USA, in Italien und Kolumbien. Darüber hinaus wurden einige Krebsregister nur für Kinder ge-gründet, so in England und erst 1980 das landesweite Deutsches Kinderkrebs-register. Die Krebsregister schlossen sich 1966 zur International Association of Cancer Registires zusammen.

Neue Impulse gingen vom Aufbau des Krebsregisters Münster in den Jahren 1974 bis 1976 aus, das national und international viel Beachtung fand. Die Entwicklung der Computertechnik machte eine differenzierte Datenerfassung möglich. Es wurde erstmals das damals noch wenig bekannte TNM-System zur Dokument-ation genutzt. Als epidemiologisches Register geplant und unterstützt, erfasste es auch Nachuntersuchungsergebnisse im Rhythmus der WHO-Empfehlungen. An der Erfassung teilnehmende Ärzte sollten profitieren – als erstes mit Mahn-listen für fällige Nachuntersuchungen. Durch diese Integration einer Nachsorge-

unterstützung kann es als frühes klinisch-epidemiologisches Krebsregister be-
trachtet werden."

Nach den ersten Versuchen 1900 in Deutschland Krebsregister einzuführen und den Rückschritt durch die Nazi-Zeit, wurde 1942 in Dänemark das erste landes-weit verpflichtende Krebsregister gegründet und ist bis heute ununterbrochen aktiv. Immerhin kann man in Dänemark auf fast 80 Jahre Krebsregister zurück-blicken. Wären die deutschen Versuche nicht durch die Nazi-Zeit unterbrochen worden, könnten wir auf 120 Jahre Krebsregister zurückblicken. Das ist insofern nicht nur ein statistisches Rechenspiel, weil umso länger ein Register besteht, umso sicherer ist man mit den aktuellen Vergleichszahlen. Immerhin können wir in Deutschland seit 1980 auf ein landesweites Kinder-Krebs-Register zurück-blicken. Dies wurde durch die Entwicklung der Computertechnik möglich. Die Möglichkeit der digitalen Datenerfassung würde aber auch ohne Probleme ein flächendeckendes deutsches, europäisches und auch weltweites Krebsregister ermöglichen. Dazu braucht es aber nicht nur die Technik und das Geld, sondern auch den Willen.

Qualitätskriterien

Was verbirgt sich hinter Punkt **„Qualitätskriterien"** im Zusammenhang mit einem **Krebsregister**? Hier die Antwort:

„Damit epidemiologische Register wirklich gute Ergebnisse liefern können, müssen mehr als 90 %, besser 95 %, aller Neuerkrankungen in der betreffenden Registerregion auch gemeldet werden (sogenannte Vollzähligkeit). Damit klinische Register wirklich gute Ergebnisse liefern können, müssen die Erkrankungen der jeweiligen Therapieeinrichtung (Arzt/Krankenhaus) vollzählig erfasst werden. Darüber hinaus ist es wichtig, auch den gesamten Erkrankungsverlauf vollständig (alle relevanten Informationen) zu erfassen und nicht etwa nach der Therapie aufzuhören.

Jedes bevölkerungsbezogene Krebsregister bekommt zum Abgleich der Daten die Totenscheine des Landes. Damit werden zum einen Überlebenszeiten berechnet und versucht zu bestimmen, ob die Krebserkrankung ursächlich am Tod beteiligt war. Ein bestimmter Anteil von Erkrankungen (DCO-Anteil, death certificate only) wird allein, auch nach Nachforschungen, über die Totenscheine bekannt. Problematisch ist an diesen Fällen, dass die Qualität der Information in der Regel mangelhaft ist und das Jahr des Auftretens der Erkrankung nicht bestimmt werden kann, was die Zahlen über Erkrankungsraten unzuverlässiger macht. Der DCO-Anteil soll also möglichst gering sein (unter fünf Prozent).

In jedem neu entstandenen Register ist am Anfang naturgemäß die DCO-Rate hoch, da keine Meldungen über die Fälle aus der Vergangenheit vorliegen. Dieser Anteil muss aber im Verlauf einiger Jahre sinken. Da die flächendeckende Krebsregistrierung in einigen Bundesländern relativ jung ist, erklärt sich, warum langjährige Krebsregister wie das des Saarlandes niedrigere DCO-Raten haben als andere."

Ein beeindruckender Versuch die Qualität eines Krebsregisters zu sichern. Verständlich auch die beschriebenen Probleme, denn der wirkliche Ursprung eines Krebses ist schwer zu bestimmen. Wenn jemand mit Beschwerden zum Arzt geht, wird nicht sofort ein Krebs (bestenfalls der Verdacht) diagnostiziert werden können. Zudem gibt es unterschiedliche Latenzzeiten, die z.B. bei Strahlenexposition enorm hoch sein kann.

Altersstandardisierung

Die **„Altersstandardisierung"** macht deutlich, dass das Risiko, an bestimmten Krebsformen zu erkranken, verständlicher Weise stark altersabhängig ist.

Krebs kann in jedem Alter auftreten. Die Mehrzahl der Patienten in Deutschland ist jedoch bereits im Rentenalter, wenn die Diagnose gestellt wird. Viele Betroffene fühlen sich in diesem Lebensabschnitt gesundheitlich noch fit und sind voller Pläne.

Der Krebsinformationsdienst vom „Deutschen Krebsforschungszentrum" (Helmholzgemeinschaft) hat auf seiner Website u.a. die Rubrik „Leben mit Krebs". Dort findet sich ein Beitrag mit der Überschrift: **„Krebs und Alter: Ein Überblick über die Situation in Deutschland".** Dort ist zu lesen: *„Krebs kann in jedem Alter auftreten. Die Mehrzahl der Patienten in Deutschland ist jedoch bereits im Rentenalter, wenn die Diagnose gestellt wird. Viele Betroffene fühlen sich in diesem Lebensabschnitt gesundheitlich noch fit und sind voller Pläne. "Alt" gleich "krank": Diese Gleichsetzung ist eine Fehlannahme. Das belegen auch aktuelle Daten aus der deutschen Gesundheitsforschung.*

Die Statistiken zeigen aber auch: Im Alter haben die meisten Menschen tatsächlich mit der ein oder anderen gesundheitlichen Einschränkung zu kämpfen. Die Wahrscheinlichkeit für Bluthochdruck und weitere Herz-Kreislauf-Erkrankungen oder Nierenprobleme steigt bereits ab dem Alter von 60 stark an. Viele haben Gelenk- und Knochenprobleme, etwa Arthritis oder Osteoporose. Nicht wenige ältere Menschen in Deutschland sind zuckerkrank. Die Folge: Betroffene benötigen entsprechende Medikamente, oft mehrere gleichzeitig.

Je älter Betroffene werden, desto größer ist die Wahrscheinlichkeit, dass sich diese gesundheitlichen Einschränkungen im Alltag auswirken und sie auf Hilfe angewiesen sind. Dies gilt vor allem dann, wenn sich auch eine Demenz abzuzeichnen beginnt.

Doch wie sieht es aus, wenn Krebs erst in tatsächlich fortgeschrittenem Alter auftritt? Wenn andere Erkrankungen die Gesundheit bereits eingeschränkt haben und die Lebenserwartung spürbar begrenzt ist? Die Statistiken der Krebsregister zeigen: Der Anteil der Krebspatienten ist nicht klein, bei denen erst mit 80 oder 85 Jahren und mehr ein Tumor festgestellt wird. Etwa ein Fünftel der insgesamt rund 478.000 Neuerkrankungen betraf im Jahr 2012 diese Altersgruppe."

Auf der einen Seite haben wir ein Kinder-Krebs-Register, auf der anderen Seite sind die älteren Menschen im Focus, was nicht heißt, dass das „Mittelalter" vom Krebs verschont wird. Die unterschiedlichen Altersgruppen gesondert im Blick zu haben, ist für zukünftige Diagnose sicher sehr wichtig. Auch der Blick auf die Geschlechterunterschiede beim Krebs ist notwendig. Es ist inzwischen erwiesen, dass Männer eher am Lungenkrebs (vermutlich nicht nur Raucher) und Frauen eher am Brustkrebs erkranken.

Ein erster Krebsregister - Ländervergleich

Wikipedia stellt die **Krebsregistrierung** von **Deutschland**, der **Schweiz** und **Österreich** vor.

„In Deutschland ist die epidemiologische Krebsregistrierung in Landesgesetzen geregelt. Obwohl in Hamburg bereits 1926 das weltweit erste regionale Krebsregister entstand, stellte es für viele Jahre eine Ausnahme dar. Eine längere Tradition haben auch einige andere deutsche Krebsregister, wie jene der Länder Berlin, Brandenburg, Mecklenburg-Vorpommern, Sachsen, Sachsen-Anhalt und Thüringen, die in Fortführung des Nationalen Krebsregisters der DDR (1952/53) seit 1992 als Gemeinsames Krebsregister (GKR) betrieben werden, oder das Krebsregister des Saarlandes (1967). Diese unterschiedlichen Regelungen sind Folge des bundesdeutschen Föderalismus. Außerdem existiert seit 1980 ein bundesweites Kinderkrebsregister, das eine Kombination von epidemiologischem und klinischem Krebsregister darstellt und auf freiwilliger Basis betrieben wird. Der Ausbau der einzelnen Register ist unterschiedlich weit fortgeschritten. Einige Länderregister haben bereits eine vollzählige Registrierung erreicht, einige erreichen diese für einzelne Erkrankungen wie den gesundheitspolitisch sehr bedeutenden Brustkrebs. Insgesamt wird es noch einige Jahre dauern, bis bundesweit Zahlen guter Qualität zu erwarten sind, da die Anlaufzeit neuer Register beträchtlich ist.

Das Zentrum für Krebsregisterdaten am Robert Koch-Institut wertet die Daten bundesweit aus. Die regelmäßig erscheinende Publikation „Krebs in Deutschland" zeigt die Situation jeweils für die letzten Jahre. Die Gesellschaft der epidemiologischen Krebsregister in Deutschland e. V. (GEKID) strebt danach, trotz unterschiedlicher landesgesetzlicher Regelungen bundesweit eine weitgehende methodische Einheitlichkeit durch inhaltliche Standards zu erlangen. Am 29. Mai 2009 beschloss der Bundestag das Bundeskrebsregisterdatengesetz, welches das Zentrum für Krebsregisterdaten stärkt und formell den klinischen Krebsregistern eine offizielle Rolle in der Krebsregistrierung zuweist.

In Zusammenarbeit der GEKID mit der Arbeitsgemeinschaft Deutscher Tumorzentren e. V. (ADT) und der Plattform § 65c wurde ein einheitlicher Basisdatensatz für die Krebsregister in Deutschland erstellt, der in der jeweilig aktuellen Fassung im Bundesanzeiger publiziert wird."

Der Hinweis, dass die Krebsregister in Deutschland Ländersache ist, werde ich im Anschluss an diesen Ländervergleich auch nach den Bundesländern schauen, und hier vor allem natürlich schauen, wie es mit dem Krebsregister in Niedersachsen bestellt ist. Denn mit der Asse haben wir in Niedersachsen ein Krebsproblem (erhöhte Krebszahlen und eine auffällige Diskrepanz bei den Neugeborenen – Darüber später mehr).

In Österreich ist die Meldepflicht für Tumorerkrankungen durch das Krebsstatistikgesetz 1969 und die Krebsstatistikverordnung 1978 geregelt. Statistik Austria erhält aus allen rund 270 meldepflichtigen Krankenanstalten Erkrankungs- und Sterbedaten. In den Bundesländern Vorarlberg, Tirol, Salzburg und Kärnten gibt es eigene landesweite Krebsregister. In der Gesundheitsberichterstattung zu Krebs spielt die Epidemiologie der Inzidenz (Neuerkrankungen pro Kalenderjahr) und der Mortalität eine zentrale Rolle.

In der Schweiz wurden 1969 in Basel und 1970 in Genf die ersten Krebsregister gegründet, 2014 wurden in 15 kantonalen oder kantonsübergreifenden Registern die Krebserkrankungen von rund 94 Prozent der Schweizer Bevölkerung erfasst.

2007 wurde die Stiftung «National Institute for Cancer Epidemiology and Registration» (Stiftung NICER) gegründet. Sie hat die Aufgabe, die Daten der einzelnen Register zusammenzuführen und aufzubereiten sowie Berichte zu publizieren. Die Publikation des nationalen Berichtes «Krebs in der Schweiz» erfolgt gemeinsam mit dem Bundesamt für Statistik (BFS), der erste erschien 2011, der zweite 2016. Das BFS veröffentlicht jährlich die neuesten Zahlen auf seiner Internetseite.

2020 wurde eine schweizweit flächendeckende, vollzählige und vollständige Krebsregistrierung eingeführt. Der Bundesrat hatte im Oktober 2014 eine Vorlage an die eidgenössischen Räte verabschiedet. Am 18. März 2016 wurde das Krebsregistrierungsgesetz vom Parlament verabschiedet, das am 1. Januar 2020 in Kraft trat. Das Nationale Institut für Krebsepidemiologie und -registrierung (NICER) wurde mit der Wahrnehmung der Aufgaben der Nationalen Krebsregistrierungsstelle mandatiert.“

Soweit Wikipedia zur grundsätzlich Einführung in das Thema „Krebsregister“ mit ersten länderspezifischen Eindrücken, die im Weitern vertieft werden sollen.

Interessant finde ich den Hinweis, dass (erst) am 29. Mai 2009 der Bundestag das Bundeskrebsregisterdatengesetz beschloss. Vermutlich sind wir dennoch von einer deutschlandweiten soliden Krebserfassung noch weit entfernt.

In der Schweiz wurde erst 2020 die landesweit flächendeckende, vollzählige und vollständige Krebsregistrierung eingeführt.

Das sind jetzt gerade einmal 4 Jahre – schade, dass so viel Zeit verloren ging.

Nach diesem grundlegenden Einstieg zum Thema Krebsregister, im Folgenden die Frage nach einem weltweiten Krebbsregister.

Krebsregister Weltweit

Ich suche nach „**Krebsregister Weltweit**" und komme auf die Website des „Robert Koch Institut / Zentrum für Krebsregisterdaten (ZfKD)". Ich finde zwar nichts über Krebsregister in den unterschiedlichsten Ländern der Welt, aber immerhin „**Krebs im internationalen Vergleich.**

Hier ist zu lesen: *„In Deutschland sind 477.300 Menschen im Jahre 2010 neu an Krebs erkrankt, so die aktuellen Schätzungen des ZfKD. Damit ist die Anzahl neu aufgetretener Krebskrankheiten erneut angestiegen. Im Vergleich der Neuerkrankungs- und Sterberaten mit anderen entwickelten Staaten liegt Deutschland im Mittelfeld."*

In einem Schaubild wird das unterschiedliche Krebsaufkommen von Männern und Frauen aufgezeigt, was interessanter Weise im Ländervergleich nicht gleichbleibend parallel verläuft.

Deutschland im Mittelfeld der Krebserkrankung ist immerhin erst einmal positiv. Die Frage wird sein, ob sich dazu auch eine entsprechende Erklärung findet. Interessant auch, dass es im beim Krebsaufkommen von Männern und Frauen im Ländervergleich nicht nur in den Fallzahlen, sondern auch die Häufigkeit der unterschiedlichen Krebsarten stark variiert. Auch hierzu ist sicher eine entsprechende Erklärung interessant.

Die höchste Krebshäufigkeit bei Männern ist im Ländervergleich in Frankreich zu finden. Meine spontane Vermutung ist, dass die Männer stärker mit Radioaktivität in Berührung kommen als Frauen. Vermutlich sind es vorwiegend Männer die in Kernkraftwerken und militärischen Einrichtung arbeiten. Immerhin hat Frankreich fast 300 Atomwaffen und ist damit das Land, das über das viertgrößte nukleare Arsenal der Welt nach den USA, Russland und China verfügt.

Allerdings fehlt zumindest im Schaubild die Auflistung der Krebsfälle in China und Russland. Vermutlich ist es dort unter „militärisches Geheimnis" absichtlich nicht veröffentlicht. Damit ist es dann aber auch kein „echter" internationaler Vergleich.

Zurück zum Schaubild. Zurück zu Frankreich. Während die Männer in dieser Auflistung den ersten Platz einnehmen, sind die Frauen aus Frankreich „nur" auf dem Platz 8, und damit noch 2 Plätze unter den Frauen in Deutschland. Hier ist nun wieder interessant, dass die Männer in Deutschland auf Platz 7, und damit einen Platz unter den Deutschen Frauen einnehmen. In den USA ist es nach dieser Auflistung zwischen Männern und Frauen noch weiter auseinander als in Deutschland. Bei den Männern ist die USA auf Platz 6 und damit einen Platz vor Deutschland. Die Frauen in der USA sind auf Platz 3 (nach Dänemark und der Niederlande) und 3 Plätze vor den deutschen Frauen.

Ohne den Versuch der Erklärung ist diese Auflistung eine statistische Spielerei. Inwiefern tatsächlich noch Erklärungen hierfür geliefert werden, bleibt abzuwarten. Für zukünftige vorbeugende Maßnahmen sind die Erklärungen allerdings von größter Bedeutung. Zunächst haben wir nur die rein statistische Aussage.

In Frankreich drängt sich für mich der Vergleich mit den Atomanlagen / Atomwaffenproduktion auf, bei allen anderen Ländern ist es vielleicht ein stärkerer Mix von Umwelteinflüssen und Lebensgewohnheiten.

Dieser internationale Vergleich führt uns aber nicht wirklich weiter, weil bei den 13 Ländern im Schaubild nur die Länder zu finden sind, die auch ein Krebsregister haben (und damit überhaupt Daten zum Weitergeben haben), und diese Daten auch tatsächlich weitergeben und nicht unter „Verschluss" halten.

Mit dieser Einschränkung der Vollständigkeit im Blick auf den „weltweiten" oder „internationalen" Vergleich, hier die weiteren Erläuterungen des „Zentrum für Krebsregisterdaten" (Stand: 03.02.2014):

„Die altersstandardisierten Sterberaten an Krebs sind im letzten Jahrzehnt bei Männern um 17 Prozent, bei Frauen um 11 Prozent zurückgegangen. Dieser Rückgang ist etwas stärker als in der Europäischen Union insgesamt (13 Prozent beziehungsweise neun Prozent).

Immer mehr wird Krebs jedoch auch zu einem Problem der Entwicklungs- und Schwellenländer. Durch die zunehmende Lebenserwartung steigt auch die Zahl der Krebsneuerkrankungen. Außerdem passen sich die Verhaltensweisen immer mehr denen der entwickelten Länder an. So spiegelt sich ein verstärkter Trend zum Rauchen in sich entwickelnden Ländern auch in steigenden Lungenkrebsraten wider. Doch oft reichen die finanziellen Ressourcen in diesen Ländern nicht aus, allen Bevölkerungsgruppen eine moderne Krebstherapie und -versorgung zur Verfügung zu stellen.

Dass in den Schwellenländern der Krebs immer mehr zu einem Problem wird, finde ich bemerkenswert. Die Erklärung ist hier ein verstärkter Trend zum

Rauchen in sich entwickelnden Ländern, der sich auch in steigenden Lungen-krebsraten widerspiegelt.

Weitere Informationen zur weltweiten Verbreitung von Krebserkrankungen bietet die IARC im Rahmen des GLOBOCAN Projektes an, für das weltweit die Daten aus Krebsregistern, Todesursachenstatistiken und weiteren Quellen regelmäßig analysiert werden: GLOBOCAN.

Der Weltkrebstag wurde 2006 von der Union internationale contre le cancer, der Weltgesundheitsorganisation (WHO) und anderen Organisationen ins Leben gerufen und hat zum Ziel, die Vorbeugung, Erforschung und Behandlung von Krebserkrankungen ins öffentliche Bewusstsein zu rücken.

Dieser letzte Absatz fasziniert mich! Es gibt doch tatsächlich seit 2006 einen **„Welt-Krebs-Tag",** der am 4. Februar stattfindet und das Ziel hat, die Vorbeug-ung, Erforschung und Behandlung von Krebserkrankungen ins öffentliche Bewusstsein zu rücken.

Es wäre eine super Sache, wenn es nicht „Augenwäscherei" wäre, denn das Strahlenrisiko als Krebsrisiko (wo man viel Forschen und Vorbeugen könnte) wird einfach ausgeblendet. Dabei gibt es schon viel Forschung, aber alles was nicht ins Bild der Internationalen Atomenergie Organisation (IAEO) passt, wird igno-riert! Die Frage an Forschung und Wissenschaft ist, warum man sich diesem Diktat unterwirft. Die Antwort auf diese Frage ist sehr einfach. Für Forschung benötigt man Geld – wenn es wegen mangelndem Interesse weder von der Wirtschaft, noch von der Politik, noch von privaten Stiftungen oder Sponsoren Geld dafür gibt, dann wird eben an dieser Stelle nicht geforscht.

Solange aber die **„IEAO"** von Physikern, Strahlenschützern und Politiker als das **„Heiligtum"** angesehen wird, und alternative Forschungsergebnisse sowohl von der IEAO als auch von Physikern und Strahlenschützern ignoriert werden, kann von dieser Berufsgruppe kein kritischer Blick auf die Organisation IEAO erwartet werden. Ich kenne mindestens 2 deutsche (teils hochrangig / hochdotierte) Wissenschaftler die erzählten, dass sie bei einer Sitzung der IEAO waren. Einen gewissen Stolz oder gar leuchtende Augen konnten sie dabei nicht verbergen. Einer der Wissenschaftler berichtete auch voller Anerkennung seiner japanisch-en Kollegen gegenüber, die in der IEAO-Sitzung berichteten, dass sie in der Region Fukushima und Umgebung enorme Anstrengungen bezüglich der Mes-sung von Radioaktivität unternehmen, und dass alle Messungen unterhalb der Grenzwerte lägen. Derselbe Wissenschaftler kommt nicht auf die Idee, nach einer Katastrophe wie in Fukushima, diese japanische Messmethode und die

Messwerte anzuzweifeln. Greenpeace und IPPNW (und andere) haben eigenständige Messungen durchgeführt und konnten lediglich bei den Messstellen an öffentlichen Plätzen (die vor Aufstellung der Messgeräte weiträumig dekontaminiert wurden) dieselben Ergebnisse messen, wie die Japaner. Alle anderen Messungen waren unverhältnismäßig hoch bis hin zu Hotspots an einigen Stellen.

Verlautbarungen der IEAO sind für manche Physiker, und vor allem für manche Journalisten, wie die unumstößlichen biblischen „10 Gebote". Aber Basta Entscheidungen, das Spiel mit dem Mythos der Allwissenheit, oder das Prinzip „Weil nicht sein kann, was nicht sein darf" - oder noch schlimmer: „Nach mir die Sintflut", gehören nicht ins 21. Jahrhundert!

Ein **Krebsregister weltweit** einzuführen, ist natürliche eine echte Herausforderung. Global wirtschaften können wir ja schon, aber um die globale Gesundheit ist es noch „im Argen", dabei stehen uns auch beim Thema „Globale Gesundheit" die gleichen digitalen Möglichkeiten zur Verfügung, wie beim Thema „Globaler Handel" und „Globale Wirtschaft".

Wie schnell gesundheitliche Unachtsamkeiten zu einer weltweiten Lähmung führen kann, zeigte die Corona Pandemie. Auch wenn der Krebs nicht zu den Krankheiten gehört, die sich wie ein Virus verbreiten kann, könnte die weltweite Verharmlosung des Strahlenrisikos auch weltweite Folgen haben. Nicht umsonst setzt die EU große Anstrengungen in die Krebsbekämpfung, weil Krankheit und Tod eben auch die Wirtschaft schwächt.

Was, wenn zukünftige Generationen durch DNA-Veränderungen irgendeiner Form in Mitleidenschaft gezogen werden?

Von **Krebsregister weltweit** nun zu den Fragen der Krebsregistrierung in den Ländern, die einen Super-Gau erlebt haben. Das sind Belarus und die Ukraine auf der einen und Japan auf der anderen Seite. Gleichzeitig gehören diese Länder auch zu jenen, die durch den jeweiligen „Super-Gau" freigesetzte Strahlung weltweit verbreitet haben.

Belarus/Ukraine

Ich suche zunächst nach Krebsregister Belarus. Es öffnet sich die Seite von **„Europäisches Netzwerk der Krebsregister (ENCR)"**. Hier wiederum kommt entsprechend der Anfrage das Display: **„Kontaktliste der ENCR-Mitglieder"**.

Das Dialogfeld öffnet sich und alle europäischen Länder sind aufgelistet mit der jeweiligen Landes-Flagge. Erwartungsvoll klicke ich Belarus an. Aber, was erscheint? Jedenfalls kein detaillierter Bericht über die Krebsfallzahlen des Landes, sondern der Hinweis: „Kein Ergebnis".
Dasselbe Spiel bei der Ukraine und bei Russland. Es will sich halt keiner in die Karten schauen lassen – aber damit kommen wir in der Weltgesundheit nicht weiter!

Also in dieser Frage nichts Offizielles. Dafür aber eine Erinnerung aus meiner Anfangszeit als Vorsitzender der „Tschernobyl-Initiative in der Propstei Schöppenstedt e.V.". Nun sind solche Erinnerungen oft vom „hören-sagen" geprägt, und es kommen Zweifel, ob einem die Erinnerung nicht vielleicht einen Streich spielt.

Ich formuliere also meine Erinnerung und sende sie an mehrere Menschen, von denen ich annehmen, dass Sie sich an diese Situation erinnern können, und ggfls. meine Erinnerung korrigieren, bestätigen, oder im besten Fall sogar ergänzen können.

Meine Erinnerung ist folgende: **Nach der Tschernobyl-Katastrophe wurde berichtet, dass sich die Internationale Atomenergie Organisation (IAEO) in Moskau aufhielt, um sich zu informieren, ob es in der Sowjetunion ein Krebsregister gibt. Moskau war zu dieser Zeit die Hauptstadt von Russland und der (noch bestehenden) Sowjetunion. In Moskau bekamen die Mitarbeiter der IEAO die Auskunft, dass es *keine* Krebsregister gibt.**

Nun ist nicht genau berichtet, mit wem die IEAO gesprochen hat. Möglich wären Mitarbeiter der Sowjetunion oder Mitarbeiter Russlands. Vielleicht gaben auch die Vertreter der russischen Mitarbeiter die korrekte Information für Russland, in der Annahme, dass das wohl für die gesamte Sowjetunion gilt.

Dem war aber nicht so. In den Teilrepubliken der Sowjetunion, z.B. in der Ukraine und in Belarus gab es bereits vor der Tschernobyl-Katastrophe Krebsregister, so dass in diesen beiden Ländern sehr wohl der Anstieg der Krebsfälle nach Tschernobyl registriert werden konnte.

Russland und die IEAO hatten beide das Interesse, die Folgen der Tschernobyl-Katastrophe herunterzuspielen und nahmen gerne zur Kenntnis, dass es in Russland (und vermeintlich in der ganzen Sowjetunion) keine Krebsregister gab. So konnte man abstruse Thesen zu den Folgen der Tschernobyl-Katastrophe verbreiten. Nach dem sich wissenschaftliche Mitarbeiter aus der Ukraine und Belarus (z.B. Dr. Mikhail Malko/Minsk) mit ihrer anderslautenden Folgebeschreibung an die Öffentlichkeit wandten, wurde ihnen von Seiten der IEAO einfach die Kompetenz (als vermeintlich minderwertige, inkompetente „russische" Wissenschaftler) **abgesprochen.**

Dr. Hagen Scherb (Bio-Mathematiker / Helmholzzentrum München) meldet sich als erster mit den für mich bestätigenden Worten: „An Ihrem Text ist nichts zu beanstanden" und er schreibt weiter: „nachfolgend ein exemplarischer Auszug, der die vielfältigen, großen Probleme verdeutlicht (Quelle: https://www.mensch-und-atom.org/index.php/en/30-years-tschernobyl/item/106-what-other-choice-do-we-have).

„In der Sperrzone liegt das stark verseuchte Dorf Dubowyi Log. Jede Form von Siedlung oder Landwirtschaft ist verboten. Trotzdem sind 50 der einst 1.000 Einwohner zurückgekehrt und versuchen zu überleben. Die Sperrzone in Weißrussland umfasst mittlerweile eine Fläche von 2.650 Quadratkilometern, insgesamt sind jedoch 47.000 Quadratkilometer – mehr als die Fläche der Schweiz – verseucht. Das staatliche Forschungsinstitut für Radiologie unterstützt aus pragmatischer Akzeptanz der Tatsachen die Rückkehrer nach Dubowyi Log. Es ist ihm inzwischen gelungen, qualitativ hochwertiges Rindfleisch mit Strahlenwerten im zulässigen Bereich zu produzieren. Und doch setzen die Menschen hier ihre eigene Gesundheit der gefährlichen Strahlung aus. Der Physiker Mikhail Malko von der Nationalen Akademie der Wissenschaften in Minsk analysierte das Krebsregister statistisch und kam zu dem Ergebnis, dass in Weißrussland jährlich etwa 1.000 Menschen an strahlenbedingtem Krebs sterben. Die stark verseuchten Gebiete sind davon weitaus stärker betroffen. Korsak Sergej Stanislawowitsch, Direktor des zentralen Bezirkskrankenhauses in Buda-Koschelewo, berichtete von einer fünfköpfigen Familie, die in eine verseuchte Region zurückkehrte und bei der alle von strahlenbedingten Erkrankungen betroffen waren. Er sagt, das sei eher die Regel als die Ausnahme. Er empfiehlt, den Menschen die nackte Wahrheit zu sagen und ihnen zu helfen, das Beste aus der schwierigen Situation zu machen. Doch statt das zu tun, werden die staatlichen Maßnahmen immer weiter zurückgefahren, und es scheint, als hätte das diktatorische Regime die Realität überwunden: Zehntausende sind gestorben, Hunderttausende sind

chronisch krank. Und nebenbei baut der russische Staatskonzern Rusatom nun das erste Atomkraftwerk in Weißrussland."

Eine Ukrainerin die aus der Tschernobyl-Region stammt, schreibt mir zur selben Frage folgendes: *„Was die Statistik der Krebsfälle nach Tschernobyl angeht. Wir können uns auf diesen Artikel* (Anmerkung: Sie meint meinen Text) *verlassen.* Also eine weitere Bestätigung meiner Erinnerung.

Sie schreibt weiter: *Ich möchte hinzufügen: Was die zitierte Passage betrifft, haben sich unsere Befürchtungen leider bestätigt. Nach den neuesten Daten wurde bei 6.049 Tschernobyl-Opfern, die zum Zeitpunkt des Unfalls Kinder und Jugendliche waren, Schilddrüsenkrebs diagnostiziert. Ich möchte Sie daran erinnern, dass die Ukraine das einzige Land war, das Menschen aus den verstrahlten Gebieten umgesiedelt hat* (Anmerkung: Nach meinen Informationen hat auch Belarus evakuiert und Umgesiedelt. In Minsk entstand z.B. ein eigener Stadtteil für die Umsiedler) - *etwa 700.000 Menschen wurden in die südlichen und westlichen Regionen des Landes geschickt. Der Vorschlag, den Unterricht im 'Zentrum' in Moskau zu reduzieren, stieß jedoch auf wenig Begeisterung, um es milde auszudrücken", sagt Andriy Serdyuk, "Herz-Kreislauf-Erkrankungen nehmen in allen Altersgruppen zu, besonders aber bei Schulkindern. Seit 1994 ist die Zahl der ukrainischen Kinder um 72 % und die der Teenager um 149 % gestiegen. In den letzten 14 Jahren ist die Zahl der Krebsfälle bei Kindern um das 2,5-fache und bei Jugendlichen um das 4,3-fache gestiegen. Heute haben etwa 30 % der Erstklässler gesundheitliche Probleme, und etwa 70 % der chronisch kranken Kinder brechen die Schule ab;>> Ich habe Informationen, aber alles über die Katastrophe von Tschernobyl ist geheim.*

„Aber alles über die Katastrophe von Tschernobyl ist geheim". Verständlich, dass kein Regierungschef mit solchen Zahlen prahlen möchte. Geheim bleibt dann alles, was nicht von irgendjemand (vielleicht auch nur zufällig) entdeckt und veröffentlicht wird. Bei allem Verständnis für unterschiedliche „Geheimsachen", wenn es um das Wohlergehen und die Gesundheit der Bevölkerung geht, sollte man doch eher progressiv die Fakten auf den Tisch legen und die Menschen darüber informieren, wie sie sich in dieser Situation verhalten sollten.

Ich erinnere mich an die Kontakte im Zusammenhang mit der „Tschernobyl-Initiative in der Propstei Schöppenstedt e.V." und damalige Recherchen. Dazu einige Informationen im Folgenden.

Die Tschernobyl-Kinder
und einmal pro Jahr ein Tschernobyl?

Kurzer Rückblick auf 26.04.1986 (Tschernobyl, Prypjat und Slawutytsch)

Am 26.04.1986 explodierte der Reaktor 4 im Lenin-Kraftwerk in der Nähe der Städte Tschernobyl und Prypjat in der Ukraine (Damals noch integrierter Bestandteil der Sowjetunion). Das Lenin-Kraftwerk ist eher bekannt nach der Stadt, die bei Baubeginn des Kraftwerks am nächsten lag: Tschernobyl (18 km vom Kraftwerk entfernt). Tschernobyl hatte 1979 (7 Jahre vor der Havarie) 12.458 Einwohner. Am 2. Mai 1986 (eine Woche nach Prypjat) wurde Tschernobyl evakuiert. 2020 waren es immerhin schon wieder 690 Menschen, die in der Stadt Tschernobyl lebten (vermutlich hauptsächlich ältere Menschen).

Parallel zum Bau des Lenin-Kraftwerks (Tschernobyl) wurde 1970, in ca. 3 km Entfernung vom AKW, Prypjat als reine Arbeiterstadt aufgebaut, die zum Zeitpunkt der Havarie ca. 49.000 Einwohner (davon ca. 15.000 Kinder) zählte.

Wenn man sich diese Zahlen genauer anschaut, und berücksichtigt, dass Prypjat eine relativ neue Stadt war (Pripjat zum Zeitpunkt der Havarie 16 Jahre alt), kommt man schnell zu der Annahme, das zum Zeitpunkt der Havarie 38.000 Erwachsene (junge Familien mit durchschnittlich einem Kind) in Pripjat lebten. Die in Prypjat lebenden Menschen waren also zum Zeitpunkt der Havarie 1/3 Kinder, die von der Katastrophe betroffenen waren. Natürlich ist das Verhältnis Erwachsen/Kind im Landesinneren anders als in Prypjat. Vermutlich ist es auch in Belarus im Verhältnis Erwachsen/Kind im und außerhalb des Sperrgebietes anders als das 1/3 Verhältnis in Prypjat.

Da gerade der Focus auf die Kinder gerichtet ist, ist die Information von Dr. Mikhail Malko (Führender Wissenschaftler in der belarussischen Akademie der Wissenschaft und nach der Tschernobyl Katastrophe Mitglied der Nationalen Strahlenschutz Kommission) interessant: *Wenn ich mir erinnere, so gab es in Belarus in 1986 etwa 2 Millionen und 300 Tausend von Kindern im Alter weniger als 15 Jahre. Etwa 800 Tausend lebte in Gomel, Mogilev und Brest Gebieten, die ziemlich stark kontaminiert wurden. In der Ukraine lebte in kontaminierten Gebieten fünfmal mehr Kindern.*

Noch im Jahre 1986 wurde 50 km vom Lenin-Kraftwerk die Stadt Slawutytsch als alternative Arbeiterstadt gegründet/aufgebaut. Nun waren es Arbeiter zur Bekämpfung der Folgen der Katastrophe, die dort einzogen. Die ersten Einwohner kamen 1988. 2016 zählte diese Stadt ca. 25.000 Einwohner.

Evakuierung der Stadt Pripjat und Tschernobyl

Auf folgender Website wird die Evakuierung der Stadt Prypjat gut beschrieben: https://chernobyl-exclusive-tours.com/de/blog/evakuierung-der-stadt-pripyat:

In der Nacht vom 26. auf den 27. April traf ein Konvoi von Bussen (etwa 1200 Stück) aus Kiew und den angrenzenden Regionen in den Außenbezirken von Tschernobyl ein. Am Morgen des 27. April wurde beschlossen, die Stadt am Nachmittag zu evakuieren. Außerdem wurden die Leiter der Evakuierungssektoren, ihre Stellvertreter und leitenden Mitarbeiter sowie alle an der Evakuierung beteiligten Personen unterrichtet. Am 27. April um 13:10 Uhr wurde die Bevölkerung über das lokale Radio über die Evakuierung der Stadt informiert.

„Achtung, liebe Genossinnen und Genossen! Der Stadtrat der Volksdeputierten berichtet, dass sich im Zusammenhang mit dem Unfall im Kernkraftwerk Tschernobyl eine ungünstige Strahlungssituation in der Stadt Pripjat entwickelt. Die notwendigen Maßnahmen werden von den Partei- und Sowjetorganen und den Militäreinheiten ergriffen. Um jedoch die vollständige Sicherheit der Menschen und vor allem der Kinder zu gewährleisten, ist es notwendig, die Einwohner der Stadt vorübergehend in die nächstgelegenen Siedlungen in der Region Kiew zu evakuieren. Zu diesem Zweck werden heute, am siebenundzwanzigsten April, ab vierzehn Uhr null, Busse in Begleitung von Polizeibeamten und Vertretern des Stadtexekutivkomitees zu den einzelnen Wohnhäusern gebracht.

Es wird empfohlen, Dokumente, lebenswichtige Dinge und, im ersten Fall, Lebens-mittel mitzunehmen. Die Leiter der Unternehmen und Institutionen haben einen Kreis von Mitarbeitern bestimmt, die vor Ort bleiben, um das normale Funktionieren der Unternehmen der Stadt zu gewährleisten. Alle Wohngebäude werden für die Zeit der Evakuierung von Polizeibeamten bewacht. Liebe Genossinnen und Genossen, wenn Sie Ihre Wohnung vorübergehend verlassen, vergessen Sie bitte nicht, die Fenster zu schließen, die Elektro- und Gasgeräte abzuschalten und die Wasserhähne zuzudrehen. Wir bitten Sie, während der vorübergehenden Evakuierung Ruhe, Ordnung und Sauberkeit zu bewahren.“

Um 13:50 Uhr wurde eine Versammlung der Anwohner in der Nähe der Häuser organisiert, und bereits um 14:00 Uhr wurden Busse zu den Sammelplätzen gebracht. Die Evakuierung von Pripjat dauerte nur wenige Stunden.

Nach 18:00 Uhr umgingen Polizeibeamte die Stadt, wo 20 Personen identifiziert wurden, die versuchten, sich vor der Evakuierung zu verstecken.

Die Evakuierung der Bevölkerung selbst verlief ruhig und ohne Panik, nur diejenigen, die ihren offiziellen Pflichten nachkamen, blieben in der Stadt - das Militär, die Liquidatoren, die Mitarbeiter der öffentlichen Versorgungsbetriebe und anderer Dienste, die Mitglieder der Regierungskommission und die Einsatzkräfte der verschiedenen Ministerien und Abteilungen.

Am 28. April wurden die Regierungskommission, die Einsatzgruppen und das Hauptquartier von der Stadt Pripjat in die Stadt Tschernobyl verlegt.

Pripjat wurde also 36 Stunden nach der Havarie evakuiert. Den Einwohner wurde gesagt, dass sie nur das Nötigste (Ausweise/ Dokumente/ Wertsachen) mitnehmen sollten, weil es nur eine „kurzfristige Evakuierung" sei.

Ob diese geplante „kurzfristige Evakuierung" die Überzeugung der damaligen politischen Entscheider war, oder ob damit eine Panik und eine nicht zu leistenden Organisation verhindert werden sollte, darf spekuliert werden.

Die Einwohner wurden zunächst auf die umliegenden Ortschaften außerhalb der Sperrzone (Ukraine und Weißrussland – damals waren sie noch keine eigenständigen Staaten, sondern Teil der Sowjetunion) verteilt. Sie kamen nie mehr nach Pripjat zurück.

Ab dem 2. Mai wurden die Einwohner der Stadt Tschernobyl (18 Kilometer entfernt) evakuiert. Und erst ab dem 4. Mai wurden Menschen aus dem Umkreis von 30 Kilometern umgesiedelt.

Bis zum 5. Mai mussten 160.000 Menschen ihre Wohngebiete verlassen, über 70 Ortschaften im Gebiet Kiew und im weißrussischen Gebiet Gomel wurden aufgegeben. Insgesamt mussten 330.000 Einwohner evakuiert werden.

Man kann hier absolut von einer Katastrophe sprechen, gleich welcher Art die Schuldzuweisungen auch ausfallen.

Eine Katastrophe kommt selten allein.
Die Tschernobyl–Katastrophe zog mehrere Katastrophen nach sich. Nach der technischen Katastrophe, kam die politische, wirtschaftliche, gesundheitliche und soziale Katastrophe. Vermutlich wird es nicht möglich sein alle hier genannten Katastrophen ausführlich zu beleuchten. So werden es vielleicht eher Puzzleteile sein, die hier etwas genauer beschrieben werden können. Was man aber sagen kann ist, dass es für die betroffenen Kinder eine sehr große Katastrophe gewesen sein muss. Auch hier lassen sich nicht alle Aspekte aufzählen. Die unmittelbaren psychischen und physischen Folgen waren in vielen Fällen gravierend. Kaum eine Krankheit, die in den betroffenen Gebieten nicht

angestiegen wäre. Bei Kindern traten Krankheiten auf, die sonst nur Erwachsen bekommen.

Die mit der Katastrophe einhergehenden Probleme (die angesprochene Mehrfachkatstrophe), das überproportionale Sterben von Menschen in der Verwandtschaft führen zu psychischen und sozialen Belastungen.

Erwachsene können psychischen und physischen Probleme mit Alkohol abmildern. Als ich das erste Mal 1990 in Belarus war, sah ich Etiketten auf Weinflaschen mit der Aufschrift „Tschernobyl-Wein". Natürlich war die Erklärung, dass der Wein gefährliche Substanzen aus dem Körper spült. Noch effektiver (für den der es verträgt) ist Wodka. Mal abgesehen davon, das der „Spülvorgang" fraglich ist, so hat der Alkohol ja auch beruhigende Merkmale. Das ist für Erwachsene bis zu einem gewissen Grad zu akzeptieren – aber was ist mit den Kindern, die natürlich weder Wein noch Wodka bekommen? Die Kinder sind mit der Situation alleine gelassen, gerade wenn die Erwachsen das Problem mit Alkohol abmildern wollen. Für die Kinder ist die Strahlung ja auch deshalb gefährlicher als für Erwachse, weil sie im Wachstumsprozess und „Zellteilung" der Strahlung eine größere Angriffsfläche bieten, als Erwachsene.

Die wirtschaftliche Katastrophe lässt sich am ehesten in Zahlen ausdrücken. So hat der belarussische Staat über mehrere Jahre 20 % seines Etats für die Beseitigung / bzw. Milderung der Katastrophenfolgen ausgegeben.

Weltweite Aufmerksamkeit und der Versuch der Einordnung
Die Wahrheit, insbesondere, wenn Fliehkräfte vorhanden sind, denen an der Wahrheit nicht gelegen ist, brauchen diejenigen die auf der Suche nach Wahrheit sind, Verbündete. Dieses Thema nimmt Julian Müller (russland.NEWS) in seinem Pressebericht vom 16. Oktober 2017 auf. Die Gesamt-Überschrift seines Berichtes lautet: „Die Wahrheit braucht stets Verbündete: Zwei Jahre nach dem GAU von Tschernobyl nahm sich Chefermittler Waleri Legassow das Leben".

(Zunächst der Hinweis, dass die Recherchen eines Journalisten als solches zu bewerten sind. Ein Pressebericht hat immer eine Zielrichtung / einen Focus auf den der Bericht ausgerichtet ist. Ich schreibe dies, weil Dr. Mikhail Malko aus Minsk –der weiter unten zitiert wird, mit diesem Bericht nicht einverstanden war. Ich selbst halte den Bericht für hochinteressant und lesenswert.)

Julian Müller setzt vor seinem Bericht folgende Information:

„Im Wettstreit mit dem wirtschaftlich und technologisch hoch überlegenen Westen setzte die Sowjetunion häufig auf ihre nukleare Stärke: Das Atomwaf-

fenarsenal und die zahlreichen Kernkraftwerke wurden in der propagandist-ischen Darstellung sowohl im Inland als auch nach außen als Beleg für die Leist-ungsfähigkeit der sowjetischen Wissenschaftler und Ingenieure herangezogen. Umso schwerer wog die Havarie von Block IV des Kernkraftwerks Tschernobyl am 26. April 1986: Das Ereignis gilt als mitentscheidend für den Niedergang der Sowjetunion nach der Machtübernahme von Michail Gorbatschow ein Jahr zuvor – zudem war rote Imperium weltweit blamiert.

Selbstredend, dass das Moskauer Regime kein sonderlich großes Interesse an der Aufklärung zeigte, musste dabei doch das eigene Versagen eingeräumt werden. Zunächst schwieg Moskau bezüglich der Ereignisse in Tschernobyl, bis einige Tage später die Wahrheit nicht mehr vertuscht werden konnte: Im schwedischen AKW Forsmark wurden stark erhöhte Strahlenwerte gemessen, der eigene Reak-tor war jedoch dicht. Berechnungen anhand von Windrichtungen ließen auf Tschernobyl als Quelle schließen, amerikanische Satellitenbilder brachten letzt-lich die Bestätigung."

In dem Absatz mit der Überschrift: „Konferenz der IAEO in Wien im Sommer 1986" schreibt Julian Müller folgendes: *„Die sowjetische Führung in Moskau war durch den regelmäßigen Kontakt mit Legassow bestens über die Ereignisse in Tschernobyl informiert, die Öffentlichkeit jedoch wurde nur sehr spärlich in Kenntnis gesetzt. Schließlich präsentierte Waleri Legassow Ende August 1986 bei der Internationalen Atomenergie-Organisation (IAEO) einen detaillierten Bericht über die Havarie. Dabei soll er im Vorfeld von westlichen Vertretern dazu ge-drängt worden sein, die Zahlen bezüglich der zu erwartenden Krebstoten nicht zu hoch anzusetzen – die Atomindustrie sollte nicht allzu sehr diskreditiert werden. Seitens der sowjetischen Führung wurde allein die Schicht aus der Unglücksnacht für den GAU verantwortlich gemacht, die Konstruktionsmängel wurden nicht thematisiert. Folglich verschwanden aus den Bericht sämtliche dementsprech-ende Passagen. In Pripjat wurden die Mitglieder der Unglücksschicht in einem Schauprozess unter Ausschluss der Öffentlichkeit verurteilt, der Leiter der Schicht musste für zehn Jahre ins Gefängnis."*

Die Un-Wahrheit hat stets Verbündete.

Für die Vertreter der Kernenergie, ist die Hauptfrage im Zusammenhang mit der Katastrophe, die, wie man diese Katastrophe kleinreden kann. Auch hierfür braucht man Verbündete. Im Prinzip wird genau das im Bericht von Julian Müller deutlich, wie diese Zusammenarbeit funktioniert. Die Verbündeten der Un-Wahrheit im Zusammenhang mit dem Strahlenrisiko sind die Atommächte. Und sie haben die Macht, den langen Arm, und die Finanzen die sie entweder zur

Verfügung stellen, oder eben verweigern. Das beste Beispiel ist der Vertrag zwischen der Weltgesundheitsorganisation (WHO) und der Internationalen Atomenergie Organisation (IEAO) von 1959, wonach die welthöchste Gesundheitsorganisation nichts über Strahlenrisiko und Strahlenfolgen veröffentlichen darf, was nicht zuvor die IAEO genehmigt hat.

Die IEAO ihrerseits hat die Aufgabe die Atomenergie weltweit salonfähig zu machen (Auszug aus der Website des Bundesministerium für Umwelt, Naturschutz, nukleare Sicherheit und Verbraucherschutz zum Thema IEAO / Kernenergie (BMUV): *Die IAEO fördert weltweit die friedliche Nutzung der Kernenergie durch Fachtagungen, koordinierte Forschungsverträge, Dienstleistungen [insbesondere Review services in Form themenspezifischer, internationaler Expertenmissionen], Datenbanken sowie umfassende Dokumentations- und Publikationstätigkeiten.)*

Die IEAO scheut im Blick auf ihre Ziele, nicht vor Sätzen zurück wie: ***„Angesichts der Wichtigkeit der Kernenergie könnte die Welt einen Unfall vom Ausmaß Tschernobyl pro Jahr ertragen."***

So äußerte sich Hans Martin Blix (Direktor der Internationalen Atomenergie-Organisation 1981 bis 1997). Ähnlich hat sich auch Morris Rosen (Sicherheitsexperten der IAEO) geäußert (siehe Interview-Auszüge weiter unten).

Die Macht und die Machenschaften der IEAO sind in einem 1992 stattgefundenen Interview zwischen dem Spiegel und dem russischen Kernphysiker Wladimir Tschernosenko festgehalten:

Auszüge aus dem Interview: https://de.wikipedia.org/wiki/Hans_Blix

Tschernosenko: Herr Blix wusste sehr genau, dass ein sofortiger Betriebsstopp von Tschernobyl das Vertrauen in die internationale Atomwirtschaft nachhaltig untergraben hätte. Blix reagierte als taktierender Politiker.

SPIEGEL: Als Vertreter der AKW-Lobby?

TSCHERNOSENKO: Ja. Am 8. Mai ist Herr Blix in Tschernobyl gewesen und mit dem Hubschrauber herumgekurvt. Er musste wissen, dass in jenem Augenblick viele Millionen Curie von Radionukleiden über die ganze Welt verbreitet wurden. Stattdessen verkündete er der Weltöffentlichkeit nach seinem Rundflug, alles sei bestens im Griff, es gebe überhaupt keine Probleme.

SPIEGEL: Haben Sie mit Herrn Blix gesprochen?

TSCHERNOSENKO: Ich habe Herrn Blix persönlich nicht getroffen, aber seinen Mitarbeiter, den Sicherheitsexperten der IAEO, Morris Rosen. Er vertrat nach der Katastrophe die Ansicht, die Atomenergie müsse auch dann weiter vorangetrieben werden, wenn jedes Jahr ein Tschernobyl passierte.

Bei der Pressekonferenz in Kiew habe ich Herrn Rosen öffentlich gefragt, wie er so eine Äußerung rechtfertigen könne. Die Antwort gab er mir nach der Pressekonferenz; Rosen nahm mich beiseite und warnte: Unterlass künftig solche Fragen, sonst werden mich die Menschen in der Luft zerreißen.

Immerhin der Anflug von realistischer Einschätzung

Am 8. Dezember 1991 unterschrieben Boris Jelzin (Russland), Leonid Krawtschuk (Ukraine) und Stanislau Schuschkewitsch (Belarus) die „Belowescher Vereinbarung", mit der festgestellt wurde, dass „die UdSSR als völkerrechtliches Subjekt sowie als geopolitische Realität [...] ihre Existenz beendet" hat. Der Zerfall der UdSSR in fünfzehn unabhängige Staaten begann mit der Unabhängigkeitserklärung Litauens am 11. März 1990 und beschleunigte sich nach dem gescheiterten Augustputsch in Moskau 1991.

Zum Autoritätsverlust der Zentralgewalt „UdSSR" trug wohl auch die Katastrophe von Tschernobyl bei, denn 1989 wurde durch die belarussische Akademie der Wissenschaft öffentlich bekannt, dass Belarus stärker von der Tschernobyl-Katastrophe als die Ukraine (Standort des havarierten Atomkraft-werks).

Mehr Aufmerksamkeit den Kindern!
Dr. Mikhail Malko (Führender Wissenschaftler am Institut für Energiewirtschaft der Nationalen Akademie der Wissenschaft von Belarus, Minsk) war damals der offizielle Vertreter der Belarussischen Akademie in Fragen von Tschernobyl. Er beteiligte sich in allen Diskussionen in Minsk, in Moskau und in Kiew, die dem Thema „Tschernobyl" gewidmet waren. Außerdem war Dr. Malko der Experte des Präsidiums der Obersten Rates der Belarusischen Unionsrepublik und auch Mitglied der Nationaler Strahlenschutz Kommission von Belarus.

Bezüglich des Beginns um die weltweite Aufmerksamkeit um die Probleme der Tschernobyl-Kinder meint er:

„Darüber hinaus spielte die belarussische Volksfront eine außergewöhnlich große Rolle. Es handelte sich um eine große und heterogene demokratische Vereinigung, die auf der Grundlage der Opposition gegen Moskau und gegen die Verharmlosung von Tschernobyl entstand und eine große Rolle bei der Entstehung dieser „Tschernobyl-Bewegung" spielte. Dass diese Bewegung in Belarus

entstand, war auch deshalb wichtig, weil die belarussischen Behörden sie nicht nur nicht unterdrückten, sondern auch mit ihr sympathisierten."

Ich selbst (Autor) habe in Erinnerung, dass man damals davon sprach, dass es vor allem belarussischen Ärzte waren, die ihre (militärische) Schweigepflicht brachen, und auf die Vielzahl der Kinder mit Abnormen Krankheiten, den unzureichenden Medikamente und fehlenden medizinischen Ausstattung hinwiesen.

Die „Kinder von Tschernobyl" sollten dringend möglichst mehrmals im Jahr aus den strahlenbelasteten Gebieten geholt und sich in Umgebung von „sauberer Luft" und durch den Verzehr „sauberer Lebensmitteln" erholen.

Eine „internationale Katastrophenhilfe" konnte nicht zu Stande kommen, weil die Verantwortlichen aus Politik und Nuklearindustrie das Ereignis geschickt verharmlosten.

Umso wichtiger (und vielleicht effektiver) war die weltweite „private", Solidaritätsbewegung, die mit 3jähriger Verzögerung (nach Bekanntwerden der Situation der Kinder in den Krankenhäusern) einsetzte. Diese sogenannte „private" Solidaritätsbewegung war vielfältig und bunt was die organisatorische, finanzielle und konzeptionelle Ausrichtung der einzelnen Hilfsmaßnahme/ Hilfsorganisation ausmachte. Hilfsorganisationen haben eine eigene Abteilung in Ihre Organisationsstruktur eingebaut. Im kirchlichen Bereich haben sich neben der Diakonie auch andere Abteilungen mit dem Problem befasst. So war es die Männerarbeit der Ev. Kirche Deutschland, die sich nach der Rede von Bundespräsident Richard von Weizsäcker 8. Mai 1985 vor dem Deutschen Bundestag (der damals den 8. Mai 1945 einen "Tag der Befreiung" nannte) animiert fühlte auf Mitglieder der belarussischen Kriegsteilnehmern im Sinne einer „Friedensmission" zuzugehen. Diese Friedensmission wurde auf belarussischer Seite sehr positiv aufgenommen. Am Ende stand das gegenseitige Angebot im Kontakt zu bleiben und sich gegenseitig zu helfen. Die Bitte der belarussischen Seite war klar: Bitte helft uns bei der Bewältigung der Folgen der Tschernobyl-Katastrophe. Hieraus entstand ein gemeinsames Projekt (Unternehmen): das Kindererholungszentrum „Nadeshda" (Hoffnung) im belarusischen (sauberen) Norden.

Im kirchlichen Bereich hat vor allem die Ev. Jugend vieler Orts sowohl die Tschernobyl-Hilfe in bestehende Programme integriert, als auch zusätzliche Aktionen gestartet.

In der Braunschweiger Landeskirche, war es die Propstei Gandersheim, die als eine der ersten Organisationen ein Zeltlager für Tschernobyl-Kinder organisierte.

Ein Jahr später entstand im Verbund mehrerer Propstei-Jugend-Organisationen eine Aktion, bei der auch ich mit dabei war.

Nach zweijähriger gemeinsamen Arbeit gründete ich in meiner Einrichtung der Ev. Jugend in der Propstei Schöppenstedt eine zusätzliche Maßnahme.

In der Ev. Jugend gingen die Aktionen auf die hauptamtlichen Propstei-Jugendwarte zurück. In der Hannoverschen Landeskirche beschloss die Landessynode eine eigene Einrichtung für die Tschernobyl-Hilfe. In den ersten Jahren wurden bis zu 1000 Kinder pro Jahr eingeladen und auf die Kirchengemeinden verteilt, dort in die Ev. Jugend integriert und in Familien untergebracht.

Der niedersächsische Landtag beschloss eine Stiftung „für die Kinder von Tschernobyl", mit ausschließlich medizinischer Unterstützung der Tschernobyl-Kinder (es werden vor allem Ultraschallgeräte für die Schilddrüsendiagnostik kostenfrei geliefert / gewartet und von Zeit zu Zeit vor Ort überprüft. Zu Arbeit der Stiftung gehört auch ein Fachärzte Austausch / bzw. Fachärzte Fortbildung vor Ort und in Deutschland. Die Stiftung ist dem niedersächsischen Sozial-dezernat unterstellt und wird von 3 Hauptamtlichen (mit-) betreut. Daneben gibt es ein Kuratorium und einen Beirat, die diese Arbeit begleiten. In dem Beirat bin ich nun schon einige Jahre, ebenso wie der hauptamtlich Kollege der „Arbeits-gemeinschaft Kinder von Tschernobyl" von der Hannoverschen Landeskirche.

In Dortmund bildete sich im Internationen Bildungs- und Begegnungszentrum (IBB) ein spezieller Arbeitsbereich, der sich um die Dokumentation und Unter-stützung der Liquidatoren von Tschernobyl, aber auch um die Unterstützung der Hilfsorganisationen in Deutschland, der Ukraine und Belarus kümmerte. Das IBB gab schon bald ein Handbuch heraus mit wichtigen Informationen und An-schriften von und für die Tschernobyl-Organisationen.

Kindererholung und Begleiterscheinungen
Von den zeitweise ca. 800 Tschernobyl-Initiativen in Deutschland, startete in der Ev.-luth. Landeskirche in Braunschweig 1990 als erste Gruppe, die Ev. Jugend Bad Gandersheim mit einem Camp für eine Gruppe von Tschernobyl-Kindern und belarussischen Betreuerinnen. Im Jahr danach (1991) bildete sich eine Gruppe im Landkreis Wolfenbüttel mit den Jugendwarten der Propsteien Wolfenbüttel, Königslutter, Schöppenstedt und Salzgitter Bad. Während in Salzgitter Bad eine spezielle Mutter-Kind-Aktion in Ferienhäusern durchgeführt wurde, luden die Propsteien (Wolfenbüttel, Königslutter und Schöppenstedt) gemeinsam 30 Kinder und 3 Betreuerinnen in das damalige Freizeitheim der Landeskirche in Räbke, im Naturpark Elm-Lappwald / Landkreis Helmstedt. Ein Jahr später (1992)

gab es bei dem Kollegen aus Salzgitter-Bad eine berufliche Veränderung, so dass es bei der einen gemeinsamen Kindererholung in Räbke blieb. Im 2. Halbjahr 1992 war ich (zusammen mit meiner Frau und 2 Jugendlichen) mit den beiden Kollegen aus Wolfenbüttel und Königslutter, das erste Mal in Belarus. Mit 3 VW-Bussen mit Anhänger brachten wir Lebensmittel und Kleidung zu den Familien, deren Kinder bei uns zur Erholung waren. Über diese Fahrt gäbe es viel zu berichten. Die erste und letzte Station der Reise war Minsk, weil dort die Betreuerinnen unserer Kindererholungsmaßnahmen wohnten. Sie organisierten für uns Unterkunft etc. Von Minsk aus fuhren wir in den Osten von Belarus, nach Mogilev, um dort die humanitäre Hilfe zu verteilen. In Mogilev waren wir in einem (nach Tschernobyl geräumten) Fliegerhorst einquartiert. Das war sehr spannend! In Mogilev besuchten wir ein Krankenhaus und besuchten interessante Sehenswürdigkeiten.

Mogilev ist vor allem durch das Abregnen der radioaktiven Wolke zu den stark kontaminierten Regionen von Belarus zu zählen.

Zum Thema „Abregnen der kontaminierten Wolke", folgende Hinweise: Die Taz schrieb am 16.4.1991: ***Was habt ihr mit dem Regen gemacht?***
https://taz.de/Was-habt-ihr-mit-dem-Regen-gemacht/!1723617/

Auf der Website von TELEPOLIS war am 22. April 2007 zu lesen:
Warum es nach Tschernobyl über Weißrussland regnete
https://www.telepolis.de/features/Warum-es-nach-Tschernobyl-ueber-Weissrussland-regnete-3413220.html

In Minsk war ich mit meiner Frau bei einer Familie untergebracht, die zusammen mit unseren Betreuerinnen in der Musikhochschule in Minsk arbeiteten. Die Frau lehrte das Instrument „Zymbal" (mit Klöppeln geschlagenes Hackbrett) der Mann lehrte Akkordeon.

Mit Victor (dem Akkordeon-Lehrer) konnten wir in der freien Zeit in Minsk die belarussische Blindengesellschaft besuchen. Ein von dem „Blindenchor" der Blindengesellschaft für den Studentenchor (der von meinen Kollegen bei vorangegangenen Hilfstransporten zur Konzert-Tournee in unsere Region eingeladen wurde) ausgeliehene Sänger, schickt uns kurz vor unserer Reise nach Belarus einen Brief. In diesem Brief machte er auf den Blindenchor aufmerksam und bat ebenfalls um Einladung zu einer Konzert-Tournee. Die Adresse "Blindengesellschaft" hatten wir relativ einfach und schnell gefunden, aber dann begann eine Odydsee. Erst wurden wir über einen langen Hof geschickt um zur Rezeption zu gelangen. Dort war der Brief-Absender-Name unbekannt. Zudem musste Victor natürlich alles übersetzen. Wir zeigten den Brief. Da die Anschrift korrekt war, wurden wir direkt zum Geschäftsführer geschickt. Auch er wusste nichts von diesem Brief. Nach mehreren Erklärungsversuchen und Brief-Zitaten kam die Erleuchtung: Es kann sich nur um den „Blindenchor" handeln. Nun war der Knoten geplatzt. Der Geschäftsführer wusste, dass der Chor sich gerade zu einer Übungsstunde traf und brachte uns in den Übungsraum. Zunächst verdutzte Gesichter, bis uns die beiden „ausgeliehenen Sänger" des Studentenchors erkannten. Nun gab es ein großes „Hallo". Nach kurzer Unterredung hörten wir einige Lieder des Chor-Repertoires. Begeistert lauschten wir dem slawischen (russische, belarussische und ukrainische) Volksliedern. Am Ende bekamen wir eine Musikkassette und ein großes Chor-Plakat. Wir versicherten im Kontakt zu bleiben und versprachen zu versuchen eine Konzert-Tournee zu organisieren. Es war (bei ca. 30 Chormitglieder – die Hälfte der Säger*innen war Blind oder sehr stark Sehbehindert) nicht ganz einfach, aber wir organisierten im Laufe der nächsten Jahre, mehrere Tourneen.

Die Kontaktaufnahme zum Blindenchor, war während der gemeinsamen Fahrt mit den 3 VW-Bussen) eine Mission, von der meine Kollegen nichts mitbekamen. Das ging, weil wir bei unterschiedlichen Familien untergebracht, und zwischendurch auch freie Zeit gegeben war. Diese Mission stand im Zusammenhang damit, dass es im Laufe der beiden zurückliegenden Kindererholungsmaßnahmen in Räbke immer wieder Kompetenz-Schwierigkeiten gab, so dass ich für die Propstei Schöppenstedt eine eigene Tschernobyl-Initiative plante.

Diesen ersten Besuch in Belarus wollten wir (meine Frau und ich) nutzen, um zu sehen, was wir für Möglichkeiten haben einen entsprechenden Partner zu finden. Die Idee war, einen kirchlichen Partner zu finden. Ich fragte unsere Gastfamilie, ob es in Minsk auch eine Ev.-luth. Kirchengemeinde gibt. Zu meiner Überraschung sagte Victor sehr spontan „ja", ohne gleich auch eine Adresse dazu zu wissen. Er versprach sich darum zu kümmern. Tatsächlich gab es auch damals schon ein oder sogar 2 lutherische Gemeinden in Minsk, was ich aber erst später erfuhr. Irgendwann hatte durch Nachfrage bei dem Braunschweiger Oberlandeskirchenrat (OLKR) Henje Becker Post von der Evangelisch-Lutherischen Bischofskanzlei in St. Petersburg erhalten. Im Brief wurde Frau Stockmann benannt als „Quereinsteigerin", die aber inzwischen vom St. Petersburger Bischof zur Pastorin ordiniert wurde. Beim nächsten Besuch in Belarus nahm ich dann Kontakt zu Frau Stockmann auf und es kam zum intensiven Kontakt, aber nicht im Bereich von Kindererholung.

Bald nach unserem Besuch in Minsk schickte mir Victor voller Stolz die Adresse der Evangelisch- lutherischen Kirche In Minsk. Beim genauen Hinsehen war aber nur „Minsk" und „Evangelisch" bei dieser Adresse zu finden, und der Zusatz „Baptistisch". Es ging also um einer der vielen Evangelisch-Baptistischen Gemeinden. Die Zeit drängte und ich gab mich mit der Baptistenkirche zufrieden. Hauptsache war bei diesem Projekt ohnehin der Kontakt „Von Kirche zu Kirche". Sofort begann ich mit der Anbahnung / Absprachen zur Einladung von 30 Kindern der Baptistenkirche in Minsk für 1993.

Im April 1993 war der Blindenchor zur ersten Tournee in unserer Region. Sie reisten mit dem Bus der Blindengesellschaft an. Das brachte mich auf die Idee für die Kindererholung im Sommer 1993 zu fragen ob der Bus für die 4wöchige Kindererholung zur Verfügung steht. Ich erhoffte mir einen Freundschaftspreis für den Transport der „Tschernobyl-Kinder". Vjatscheslav Pleskatsch, der in der Blindengesellschaft für die Auslandskontakte zuständige der Blindengesellschaft, war mit bei dieser ersten Blindenchor-Tournee. Er sagte zu und machte auch einen guten Preis! Später musste er etwas zurückrudern, weil Mitglieder im Vorstand der Blindengesellschaft nicht wollten, dass der Bus für 4 Wochen in Deutschland ist, und von der Blindengesellschaft sind keine Kinder dabei. Geplant waren 30 Kinder der Baptistenkirche.

Da der Bus 40 Plätze hat, sagte ich zu, dass auch 10 Kinder der Blindengesellschaft (dann untergebracht in Familien und nicht wie die anderen 30 Kinder im Freizeitheim). Das nun in dem Bus im Prinzip Kinder von 2 unterschiedlichen Institutionen gewesen wären, passte der Baptistenkirche nicht. Sie wollten nicht, dass sich ihre christlich erzogenen Kinder mit „Heiden" abgeben. So wollte es die Baptistenkirche allerdings nicht sagen, deshalb bezichtigten sie die Blindengesellschaft, dass sie einen überhöhten Preis für den Bus wollten (was ihnen egal sein könnte, weil wir – die einladende Institution) dann Bus bezahlten. Sie wollten partout nicht mit den anderen Kindern fahren. Sie besorgten dann einen anderen Bus.

Die 4 Wochen mit den 30 Kindern, einen Diakon der Baptistenkirche als Gruppenleiter, eine Dolmetscherin und ein Akkordeonspieler verliefen ohne große Aufregung.

Nach der Erholungsmaßnahme starteten wir den ersten Hilfstransport der Tschernobyl-Initiative. Ein VW-Bus mit Anhänger. Die Bus-Besatzung: Meine Frau und ich, 2 Mitglieder der Tschernobyl-Initiative (davon ein Hauptschulrektor und ein Studienrat) und ein Übersetzer.

Ziel der Reise war nicht nur das Überbringen der humanitären Hilfe, sondern auch die Klärung, wer für unsere „Tschernobyl-Initiative in der Propstei Schöppenstedt" zukünftig unser „offizieller" Partner in Belarus sein sollte.

Immerhin hatten wir 3 Optionen:
1)   Baptistenkirche / Minsk (Unsere erste Option, weil „von Kirche zu Kirche")
2)   Stiftung Den Kindern von Tschernobyl / Minsk
3)   Belarussische Blindengesellschaft / Minsk

Das erste Gespräch zur Partnerschafts-Klärung fiel ernüchternd bis enttäuschend aus. Die Baptistenkirche sah auch uns als „Lutheraner" als „Heiden". Dies ließen sie uns durch eine gefrierende Beziehungskälte spüren. Dennoch, sie hätten auch wieder 30 Kinder zur Erholung geschickt, und sie hätten auch gerne unser Geld für ihr Projekt eines Erholungsheimes für Tschernobyl-Kinder genommen. Selbst unseren belarussischen Begleitern fiel die diese Beziehungskälte auf!

Das war also an dieser Stelle nichts mit der dauerhaften Partnerschaft.

Nun denn: Zweiter Versuch mit der Stiftung den Kindern von Tschernobyl. Liegt ja auch Nahe: „Von Tschernobyl-Initiative zu Tschernobyl-Initiative". Aber auch das Gespräch mit Irina Gruschewaja von der Stiftung den Kindern von Tschernobyl verlief ernüchternd und enttäuschend denn es war kein Gespräch, sondern ein 2 stündiger Vortrag. Selbst der Hauptschulrektor und der Studienrat hatten kaum Chancen, Fragen anzubringen. Ging Frau Gruschewaja dann doch auf die Fragen ein, dann aber nur mit einem Halbsatz, um danach unvermindert ihren Vortrag fortzusetzen. Beim Verlassen des altehrwürdigen Gebäudes in der Altstadt von Minsk schauten wir uns wortlos an und waren uns einig: Das ist keine Basis für eine Partnerschaft.

Nun blieb die dritte Variante. In der Blindengesellschaft waren wir schon ein wenig heimisch, weil wir im Hotel der Blindengesellschaft untergebracht waren. Das Hotel war damals in der Ausstattung noch sehr einfach und ist in erster Linie für Mitglieder der Blindengesellschaft (die sich auf ganz Belarus verteilen) gedacht. Wenn man etwas in der Hauptstadt bei Behörden etwas zu erledigen hat, dauert es oft mehrere Tage, bis alles erledigt ist. Dafür, und vermutlich auch für Gäste von Blindengesellschaften anderer Länder, ist das Hotel gedacht. Es liegt unmittelbar gegenüber der Geschäftsstelle und dem Museum der Blindengesellschaft.

Für die Zeit des Aufenthaltes bei diesem Besuch in Belarus war unser Quartier das Hotel der Blindengesellschaft. So waren wir bei den Mahlzeiten mit Vjatscheslav Pleskatsch und weiteren Mitgliedern der Blindengesellschaft zusammen. Sie halfen uns auch zur Baptistenkirche und zur Tschernobyl-Stiftung zu kommen. Hocherfreut waren sie dann natürlich über unser ansinnen, die Blindengesellschaft als zukünftigen Partner der Tschernobyl-Initiative in der Propstei Schöppenstedt auszuwählen, wurde hocherfreut von unseren Gastgebern aufgenommen. Wir wurden informiert über den Aufbau und den Zielen der Blindengesellschaft, die im ganzen Land Produktionsstätten aufgebaut hat, wo vor allem auch sehbehinderte und blinde Menschen arbeiten konnten. Den Minsker Betrieb und das Museum der Blindengesellschaft konnten wir noch vor der Abreise besuchen.

Vjatscheslav Pleskatsch war Ansprechpartner für die Auslandskontakte der belarussischen Blindengesellschaft mit Hauptsitz in Minsk, und damit von Anfang an für die Zusammenarbeit mit der Tschernobyl-Initiative in der Propstei Schöppenstedt e.V. zuständig – bis es einen Wechsel in der Leitung der Blindengesellschaft gab. Dann beendeten wir die Zusammenarbeit. Also Nachfolge-Organisation wurde uns der Verein „Hoffnung für die Zukunft" / Minsk empfohlen. Das hatte dann auch einige Jahre gut funktioniert.

Bis 2010 fanden im Falkenheim alle 2 Jahre Erholungsmaßnahmen statt. Dann wurde der Verein „Tschernobyl-Initiative in der Propstei Schöppenstedt e.V." aufgelöst, weil ich als Vorsitzender und meine Frau als Geschäftsführerin (wegen anhaltender Querelen im Vorstand) nicht mehr kandidierten und keine Nachfolger gefunden werden konnte.

Grußwort und Nachwort (von und für Vjatscheslav Pleskatsch)

Vjatscheslav Pleskatsch hat in der Anfangszeit der humanitären Hilfe einige Hilfstransporte mit Fahrzeugen der Blindengesellschaft begleitet. So wurde u.a. mit großem Aufwand ein Röntgengerät einer aufgelösten Arztpraxis in Schöppenstedt, vornehmlich aber Kleidung und Spielzeug, abgeholt.

Im Zusammenhang mit der Abholung von Hilfsgüter war Vjatscheslav Pleskatsch zusammen mit seiner Tochter Elena im Oktober 1996 etwas länger in unserer Region. Er berichtete im Rahmen einer Seniorenkreis-Leiter-Fortbildung und bei Gesprächen mit der Männerarbeit über die Sozialarbeit in Belarus.

Mit Vjatscheslav Pleskatsch haben wir in der ganzen Zeit freundschaftlich, einvernehmlich und eng zusammengearbeitet.

Im April 2001 wurde Vjatscheslav Pleskatsch (zusammen mit Dr. Mikhail Malko, Leitender Wissenschaftler an der belarussischen Akademie/Minsk) im Rahmen der Jahreshauptversammlung der Tschernobyl-Initiative in der Propstei Schöppenstedt zum Ehrenmitglied ernannt.

Viele Male hatten wir Erholungsmaßnahmen für jeweils 30 Kindern im Falkenheim im (Landkreis Wolfenbüttel) und gelegentlich zusätzliche Kinder für die 4 Wochen in Familien. Die 30 Kinder im Falkenheim waren am Wochenende jeweils zu zweit in Gastfamilien.

Während andere Initiativen immer dieselben Kinder eingeladen haben, wechselten wir jedes Jahr die Kinder, damit eine möglichst große Zahl an Kindern die Möglichkeit zum Erholungsaufenthalt bekommen konnte.

Die 30 Falkenheim-Kinder und die zusätzlichen Familien-Kinder wurden von belarussischer Seite in den 4 Wochen von 3 Betreuer*innen begleitet (Gruppenleiter*in, Musiklehrer*in und Dolmetscher*in). Diese 3 Personen und die 2 Busfahrer (der belarussische Bus stand die 4 Wochen vor Ort zur Verfügung) wechselten Anfangs von Maßnahme zu Maßnahme, wobei wir von deutscher Seite immer auf Kontinuität beim Betreuungspersonal pochten.

Bei den letzten Erholungsmaßnahmen mit der Blindengesellschaft war Vjatscheslav Pleskatsch als verantwortlicher Ansprechpartner und Gruppenleiter zur Begleitung der vierwöchigen Kindererholungsmaßnahmen der Tschernobyl-Initiative in der Propstei Schöppenstedt e.V. (die über Spenden, Zuwendungen und Mitgliederbeiträge finanziert wurden) in Deutschland.

Vjatscheslav Pleskatsch war stets gut vorbereitet zu den Erholungsmaßnahmen nach Deutschland gekommen.

Hier sein Grußwort an die Tschernobyl-Initiative in der Propstei Schöppenstedt e.V., an die Gastfamilien der „Wochenend-Kinder" und an alle Unterstützer der Erholungsmaßnahme, anlässlich des Kennenlern-Nachmittags mit Gastfamilien zum Start der Erholungsmaßnahme 1996.

In dieser Begrüßungsrede (und im anschließenden Nachruf) wird sehr viel deutlich über die Folgen der Tschernobyl-Katastrophe für Belarus, der Zusammenarbeit mit der Blindengesellschaft und vor allem mit Vjatscheslav Pleskatsch.

Begrüßungsrede von Vjatscheslav Pleskatsch

Lieber Paul und Irene Koch!
Liebe Mitglieder der Tschernobyl-Initiative! Liebe deutsche Freunde!

Im Namen der Eltern, deren Kinder nach Deutschland gekommen sind, möchte ich mich ganz herzlich bei Ihnen dafür bedanken, dass die Kinder jetzt die Möglichkeit haben, sich im Falkenheim zu erholen. Feste Freundschaft und gegenseitige Verständigung verbinden uns seit 6 Jahren. Mit Ihrer Hilfe sind Kinder der belarussischen Blindengesellschaft zum dritten Mal nach Deutschland gekommen. Dieses Mal sind es Kinder im Alter von 11 bis 15 Jahre. Sie sind aus Mogilew, Gomel, Mosyr und Minsk gekommen. Das sind Regionen, die von der Tschernobyl-Katastrophe stark betroffen sind. Die Eltern der Kinder sind Mitarbeiter der belarussischen Blindengesellschaft.

Es ist sehr symbolisch, dass wir gerade an diesem Tag nach Deutschland gekommen sind, da bei uns die Sommerferien beginnen. Und es gibt noch ein Fest an diesem Tag. Der 1. Juni ist der Tag des Kindes. Es ist sehr angenehm, alle Ihre Sorgen um uns gerade an diesem Tag zu erleben.

Heute (1996) leben in den Regionen Weißrusslands, wo die Radioaktivität 15 Curie pro km² beträgt, mehr als 6.000 Kinder mit ihren Familien. In den Regionen mit einer Verstrahlung von 5 – 15 Curie leben 75.000 Kinder. Dort wo die Verseuchung von 1 – 5 Curie pro km² beträgt, leben 340.000 Kinder.

Es entstehen Probleme mit der Kindererholung in Belarus, weil sich viele Erholungsheime jetzt in den Gebieten befinden, die von der Tschernobyl-Katastrophe betroffen sind.

80 % der radioaktiven Teilchen, die durch die Reaktorkatastrophe von Tschernobyl freigesetzt wurden, sind mit dem Regen über Weißrussland niedergegangen. Die Wälder Weißrusslands sind radioaktiv verseucht. Sehr stark sind folgende Regionen Weißrusslands von dieser Katastrophe betroffen: Das Gomel-Gebiet ist zu 67,4 % verstrahlt. Das Mogilew-Gebiet ist zu 49,1 %, das Brest-Gebiet zu 12 % und das Minsker Gebiet zu 10 %. verstrahlt.

Es werden verschiedene Maßnahmen in Weißrussland getroffen, die mit der Kindererholung verbunden sind. In diesem Jahr haben die Kinder die Möglichkeit sich in 59 Erholungsheimen zu erholen, die über 14.400 Plätze verfügen. Es gibt auch Sanatorien für Erwachsene. Aber sie reichen nicht aus. In diesem Fall leistet uns Deutschland eine große Hilfe, und zwar die Tschernobyl-Initiative in der Propstei Schöppenstedt e.V. Wir bedanken uns bei allen Mitgliedern der Tschernobyl-Initiative dafür.

Aber wir befassen uns nicht nur mit Kindererholung. Unser Land ist heute in eine tiefe Krise geraten. Die Tschernobyl-Initiative hat in diesem Jahr für die belarussische Blindengesellschaft zwei Hilfstransporte (im geschätzten Gesamtwert von ca. 25.000,00 DM.) auf den Weg gebracht. Schon 6 Jahre lang finden in der Umgebung von Braunschweig die Konzerte vom Chor „Cantus" (dem Chor der belarussischen Blindengesellschaft mit Blinden und Sehbehinderten Menschen) statt. Die deutschen Familien, bei denen die „Tschernobyl-Kinder" unterge-

bracht waren, konnten auch – durch eine Einladung der belarussischen Blindengesellschaft, Weißrussland (Belarus) besuchen.

Abschließend möchte ich sagen, dass ich fest überzeugt bin, die Kinder werden
viel Informationen über Deutschland bekommen, Land und Leute kennenlernen,
Schulen besuchen und gut nach Hause kommen.

Vielen Dank für Ihre Aufmerksamkeit – Ihr Vjatscheslav Pleskatsch

Weitere Informationen über Vjatscheslav Pleskatsch und diese Begrüßungsrede
sind im Blog „Tschernobyl-Erinnerungen" mit der Überschrift „Tag des Kindes"
zu finden: https://tschernobylerinnerungen.wordpress.com/2017/12/30/tag-
des-kindes/

Mein Kommentar im Blog nach der Begrüßungsrede:

*Der „Tag des Kindes" ist nicht nur eine Wertschätzung der Kinder und unserer
Zukunft, sondern eine grundsätzliche Wertschätzung des Lebens überhaupt. Es
prallen Welten aufeinander, wenn man die Begrüßungsrede von Vjatscheslav
Pleskatsch liest und zur Kenntnis nehmen muss, dass die IAEO davon spricht, dass
die Atomenergie-Wirtschaft einmal Tschernobyl pro Jahr verkraften würde.
Welche Ignoranz dem Leben und der Kinder und der nachfolgenden Generationen
gegenüber.*

*Wer wagt es, die IAEO zu entlarven als einen reinen Lobbyisten-Verein für die
Atom-Industrie?*

Wer wagt es, sich für die Zukunft des Lebens einzusetzen?

*Warum ist es für die Medien einfacher der IEAO, anstatt dem gesunden
Menschenverstand, zu glauben?*

***

Leider verstarb der Leiter der Blindengesellschaft an einem Krebsleiden, dass zu
spät erkannt wurde. Auch unsere Unterstützung mit speziellen Medikamenten
half nichts – es war zu spät.

Und noch ein „leider": Leider wurde von den Mitgliedern der Blindengesellschaft
ein junger, vermeintlicher Geschäftsmann als Nachfolger für den Vorsitz der
Blindengesellschaft gewählt.

Es stellte sich bald heraus, dass er vor allem Geschäftsmann „in eigener Sache"
war, und die Kritik von Vjatscheslav Pleskatsch mit Degradierung beantwortete.

So verloren wir einen Freund als Ansprechpartner und das nötige Vertrauen in die Blindengesellschaft.

Wir beendeten die Zusammenarbeit mit der Blindengesellschaft, blieben aber mit Vjatscheslav Pleskatsch in engem, freundschaftlichen Kontakt, bis er leider viel zu früh und ganz überraschend starb. Mit der Witwe Galina Pleskatsch sind wir über Mikhail Malko bis heute in Kontakt.

Hier der damalige Nachruf, der die deutsch-belarussische Zusammenarbeit und Freundschaft beschreibt:

<u>Zur Erinnerung an Vjatscheslav Pleskatsch:</u>
Ich erinnere mich noch gut an das erste Zusammentreffen von mir, Paul Koch, da-mals Vorsitzender der Tschernobyl-Initiative in der Propstei Schöppenstedt e.V., und Vjatscheslav Pleskatsch, damals Reiseleiter für den Chor Cantus, den wir zu einer Konzerttournee in unsere niedersächsische Region eingeladen hatten. Wir trafen uns auf einen Parkplatz in Schöningen, weil der Busfahrer Schöppenstedt nicht fand. Obwohl wir vorher noch nichts voneinander wussten, war diese erste Begegnung geprägt von gegenseitiger Hochachtung und Freundlichkeit. Diese gegenseitige Hochachtung und Freundlichkeit zog sich wie ein roter Faden durch all unsere Begegnungen. Vjatscheslav Pleskatsch war nicht nur Reiseleiter vom Chor Cantus, sondern insgesamt unser Ansprechpartner für die belarussische Blindengesellschaft, mit der wir über 10 Jahre gute Kontakte pflegten. Humani-täre Hilfe, Kindererholung in Deutschland, Mutter und Kind-Kuren in Podjelniki und Fahrten der Tschernobyl-Initiative nach Belarus. Vjatscheslav war uns stets ein korrekter und aufmerksamer Ansprechpartner und Begleiter.

Von außen hatte ich wenig Einblick in die Struktur und Hierarchie der Blinden-gesel-schaft, aber ich hatte manchmal den Eindruck, dass die von mir so hoch-geschätzte Korrektheit von Vjatscheslav in der Blindengesellschaft nicht immer auf Verständnis stieß. Er hat sich aber nie bei mir beklagt oder gar schlecht über irgendjemanden in der Blindengesellschaft gesprochen. Bei einem Besuch in Deutschland mit einer Gruppe von Funktionären der Blindengesellschaft bekam ich dann aus nächster Nähe mit, wie Vjatscheslav unbegründet eines Fehlers bezichtigt wurde. Auch meine Intervention bewirkte nichts. Dieser Funktionär ließ sich in seiner falschen Meinung nicht abbringen und macht Vjatscheslav das Leben schwer. Vjatscheslav ertrug dies und lies sich seine Überzeugung und Korrektheit nicht nehmen. Das Verhältnis zur Blindengesellschaft wurde zum Schluss auch für uns schwierig – was dann zur Trennung führte. Vjatscheslav hat dies sehr bedauert, aber er hatte Verständnis für unsere Entscheidung, weil er die berechtigten Gründe dazu kannte.

Die Freundschaft zu Vjatscheslav und seiner Familie blieb bis zum Tod von Vjatscheslav bestehen und lebt in der Freundschaft zur Familie Pleskatsch weiter. Ich, Irene und meine Familie werden Vjatscheslav immer in guter Erinnerung behalten.

In die Freundschaft zur Familie Pleskatsch ist auch die Freundschaft zu Familie Malko eingeschlossen. Wie oft saßen wir (Irene und ich) bei unseren Besuchen in Belarus entweder bei Familie Pleskatsch oder bei Familie Malko zusammen. Immer waren dann die drei Familien (Plesktasch, Malko, Koch) in Freundschaft und Freundlichkeit zusammen. Es war für mich eine große Freude Vjatscheslav und Galina Pleskatsch, Mikhail und Raya Malko und weitere belarussische Freunde zu meinem 60. Geburtstag in Deutschland begrüßen zu können. Zu meinem 65. Geburtstag im September 2013 waren die belarussischen Freunde wieder bei mir – leider war zu diesem Zeitpunkt Galina ohne Vjatscheslav und in großer Trauer gekommen.

Nun, an einem Tag wie heute denken wir besonders intensiv an Vjatscheslav. Wir denken aber auch an Galina Pleskatsch und an ihre Familie und Freunde. Wir wünschen Kraft mit der schwierigen Situation ohne Ehemann, Vater und Freund. Dennoch, das Leben geht weiter und so ist jeder Tod ein Hinweis und Aufruf zum Leben, so wie es in der Bibel heißt:

„Herr lehre uns bedenken, dass wir sterben müssen, auf das wir klug werden und leben." (Psalm 90, 12)

Diakon i.R. Paul Koch; Watzum, Niedersachsen; 2. April 2013

Besuche in der Ukraine und Belarus

1992 nahm ich erstmals an einem Hilfstransort nach Belarus teil. Zwei meiner Propsteijugendwarte-Kollegen, mit denen ich gemeinsam erstmals 1990 dreißig Tschernobyl- Kinder zur Erholung in das Freizeitheim Räbke eingeladen und betreut habe, starteten bereits nach der ersten Erholungsmaßnahme mit VW-Bus und Anhänger zu einem Hilfstransport nach Bychov auf. Aus dem Bezirk Bychov, der 1986 durch das künstliche abregnen der Tschernobyl-Wolke (die sich auf den Weg Richtung Moskau befand) fast so stark belastet war, wie die das unmittelbare Umfeld / Sperrzone um Tschernobyl, kamen die dreißig Kinder unserer Erholungsmaßnahme. Dorthin sollten jetzt Hilfsgüter (vornehmlich saubere Lebensmittel) zur Unterstützung der Kinder und deren Familien gebracht werden. Meine Kollegen fuhren dann auch 1991 mit VW-Bus und Anhänger nach Bychov und hatten damit schon eine gewisse Routine in Organisation und Ablauf eines Hilfstransportes. 1992 starteten wir mit 3 VW-Bussen jeweils mit Anhänger. Das eine Fahrer-Team waren meine beiden Kollegen, das zweit Team waren zwei ältere Jugendliche aus der Jugendarbeit und das dritte Team bildete ich mit meiner Frau. Damals besuchten wir Krankenhäuser in Bychow und in Minsk, überbrachten Hilfsgüter und wurden natürlich über die direkten Folgen der Tschernobyl-Katastrophe von den Ärzten und Pflegern der Krankenhäuser aus erster Hand informiert.

1993 startet ich eine eigene Erholungsmaßnahme im Rahmen meiner Tätigkeit als Propsteijugendwart der Propstei Schöppenstedt. Auch nach dieser Erholungsmaßnahme startete eine kleine Gruppe, wiederum mit VW-Bus mit Anhänger. Nun fuhren vorwiegend um zu klären mit welcher belarussischen Alternative wir in Zukunft die Tschernobyl-Hilfe durchführen wollten. Die Alternativen waren „Stiftung den Kindern von Tschernobyl", „Baptistenkirche Minsk" und die „Belarussische Blindengesellschaft". Interessant, aber ein ganz anderes Thema war dieser Besuch zur Findung des zukünftigen Partners für die Tschernobyl-Hilfe. Wichtig ist mir in dem Zusammenhang „Gesundheit / Strahlenrisiko", dass ich häufig in Belarus war (über mehrere Jahre mindestens 1 x pro Jahr) in den unterschiedlichsten Zusammenhängen. Mir ist von meinem ersten Besuch in der Augenklinik in Gomel noch gut in Erinnerung, dass uns der leitende Professor damals (1994 / 1995) mitteilte, dass man bis dahin (offiziell) annahm, dass die Augen das einzige menschliche Organ ist, dass von der Strahlung nicht beeinträchtigt wird. Der Professor zeigt an Hand von Tabellen, dass nach Tschernobyl die unterschiedlichsten Augenkrankheiten stark angestiegen sind. Dies wurde auch durch eine stärkere Belegung der Augenklinik unterstrichen.

Bei den unterschiedlichsten Reisen, teils nur mit meiner Frau (Zwecks Abstimmungsgespräch mit dem Partner) teils mit kleinen oder größeren Delegationen (auch im Zusammenhang mit Studienfahrten für Lehrer (über das Amt für Religionspädagogik), habe ich viele Krankenhäuser in Belarus besucht, teils spezielle Kliniken, die mit deutscher Hilfe neu gebaut wurden.

Die Folgen der Tschernobyl-Katastrophe waren überall nicht zu übersehen, nicht zu überhören! Nicht nur das „normale Krankheiten" häufiger vorkamen, sondern dass Kinder z.T. erwachsenentypische Krankheiten aufwiesen.

Man kann Tschernobyl nur als Warnung ansehen und den Tschernobyl-Liquidatoren danken, dass sie Leib und Leben aufs Spiel gesetzt haben, um eine größere Katastrophe zu verhindern.

Wenn man sich mit diesen Fakten beschäftigt, dann ist es ein Schlag ins Gesicht, wenn der damalige Direktor der IEAO sagt: „Wirtschaftlich verkraften wir ein Tschernobyl pro Jahr".

Und Japan verkauft auch nach der TEPCO-Katastrophe in Fukushima Atomkraftwerke nach Asien und Afrika, mit dem Hinweis: *„Wir managen auch Katastrophen".*

Welch ein Zynismus, wenn man sieht wie Japan mit der eigenen Bevölkerung umgeht. Japanische Schriftsteller bezeichnen es gar als Krieg gegen die eigene Bevölkerung. Nachzulesen in dem Buch „TOKYO 2020" von Etsuji Watanabe. Kapitel 13, Teil 1: *„Der unbekannte Atomkrieg" wütet nach dem Reaktorunfall von Fukushima – Erhebliche Zunahme der Todesfälle trotz der Aussage von Ministerpräsident Abe: „Es gibt keine gesundheitlichen Schäden durch radioaktive Strahlung."* Von Katsuma Yagasaki

Das Buch ist teilweise ins Deutsche übersetzt und ist als PDF-Datei (auszugsweise) im Blog vom Netzwerk „20/21" zu finden:
https://zwanzigeinundzwanzig.wordpress.com/buchempfehlungen/

Drei Kapitel aus „TOKYO 2020" (u.a. auch „Der unbekannte Atomkrieg" sind im folgenden Kapitel **„Japan"** mit Genehmigung der Übersetzerin (der Autor ist leider schon verstorben) zu lesen.

Das staatliche und behördlich – institutionelle Handeln ist das eine, die mediale Berichterstattung das andere – oder ist es doch ein und das selbe?

Manchmal könnte man es fast meinen, dass Wahrheiten auf der Hand liegen, aber die Journalisten nur (ab-) schreiben, was sie an offiziellen Dokumenten erhalten.

So war dann auch in der Braunschweiger Zeitung am 22.05.1991 die dpa-Meldung zu lesen:

Forscher legen 1000 Seiten starke Studie vor:
Kein Krebs-Anstieg nach Tschernobyl.

Wann überhaupt soll ionisierende Strahlung Krebs auslösen, wenn nicht nach solch einer Katastrophe?

Im dpa-Bericht kommt zunächst folgender Einleitungstext:

„WIEN (dpa) **Die Atomkatastrophe von Tschernobyl hatte keinen erkennbaren Anstieg an Leukämie oder anderen Krebsarten zur Folge, aber „tiefgreifende negative psychologische Auswirkungen" auf die Bevölkerung der betroffenen Gebiete. „**

Der aufmerksame Leser fragt sich sogleich: „Wie kann es sein, dass es nach einem „Super-Gau" wie es die Tschernobyl-Katastrophe nun mal war, keinen „erkennbaren" Anstieg von Leukämie und anderen Krebsarten gegeben haben soll? Die Frage die sich anschließt ist, in welchem Zusammenhang dann die „tiefgreifenden negative psychologische Auswirkungen" stehen.

Im folgenden Teil des Berichtes wird dann etwas differenziert, und wer mag kann zwischen den Zeilen lesen, dass es auch noch andere Interpretationsmöglichkeiten gibt, als die, wie es die Überschrift zu suggerieren vermag. Zunächst aber wird die Ausgangsaussage erhärtet mit der Feststellung: *„Der Studienkommission, der 200 Ärzte und Wissenschaftler aus 25 Ländern angehörten, hatten in den vergangenen 18 Monaten wiederholt das verstrahlte Gebiet rund um das Atomkraftwerk besucht und rund 22 000 Menschen untersucht. Dabei stellten sie fest, dass „die offiziellen Daten, die überprüft wurden, nicht auf einen erkennbaren Anstieg an Fällen von Leukämie oder anderen Krebsarten hinweisen".*

Es ist schon erstaunlich wie diese gigantische Studienkommission nach 22.000 untersuchten Menschen (und nach Überprüfung von offiziellen Daten) zu keinem anderen Ergebnis kommen kann.

Als ob sie ihrem eigenen Ergebnis misstrauten – oder dem Misstrauen des Lesers vorbeugen wollten - wird dann in dem Artikel darauf hingewiesen wie es sein kann, dass in der verstrahlten Region man möglicher Weise zu keinem anderen Ergebnis kommen konnte. Die Erklärung: *„Allerdings seien die vorhandenen Daten nicht detailliert genug, um einen möglichen Anstieg von manchen Tumorarten auszuschließen. Außerdem wurde in dem Bericht darauf hingewiesen, dass die meisten Kinder aus der Region nach dem Unglück umgesiedelt wurden. Auch die Soldaten, die nach dem Unglück Aufräumungsarbeiten leisteten, lebten jetzt in verschiedenen Gebieten der Sowjetunion."*

Diese Erklärung in allen Ehren – aber, wie können sich Wissenschaftler und Ärzte mit einem solchen Messergebnis zufriedengeben, und mit dieser Halbwahrheit an die Öffentlichkeit gehen?

Es geht hier aber gar nicht um eine Halbwahrheit, denn im nächsten Absatz des Artikels kommen dann tatsächlich „signifikante" Messergebnisse von denen im verstrahlten Gebiet verbliebenen Menschen, die zwar „zugegeben" werden aber nach Meinung der Wissenschaftler nichts mit dem Kernkraftunfall zu tun haben: *„Es gab signifikante und nicht mit Radioaktivität in Verbindung zu bringende Gesundheitsstörungen der Bevölkerung, aber sie konnte nicht direkt mit der Exposition von Strahlen in Verbindung gebracht werden"* heißt es weiter.

Durch die hier festzustellende doppelte Verneinung kommen wir aber der Wahrheit kein Stück näher. Dem aufmerksamen Leser runzelt sich die Stirn und er ahnt, dass hier irgendetwas nicht stimmen kann.

Ich frage mich, wie können sich Wissenschaftler und Ärzte zufriedengeben mit einem „signifikanten" Messergebnis, für dessen Ursache sie keine Erklärung haben – hier aber auch nicht weiter forschen um eine Erklärung zu erhalten, sondern mit einer weiteren Behauptung ihre Aussage untermauern wollen. Es ist doch wie bei unserer (deutschen) KIKK-Studie, wo zugegeben wird, dass es einen erhöhten Anstieg bei Krebsfällen bei Kindern gibt umso näher sie an einem AKW leben. Aber, dieser Anstieg hat nichts mit der Radioaktivität zu tun. Ich frage mich allerdings, mit was es dann zu tun haben könnte.

Ich weiß allerdings auch von einem an der Studie beteiligten Arzt, dass diese Erklärung gegenüber der Presse vorher unter den Wissenschaftlern nicht abgesprochen war, und es bei einigen der beteiligten Ärzte und Wissenschaftlern eine andere Schlussfolgerung gab.

Warum Medien diesen Widerspruch nicht bemerken – oder wenn sie ihn bemerken – ihm nicht nachgehen – ist mir ein Rätsel.

Die letzten zwei Sätze des dpa-Artikels lassen dann den Leser wieder aufhorchen und er wird bestätigt mit seinem Unwohlsein und dem Verdacht, dass an dem Gesamtbericht etwas nicht stimmen kann: *„Die Kommission sieht den „Zusammenbruch des Vertrauens der Bevölkerung" in den betroffenen Regionen als größtes Problem an. Bei einer Befragung in der verseuchten Zone wurde festgestellt, dass 72 Prozent der Erwachsenen abwandern wollen."*

Ein „Zusammenbruch des Vertrauens der Bevölkerung" ist eine harte (berechtigte) Formulierung – aber wo kommt dieser Vertrauensbruch her, und gegen wen wendet er sich?

Dieser Zahl der geplanten Abwanderung aus den bestrahlten Regionen ist besondere Aufmerksamkeit zu schenken, wenn man weiß, dass die Menschen in dieser Region sehr Heimatverbunden sind, und selbst bei in Aussicht stehenden beruflichen und finanziellen Aufstieg sich einen Umzug sehr gründlich überlegen.

Japan

Ich suche im Internet nach „**Krebsregister in Japan**" und die Suchmaschine bringt mir erst an 3. Stelle den eigentlich wichtigen Hinweis zu meiner Frage mit **National Cancer Center Japan** https://www.ncc.go.jp/en/. Zum **Nationalen Krebszentrum Japan** kommen wir später. Zunächst die ersten Beiden Suchergebnisse zu „Krebsregister in Japan".

Der erste Hinweis ist eine Tageschau-Bericht, überschrieben mit **Angebliche Folge der mRNA-Impfung: Kein "Turbokrebs"** vom 02.05.2024. Die japanische Regierung muss auf eine Verschwörungstheorie reagieren. Es geht um steigende Krebszahlen im Zusammenhang mit der Covid-Impfung, und es soll angeblich ein Notstand ausgerufen worden sein. Im Bericht wird klargestellt: *„Weder erklärt Japan wegen ansteigender Krebsmortalitätsraten den Gesundheitsnotstand, noch hat eine Studie nachgewiesen, dass die mRNA-Impfung gegen Covid-19 der Auslöser des Anstiegs ist. Beides kursiert unter Verschwörungsanhängern."*

Es geht offensichtlich um eine Behauptung, die seit mehreren Jahren immer wieder in der Verschwörungsmythiker-Szene kursiert: Impfungen gegen das Coronavirus, insbesondere durch die mRNA-Variante, lösen einen "Turbokrebs" aus. Mal soll die Anzahl der Krebserkrankungen gestiegen sein, mal der Anteil der Erkrankten, die durch den Krebs sterben. Der Krebs-Anstieg in Japan wurde in dem Bericht allerdings bestätigt.

Der zweite angebotene Link trägt die Überschrift: **Die meisten Krebserkrankungen sind nicht die Folge von „Pech".** Dieser Bericht ist in voller Länge bereits unter Krebs in der Statistik behandelt. Es geht um den Bericht des Robert Koch Institut, dass am 13.01.2015 einen Beitrag der WHO auf ihr Website gestellt hat. Der Zusammenhang mit Japan liegt darin, dass in dem Bericht erwähnt wird, dass Dickdarmkrebs, eine ehemals seltenere Krebskrankheit in Japan war und sich innerhalb von zwei Jahrzehnten vervierfacht hat.

Nun zum Nationalen Krebszentrum Japan (https://www.ncc.go.jp/en/ National Cancer Center Japan). Hier sind die Beiträge in Englisch und Japanisch, so dass ich nur ein paar Überschriften über die Internet-Übersetzung laufen lasse. Zu finden sind u.a. die Themen: „Über das Nationale Krebszentrum", „Zentrum für seltene Krebserkrankungen" und „Krebsregister" (Cancer Registry).

Ich frage eine in Deutschland lebende Japanerin nach dem Krebsregister in Japan und will wissen „Gibt es ein Krebsregister in Japan, und wenn ja, wie konsequent wird das verwaltet?

Die Antwort kam sehr schnell und sehr ausführlich: *„In Japan gibt es seit 2016 ein einheitliches Landeskrebsregister. Bis dahin waren offenbar zwei verschiedene: ein lokales Register und ein Register im Netzwerk von Krankenhäusern/Gesundheitseinrichtungen. Sie haben das Register zusammengeführt, damit keine verdoppelte Registrierung passiert oder der eine oder der andere Krebsfall unerfasst bleibt.*

Laut der Beschreibung des Krebsregistersystems ist jede Gesundheitseinrichtung (inklusiv Krankenhäuser/Kliniken/Arztpraxen) verpflichtet, wenn ein Patient als an Krebs erkrankt diagnostiziert wird, diese zu melden. Somit wird jeder Fall in dieser Datenbank registriert mit den Daten:
1. Persönliche Daten (Name, Geburtsdatum, Anschrift, Geschlecht)
2. Wo die Krebsdiagnose gestellt wurde
3. Tag der Krebsdiagnose
4. Krebsart (Tumorart)
5. Krebsstadium
6. Wie der Krebs entdeckt wurde
7. Beschreibung der Therapie(n)
8. (Falls der Patient gestorben ist) Todestag
9. Andere

Die persönlichen Daten (wie Name, Anschrift, Geburtsdatum) werden gesammelt, damit doppelte Registrierungen oder Verwechslungen vermieden werden können, und auch damit man in späteren Zeitpunkten Nachfragen geschickt werden können, oder wenn derselbe Patient an einer anderen Krebsart erkrankt wird, kann diese entsprechend systematischer analysiert werden.

Dennoch werden diese persönlichen Daten laut des Krebsregisterzentrums strikt unter Verschluss gehalten, so dass alle statistischen Werte und Analyse oder wissenschaftliche Forschungen nur anonymisierten Daten verwenden könnten und niemals jemand identifiziert werden könne.

Allerdings habe ich neulich gehört, dass bei der Gesundheitsuntersuchungsserie in Fukushima, in der Kinder und Jugendliche, die beim Fukushima-Supergau unter 18 waren, auf Schilddrüsenkrebs untersucht (Schilddrüsenscreening) werden, es manchmal Schlupflöcher gäbe, so dass ein paar Krebsfälle nicht registriert werden konnten - aber ich konnte jetzt nicht auf die Schnelle finden, wo ich es gelesen/gehört habe. Ich werde also nochmal recherchieren und melde mich diesbezüglich nochmal."

Schon bald bekam ich weitergehende Informationen zu den „Schlupflöchern" und der japanischen Krebsmelde-Praxis von einer mir bekannten japanische Journalistin. Sie berichtet: *Diejenigen, die in dieser Untersuchungsreihe als Krebserkrankt diagnostiziert wurden, sollen ja natürlich auch im Krebsregister registriert werden, was ja normalerweise geschieht. Aber es gibt leider bestimmte Schlupflöcher. In dem Krebsregister heißt es, sobald eine Diagnose "Krebsverdacht" gefallen ist, soll dieser Fall gemeldet werden, denn die hundertprozentige Bestätigung, dass es sich tatsächlich um einen Krebsfall handelt, kann ja nur erst nach der Operation mit der durchgeführten Biopsie der entnommenen Probe gegeben werden. Aber hier in dieser Statistik dieser Untersuchungsreihe der Medizinischen Universität von Fukushima vermeidet die Arztgruppe, diese Verdachtsfälle nach der Diagnose sofort beim Register zu melden, sondern erst nach der durchgeführten Biopsie, was ja aber leider nicht konsequent von dieser Arztgruppe der Uni durchgeführt wird - deshalb gibt es leider Fälle, die trotz Diagnose nicht gemeldet werden, so heißt es.*

Auch dadurch, dass es dieses landesweite einheitliche Krebsregister erst nach Fukushima gibt - früher gab es mehrere regionale Register - , ist es nicht mehr möglich, zwischen Regionen zu vergleichen, was allerdings nach Fukushima wichtig wäre zu wissen, welche (ehemaligen) Einwohner von welchem Bezirk in der Präf. Fukushima mehr oder weniger an Krebs erkrankt werden(sind) o.ä.

Das sind zwei größere Kritikpunkte, die ich zu dem japanischen Krebsregister abgeben kann.

Über IPPNW und andere Kreise habe ich gehört, dass die Kinder, die auf Schilddrüsenkrebs untersucht wurden immer ein Heft dabeihatten und alle Daten eingetragen wurden, dass sie aber nie ein Ergebnis erfuhren, und irgendwann auch das Heft abgeben mussten. Des Weiteren wurde über diese Quelle verbreitet, dass die Ärzte nur sehr eingeschränkt untersuchen und kaum beraten durften.

Die IPPNW titelt auf Ihrer Website zu Fukushima: **„Schilddrüsenkrebs bei Fukushima-Kindern 20-fach erhöht".**
(siehe: https://www.ippnw.de/atomenergie/gesundheit/artikel/de/schilddruesenkrebs-bei-fukushima-kind.html)

Über IPPNW habe ich auch erfahren, dass eine Forschung im Zusammenhang mit Krebs (bzw. überhaupt die Folgen nach Fukushima) von der japanischen Regierung untersagt, oder zumindest erschwert wurde.

Diese Frage nach der Forschungsbehinderung in Japan stellte ich Dr. Hagen Scherb und bekam folgende Antwort: *Nach Fukushima trat Schilddrüsenkrebs bei Kindern und Jugendlichen vermehrt bereits nach wenigen Monaten auf. Das haben wir in dieser Studie gezeigt: https://wolterskluwer.altmetric.com/details/66567174*

Fazit: Die pauschale Annahme einer bestimmten Latenzzeit bei Krebs ist nicht realistisch. Krebs kann also je nach Krebsart und Begleitumständen rasch oder tatsächlich erst nach sehr vielen Jahre auftreten. Nur ist nach sehr vielen Jahren die Bestimmung der tatsächlichen Krebsursache schwierig bis nahezu unmöglich.

Mir fällt zu Japan / Fukushima ein spezieller Vorfall der US-Marine ein, und recherchiere nochmals zu diesem Thema, das einen eigenen Absatz wert ist und im Folgenden dargestellt wird. Es geht um die „Operation Tomodachi".

Radiologischer Vorfall bei der US-Marine in Japan.

Die Operation Tomodachi (wörtlich "Operation Friend(s)") war eine US-Streit-kräfte Hilfsoperation zur Unterstützung Japans bei der Katastrophenhilfe nach dem Erdbeben und dem Tsunami 2011. Die Operation fand vom 12. März 2011 bis 4. Mai 2011 statt. Es nahmen 24.000 US-Soldaten daran teil. Zum Einsatz kamen 189 Flugzeuge, 24 Marineschiffe. Die Operation kostete 90 Millionen Dollar.

Die meisten US-Militärstützpunkte in Japan waren in irgendeiner Weise an der Operation Tomodachi beteiligt. Die beteiligten japanischen Stützpunkte werden bei Wikipedia aufgelistet.

Nachzulesen in https://en.wikipedia.org/wiki/Operation_Tomodachi

Es wird berichtet: *Col. Stephen Bissonnette, stellvertretender Kommandeur der 353rd SOG, erklärte: "Die durch das Erdbeben verursachte Verwüstung ist wirklich herzzerreißend... Als Teil der koordinierten Hilfsbemühungen wird die Gruppe unermüdlich mit unseren japanischen Kollegen und anderen Hilfsorgani-sationen zusammenarbeiten, um den vom Erdbeben betroffenen Menschen zu helfen, sich zu erholen.-..." Die US-Hilfebemühungen werden unter der Leitung der japanischen Regierung oder Militärbehörden durchgeführt.*

Nach detaillierter Beschreibung des Einsatzes folgt ein Absatz zu **„Radiologische Vorfälle"**. Dort ist zu lesen: *Die US Navy entsandte den Flugzeugträger USS Ronald Reagan und andere Schiffe, die eine Reihe von Hubschrauberoperationen flogen. Ein Sprecher der USA Marineangehörige der 7. Flotte gaben an, dass Überwachungsausrüstung darauf hindeute, dass das Kriegsschiff Strahlung ausgesetzt war. Separate Handgeräte griffen auch die Kontamination bei 17 Besatzungsmitgliedern auf, die an Rettungseinsätzen teilgenommen hatten. Kommandant Jeff Davis sagte, dass die Exposition niedrig genug war, dass die Nachuntersuchungen nach der gewaschenen Crew mit Seife und Wasser negativ waren. Davis charakterisierte die Exposition als vergleichbar mit routinemäßigen zivilen Aktivitäten und bekräftigte das Engagement der US-Marine für die Hilfsaktion. Vorsorglich wurde der Flugzeugträger weiter vor der Küste neu posi-tioniert, weg von der Abwindrichtung des Werks und dekontaminiert. Mehrere Hubschrauber waren nach der Rückkehr von Flügen dekontaminiert. Ein Hub-schrauber landete auf dem Flughafen Fukushima, [...]*

Auf US-Stützpunkten wurden Strahlenvorkehrungen getroffen, einschließlich der USS George Washington, die den Hafen in Yokosuka verließ, nachdem dort sehr

niedrige Strahlungswerte festgestellt wurden. Ein Teil seiner Luftergänzung wurde zur Misawa Air Base verlegt, um den Hilfsbetrieb zu unterstützen. Externe Wissenschaftler, die sich nicht an der Operation beteiligt haben, kamen zu dem Schluss, dass diese Vorsichtsmaßnahmen nicht nur amerikanische Militärmitglieder, sondern auch die Millionen von Bürgern in Japan, die unter dem Vorstand operierten, nicht geschützt haben, dass Strahlung kein Problem war. Die Auswirkungen der Strahlung wurden nicht im Detail analysiert, um auf die eine oder andere Weise zu schließen. Darüber hinaus wird behauptet, dass es Druck seitens der Länder Japans und der Vereinigten Staaten gab, um ihre internationalen Beziehungen nicht zu stören, um die Medienquellen unter Druck zu setzen, nicht genau über die Schwere der Strahlenbelastung zu berichten.

Drei Jahre nach dem Unfall berichteten Soldaten, die Teil der Operation waren, von strahlenbedingten Störungen, einschließlich Krebs, Schilddrüsenerkrankungen, Gebärmutterblutungen und anderen Beschwerden.

51 Besatzungsmitglieder haben eine Klage gegen die Tokyo Electric Power Company eingereicht, der das Kraftwerk Fukushima Daiichi gehört. (Unter US-amerikanischem Recht ist es Militärangehörigen nicht erlaubt, die Streitkräfte auf Schadenersatz zu verklagen.)

Dieser Vorfall ist typisch im Zusammenhang mit Strahlenrisiko: Im Bericht war zu lesen: „*Die Auswirkungen der Strahlung wurden nicht im Detail analysiert, um auf die eine oder andere Weise zu schließen. Darüber hinaus wird behauptet, dass es Druck seitens der Länder Japans und der Vereinigten Staaten gab, um ihre internationalen Beziehungen nicht zu stören, um die Medienquellen unter Druck zu setzen, nicht genau über die Schwere der Strahlenbelastung zu berichten.*"

Die Regierungen (in diesem Falle Japan und USA) nehmen Strahlenrisiken ihrer Mitarbeiter / Soldaten in Kauf um nur ja nicht die Kernkraft zu diskreditieren. Damit nehmen Sie die Gesundheit auch der nachfolgenden Generationen in Kauf.

Konsequenzen des Ignorierens

Wenn also die Folgen der US-Hilfsaktion nach Fukushima verharmlost werden und Forschungen von der japanischen Regierung nach Fukushima unterbunden – oder zumindest erschwert wurden, kann man klar davon ausgehen, dass die Regierung kein Interesse an diesbezüglichen Informationen hat.

Eine Meldung von „Deutsche Wirtschaftsnachrichten" vom 16.02.2014 schreibt: **„Fukushima: Japan hat vor Olympia-Bewerbung falsche Zahlen geliefert".**

Dort ist im Bericht zu lesen: *Tepco hat Strahlenwerte zurückgehalten, um die Olympia-Bewerbung Japans nicht zu gefährden. Trotz massiver Verseuchung meldete das Unternehmen die Werte nicht der Atombehörde. Japan hatte vor Vergabe der Olympischen Spiele 2020 versichert, die Lage sei unter Kontrolle.*

Abe wollte mit Olympia Japan weltweit präsenter und kräftiger machen, wirtschaftlich wie diplomatisch. Da passen dann negative Schlagzeilen nicht ins Bild. TEPCO hielt Daten zurück, Forschungen wurden verhindert oder erschwert, und was dann doch an Fakten ans Licht kamen (von Greenpeace oder IPPNW o.a.) wurde ignoriert / nicht zur Kenntnis genommen. So lässt sich dann leicht eine eigene Wahrheit aufbauen.

Das diese falschen Informationen dann für die Zukunft weitere nukleare Verharmlosung nach sich zieht, ist der eigentliche Skandal für die nachfolgenden Generationen.

„Fukushima und Olympische Spiele" sind Stichworte die mich nach Deutschland führen, zu einem Bundesamt, das über Beobachtungen der deutschen radiologi-schen Ereignisse, aber auch weltweit beobachtet, und eng mit der IAEO zusammenarbeitet. Es geht um das Bundesamt für Strahlenschutz (BfS). Nach bekanntwerden, dass die (für 2020 geplanten und wegen Corona erst 2021 durchgeführten) Olympischen Spiele in Tokio und Fukushima stattfinden werden, lag es in der Luft, dass sich viele Menschen fragten: Kann das gut gehen? Werden nicht Sportler und Besucher über Gebühr dem Strahlenrisiko ausgesetzt?

Im Folgenden Berichte zu diesem Themenkomplex aus Deutschland und Japan.

Das (olympische) Spiel
mit der Gesundheit

Die Olympischen Spiele der Neuzeit wurde 1894 als Neubegründung der antiken Festspiele in Olympia eingeführt. Als „Treffen der Jugend der Welt" sollen sie dem sportlichen Vergleich und der Völkerverständigung dienen. Seit 1896 findet dieses sportliche Großereignis alle vier Jahre statt. Olympische Winterspiele gibt es seit 1924
Seit 1994 wechseln sich Winter- und Sommerspiele im zweijährigen Rhythmus ab. Eine Ausnahme bilden die 32. Olympischen Sommerspiele in Tokio. Diese hätten turnusgemäß 2020 stattfinden sollen, wurden aber wegen der COVID-19-Pandemie auf das Jahr 2021 verschoben.

Das Spiel, oder der Kampf um die Spiele hat neben dem sportlichen Ausgangsthema inzwischen auch starke politische, wirtschaftliche und natürlich auch Nachhaltigkeits-Aspekte.

Da es hier vornehmlich um gesundheitliche Aspekte geht, schiebe ich hier Politik und Wirtschaft etwas zur Seite, wenngleich alles miteinander zusammenhäng. Die Olympischen Spiele in Tokyo 2021 hätten auch wegen dem noch vorhandenen Risiko „Corona" eigentlich erst 2022 stattfinden dürfen.
Weit vor dem Thema Corona wurden aber von IPPNW, Greenpeace und anderen die Olympischen Spiele wegen dem Strahlenrisiko durch Fukushima in Frage gestellt. Im Rahmen der „Europäischen Aktionswochen für eine Zukunft nach Tschernobyl und Fukushima" fand im September 2019 eine 2tägige deutsch-japanische Konferenz zum Thema **„Für olympische Spiele in Tokyo, die die Gefahren von Fukushima nicht verschweigen"** statt. Die Dokumentation mit allen Vorträgen (in Deutsch und Japanisch) finden Sie hier:
https://wordpress.com/post/akjapan.home.blog/21

NOlypics. TOKIO 2020/1 IN DER KRITIK; lautet ein Buchtitel. Herausgeber sind Steffi Richter, Andreas Singler, Dorothea Mladenova.

Zu selben Thema hat sich Etsuji Watanabe für einen ganz kurzen Buchtitel entschieden: **TOKYO 2020.** Um dieses Buch wird es in den folgenden 3 Kapitel gehen.

Vor Veröffentlichung dieser 3 Kapitel habe ich die Übersetzerin Toyo Washio angefragt, ob ich diese Kapitel als Ganzes verwenden/veröffentlichen darf. Die Antwort: „*...danke dir für dein Interesse an Watanabes Schriften. Habe ich dir doch nicht mitgeteilt, dass Herr Watanabe schon verstorben ist? Damals, kurz vor den japanischen Olympischen Spielen wusste er, dass er Leukämie hatte. Zwar konnte ich ihn einmal in Osaka kennenlernen, aber leider ging er von uns. Die Spiele wurden zwar ein Jahr später als geplant durchgeführt, aber sie haben eben doch stattgefunden. Sein Buch wurde nicht in Deutschland veröffentlicht, außer auf deiner Homepage.*
Ich denke mir, dass du seine Schriften und Meinung ganz frei verbreiten kannst. Darüber hätte er sich sehr gefreut. Ich danke dir an seiner statt sehr!"

Etsuji Watanabe hat das Buch „TOKYO 2020" in Zusammenarbeit mit „der Bürgerinitiative, die über das Risiko bei den Olympischen Spielen in Tokyo 2020 informiert und anmahnt." herausgegeben.

(1.Auflage 25.09.2019; Ryokufu Verlag, Tokyo, Japan). (Original in Japanisch. Einige Kapitel wurden von Toyo Washio ins Deutsche übersetzt.)

Für das Buch „TOKYO 2020" hat Etsuji Watanabe Beiträge von japanischen Wissenschaftler*innen und Schriftsteller*innen gesammelt, die mit Radioaktivität, Fukushima und Olympische Spiele in Tokyo zu tun haben.

Folgende Themen / Überschriften sind in dem Buch u.a. zu finden (Hier nur die Beiträge, die von Toyo Washio (einer in Deutschland lebenden Japanerin) übersetzt wurden:
-	Offener Brief an den IOC
-	Aktionen gegen Radiolympische Spiele
-	Radioaktiver Feinstaub
-	Mögliche Erkrankung und Störung durch Strahlung
-	Große Unterschiede bei der Empfindlichkeit
-	Californien gegen Olympische Spiele
-	Warum man den UNSCEAR-Bericht nicht trauen kann
-	Verzichte auf die Olympischen Spiele in Tokyo
-	Cäsium im Trinkwasser
-	Menschen zwischen Reaktorunfall und Olympische Spiele
-	Radioaktive Spiele sind Straftat
-	Japanisches Tschernobyl-Gesetz
-	Tritiumwasser nicht in den Ozean
-	Der unbekannte Atomkrieg
-	Epilog – Tokyo Olympische Spiele bringt gesundheitliche Gefahr

Im Folgenden 3 Kapitel aus dem Buch „TOKYO 2020", danach aber auch noch Berichte aus Deutschland zu Fukushima und den Olympischen Spielen. Mit Erlaubnis der Übersetzerin Toyo Washio,

Gesundheitsrisiko Olympischen Spiele in Tokyo 2020

Etsuji Watanabe, geboren 1950 in Takamatsu, Japan. Studium als Doktorand an der Osaka Hochschule für Wirtschaft (Studium abgebrochen). Dann arbeite er in der Industrie. Später war er als Lehrer für einen Dolmetscherkurs für Englisch an einer Privatschule tätig. Im Rentenalter hat er über Strahlenexposition, besonders „innere Exposition" recherchiert. Zahlreiche Veröffentlichung über das Thema waren das Ergebnis. Er schrieb schwerpunktmäßig aus der Sicht von Menschenrechten. Im Januar 2022 starb er an Leukämie.

Hier nun sein Epilog im Buch „TOKYO 2020" als eine Art Zusammenfassung:

Das Gesundheitsrisiko der Olympischen Spiele in Tokyo 2020.
In Japan bringt die Radioaktivität Gesundheitsschäden.

Die Gefahr, die die olympischen Spiele mit sich bringen, ist von zwei Seiten aus betrachtet worden; einerseits objektive radiologische bzw. medizinische Aspekte hinsichtlich konkreter Beispiele der Exposition und gesundheitlichen Schäden, andererseits bezüglich moralischer, humanistischer und menschenrechtlicher Aspekte. Zu allerletzt (Anmerkung der Epilog ist am Ende des Buches zu finden) *möchte ich hier alle Inhalte kurz zusammenfassen.*

1. Schlussfolgerungen aus den radiologischen und medizinischen Betrachtungen.

Die folgenden Punkte können anhand der radiologischen Analyse und der Analyse der Exposition festgestellt werden.

Radioaktive Emission nach dem Fukushima-GAU
Die radioaktive Emission nach dem Fukushima-GAU ist absolut nicht „vernachlässigbar". Sogar die unterbewertete Schätzung der japanischen Regierung über in die Luft freigesetzte Menge von Cs137 entspricht 168,5 Hiroshima-Bomben.

Die Radioaktivität in den geplanten Sportstätten - und damit die für die Athleten relevante - der Olympischen Spielen in Tokyo gleicht der im kontaminierten Bereich des Tschernobyl-GAUs oder im alten Atomtestgebiet von Nevada und in seiner Umgebung. (1.Kapitel, Teil 2)

Radioaktive Partikel
Die Gefahr von glasierten unlösbaren Partikeln ist besonders stark, die beim Fukushima-GAU entstanden sind. Wenn man auch nur einen einzigen Partikel

einatmen würde, würde man etwa 4500Bq nach der ECRR- Berechnung ausgesetzt sein. Das bedeutet, dass der Grenzwert von 4000Bq für die K-40-Aktivität in Körper übersteigt, womit das von den Fachleuten angesprochene sichere Niveau überschritten ist. Obwohl sich, sowohl die Athleten als auch die Zuschauer, nur kurzzeitig in den kontaminierten Gebieten befinden, können sie jedoch die Gefahr nicht vermeiden, dass sie diese glasierten unlösbaren Partikel einatmen bzw. verzehren. Möglicherweise würden sie ihr ganzes Leben hindurch ein gesundheitliches Risiko tragen. (2.Kapitel, Teil 2)

Der Wert der Radioaktivität ist nicht niedrig.

Das Azuma-Stadion in der Stadt Fukushima, geplant für Baseball und Softball-Spiele, hat eine Kontamination von maximal 6176,0Bq/kg aus Cäsium137 im Boden. Dem Gesetz von Tschernobyl für Evakuierung zufolge, entspricht dieser Wert für den Bereich mit Recht für eine Evakuierung (185,000 bis 555,000Bq/m², 1bis 5mSv/Jahr), und er ist schon nah dem Niveau der Zwangsevakuierung (7.Kapitel, Teil 1). Die radioaktive Kontamination in Tokyo ist schwerwiegend (1.Kapitel, Teil 1 und 2.Kapitel Teil 3). Seite 204

Radioaktiv kontaminiertes Trinkwasser in Tokyo

Die Kontamination des Trinkwassers dauert an. Mit einem absorbierenden Filter kann radioaktives Cäsium im Trinkwasser in Tokyo oder in seiner Umgebung erschreckend hoch nachgewiesen werden (der höchste Wert im Zeitraum von 5 Monaten: 908Bq/kg). Im Schlamm der Kläranlage des Tokyoter Trinkwasseramtes ist von Februar bis März 2019 immer noch radioaktives Cäsium mit einer spezifischen Aktivität von 67Bq/kg gefunden worden (8.Kapitel, Teil 2).

Der Plan der Einleitung des Tritiums ins Meer

Der Plan der japanischen Regierung, das kontaminierte Wasser bis zur Eröffnung der olympischen Spiele ins Meer laufen zu lassen, besteht weiter, obwohl die Mehrheit bei der öffentlichen Anhörung dagegen gestimmt hat. Aus dem havarierten AKW Fukushima Daiichi würde das kontaminierte Wasser Richtung Tokyo strömen. Die chemischen Verbindungen mit organischen Materialien bergen besonders hohe Gefahren für Menschen. Diese steigen im Vergleich zur äußerlichen Exposition auf das 50fach bis 600fache an. (11.Kapitel Teil 1 und 4.Kapitel Teil 2)

Das Athleten-Dorf erhält Lebensmittel planmäßig aus Fukushima.

Nach dem Regierungsplan sollen Lebensmittel vorrangig aus Fukushima auf dem Tisch vor den Athleten der Olympischen und Paralympischen Spielen landen (29.Juli 2018 Yomiuri Shinbun). Der gegenwärtige Grenzwert von 100Bq/kg war vor dem GAU eine Norm für radioaktiven Müll, daher können solche Lebensmittel auch unter 100Bq/kg als absolut nicht sicher betrachtet werden (9.Kapitel, Teil 2).

Radioaktivität wirkt sich sehr unterschiedlich auf Menschen aus.

Aufgrund von verschiedenen Faktoren wie Alter, Geschlecht, erblicher Anlage, oder Allergie gibt es Menschen mit sehr hoher Empfindlichkeit bezüglich Radioaktivität. Kleinkinder und Kinder im Wachstum sind besonders empfindlich. Es gibt daher Menschen, die im Vergleich mit dem Durchschnitt, wegen der Unterschiede der biologischen Halbwertzeit, zehnfach stärkeren Einflüssen ausgesetzt sein können. (3.Kapitel, Teil2)

Lüge des UNSCEAR: "Keine gesundheitliche Beeinträchtigung „

Die japanische Regierung und Fachleute leugnen gesundheitliche Beeinträchtigungen durch freigesetzte Radioaktivität nach dem Fukushima-GAU und ziehen dafür die Bewertung von UNSCEAR als Beweis heran. Jedoch ist diese Bewertung von UNSCEAR selbst eine Lüge (6.Kapitel, Teil 2). S.205

Die Gesundheitliche Beeinträchtigung ist eine Tatsache.

Tatsächlich entstehen gesundheitliche Beeinträchtigungen. Die inländischen Flüchtlinge, nicht nur aus Fukushima, sondern auch aus Tokyo und dessen Umgebung, erleben sie selbst (1.Kapitel und 4.Kapitel, Teil 3).

Die Einflüsse kann man auch in der manipulationsverdächtigen Statistik des japanische Ministerium für Gesundheit, Arbeit und Wohlfahrt über Krebs (besonders Leukämie) und in der Statistik über die geistige Entwicklung von Kindern durch das japanisch Ministerium für Erziehung, Kultur, Sport, Wissenschaft und Technologie klar belegen (2.Kapitel, Teil 3). Die Beeinträchtigung sieht man auch am Ergebnis der Urinproben, genommen durch zivile Aktivisten, von Kindern aus Fukushima und dem Großgebiet Tokyo (3.Kapitel, Teil 3). Die Analyse der demographischen Statistik zeigt ca. 280tausend Tote in den letzten sieben Jahren, das bedeutet eine ungewöhnliche Zunahme von Todesfällen. Das ist eine ernstzunehmende Gefahr für die japanische Bevölkerung (13.Kapitel, Teil 1).

Allergie nach Exposition

Eine mögliche Gefahr, trotz nur kurzfristigen Aufenthalts in kontaminierten Gebieten, ist unter anderen krankhafte Autoimmunität und Allergien. Viele Berichte zeigen, dass sich bei den inländischen Flüchtlingen nach kurzfristigem Aufenthalt in Fukushima oder in Tokyo ihre chronischen Beschwerden verschlimmern, bzw. solche zum ersten Mal auftreten (1.Kapitel und 4.Kapitel, Teil3).

2. Schlussfolgerungen aus den ethischen und menschenrechtlichen Betrachtungen

Als Begründung unserer Stellungnahme gegen die Olympischen Spiele in Tokyo 2020 kann auf die kriminelle Einstellung des Veranstalters hinsichtlich Moral, Humanismus, Menschenrechten und Demokratie verwiesen werden. Diese kriminelle Haltung zu erkennen ist wichtig. Zusätzlich zu den direkten Opfern, wie Flüchtlinge und unmittelbar Betroffene, wird der andauernde „stochastische Massenmord" verheimlicht. Die Vorbereitungen für die Olympischen Spiele werden fortgesetzt, während gleichzeitig und planmäßig die Hilfe für die Flüchtlinge und andere Betroffene gekappt wird. Dass man die Veranstaltung der Spiele einfach zulässt, bedeutet daher auch, ein stillschweigendes im-Stich-Lassen der Menschen durch die Politik (5.Kapitel und 7.Kapitel, Teil 3). Während der Vorbereitungen auf die Spiele werden Flüchtlinge gezwungen, in ihre ehemalige Heimat zurückzukehren, wo eine Ortsdosisleistung von 20mSv/Jahr gemessen wird (in Wahrheit auch 33mSv/Jahr). Solche Maßnahmen würden 15 % der Heimkehrer frühzeitig sterben lassen; das ergibt sich auch aus dem - und trotz des- von der Regierung manipulierte Risikokoeffizienten (5.Kapitel, Teil 2). Gerade ist also „ein unbekannter Atomkrieg" in Gang, nämlich „stochastischer Massenmord" aufgrund des Zwangs zur Exposition der Radioaktivität von Fukushima Daiichi (13.Kapitel, Teil1). Die Olympischen Spiele in Tokyo2020 werden als Show veranstaltet, um diese Situationen zu verbergen (6.Kapitel, Teil 1).

Durch die These, dass es aufgrund des GAUs keinen Schaden gab, gibt und geben wird, rechtfertigt die Politik hinsichtlich der Spiele die Zwangsexposition von Japanern und Ausländern. Bei der Entscheidung für die Spiele in Tokyo2020 erklärte Ministerpräsident Abe: „Wegen des FukushimaGAUs gab es, gibt es und wird es keinen gesundheitlichen Schaden geben." Das ist eine fatale Lüge. Man sollte keine Aussage der japanischen Regierung über die radioaktive Gefahr glauben (1.Kapitel, Teil 1. S.206). Auch aus der für ihre Gefahrenunterschätzung bekannten Schätzung der Regierung resultiert, dass die „Asche des Todes" eine so hohe Radioaktivität besitzt wie 168 Hiroshima-Bomben. Entsprechend der Behauptung, diese Radioaktivität müsste niemanden gesundheitliche Schäden verursachen, würde man geradezu nach einer Gefährdung von Menschen aus Japan und aus aller Welt durch eine schwere Exposition streben, als ob man damit die Richtigkeit der Behauptung beweisen will. Hinter diesem Verhalten der Regierung könnte sich der Plan verbergen, durch Manipulation der Bevölkerung in der Zukunft die Akzeptanz für die Nutzung von „erlaubten Atomwaffen" zu steigen (5.Kapitel, Teil2).

Korruption bei der Einladung zu den Spielen nach Tokyo2020
Der ehemalige Vorstand des japanischen olympischen Komitees, Koichi Takeda
wird wegen des Verdachts der Bestechung vom französischen Staatsanwalt ver-
nommen (6.Kapitel, Teil 1). Das beweist, dass die Vergabe der Spiele nach Japan
schon korrupt war, und dieser Prozess war „nicht moralisch", aber „schmutzig".
Man soll diese korrupten Olympischen Spiele nicht zulassen (6.Kapitel, Teil 1)!

3. Weitere Gefahr bei den Spielen.

Folgende Gedanken ergänzen die anderen Gefahren bei den Spielen, die im Buch
nicht erwähnt werden.

Verdacht der Manipulation bei den radioaktiven Werten

Wie in dem Buch "Streitpunkte der radioaktiven Exposition" (Ryokufu Verlag
2016, S.194 – 197) beschrieben, sind die offiziellen Werte der Strahlendosen in
der Luft höchstwahrscheinlich von der Regierung so manipuliert worden, dass die
Messgeräte und Überwachungsposten erheblich weniger anzeigen sollten (fast
halb so viel). In der Tat können die Strahlendosen in der Luft, sowohl in Fukushima
als auch in Tokyo höher als die offiziell veröffentlichten Werte sein.

Akkumulation der Radioaktivität

Der Prozess der radioaktiven Akkumulation im Körper nach dem Verzehr von
kontaminierten Lebensmitteln ist im 9. Kapitel Teil 2 beschrieben. Gleichsam ist
der Prozess einer Erkrankung wegen der „akkumulierte" Mutationen von DNA
hier erklärt worden. Diese Mutation von DNA spielt eine wichtige auslösende
Rolle bei einer Krebserkrankung. Das gilt auch bei Krebserkrankungen nach der
chronischen Entzündung. Das bedeutet, wenn eine Person schon eine mutierte
DNA oder eine chronische Entzündung hat und dazu noch einer niedrigen Exposition ausgesetzt ist, dann kann diese am Ende Krebs verursachen.

Das havarierte AKW bleibt immer noch instabil

Das havarierten AKW setzt immer noch Radioaktivität frei, was als „Auto-
spaltung" von der japanischen Atomkraftregulierungsbehörde bezeichnet wird.
Selbst die Arbeiten zur Stilllegung des Reaktors verursachen diese Emissionen, besonders in Form von radioaktiven Partikeln. Es besteht daher die Gefahr stärkerer
Strahlung und erneuter Kritikalität (Anmerkung: Kritikalität ist das Kritisch-
werden eines Reaktors, bei dem eine eingetretene Kettenreaktion nicht abreißt).
Ein Nachbeben oder ein neues Beben und ein daraus folgender Tsunami sind
weiterhin nicht unwahrscheinlich. Der durch das Erdbeben geschädigte Abluft-
turm (Sein Inneres soll so hoch radioaktiv sein wie eine Hiroshima-Bombe) kann
möglicherweise einstürzen. Um den Turm zu beseitigen, müsste man ihn ab-

schneiden, so dass sich viele radioaktive Stäube in die Luft zerstreuen würden: eine sehr gefährliche Situation.

Weiterverbreitung der Radioaktivität durch die Wiederverwertung der gesammelten kontaminierten Erde.

Die nach der Dekontamination gesammelte Erde wiegt ca. 22 Millionen t und deren gesamte Radioaktivität entspricht, nach den Daten der Regierung 5 Hiroshima-Bomben. Diese Erde soll für öffentlichen Unternehmen wieder ausgebracht werden, so dass das ganze Land künstlich kontaminiert wird. Wo diese Erde eingesetzt wird, ist oft nicht veröffentlicht worden, so dass sich die Regierung wie ein Atom-Terrorist verhält, indem sie radioaktive Materialien verstreut. In Fukushima gibt es Pendel-Transporte der kontaminierten Erde zum vorläufigen Lager, in deren Route und Umgebung sich die Radioaktivität schnell erhöht hat.

Die Arbeiter werden für Dekontamination und Bau geopfert.

Es wurde bereits erwähnt, dass die Flüchtlinge, betroffene und heimgekehrte Menschen, hohen Schaden erleiden mussten, aber Ähnliches gilt für die Arbeiter bei Dekontamination und Bau, worüber man auch reden muss. Im Gegensatz zu den enormen Einnahmen der monopolistischen Bauunternehmen muss die Dekontamination unter schlimmsten Bedingungen erfolgen. Voraussetzung der Arbeit sind Ausbeutung und Exposition der Arbeiter, die radioaktiv verseucht werden und später erkranken oder versterben (Siehe den Bericht von Green Peace, UNO-Bericht etc.). Das gilt aber auch auf den Baustellen der Olympischen Spielstätten. Illegale, gefährliche Arbeit und zu lange Arbeitszeiten ohne freie Tage sind dort normal geworden. Schon von drei Todesfällen am Arbeitsplatz ist berichtet worden und das ist nur die Spitze des Eisbergs. Die Bau- und Holzarbeiter Internationale (BWI, Genf) hat einen Bericht über Arbeitsbedingungen bei den Olympischen Spielen in Tokyo ans JOC (japanische olympische Komitee), die Stadt Tokyo und das JSC (Japan Sport Council) geschickt und darin darauf hingewiesen, dass sich die Arbeiter einschließlich denjenigen aus dem Ausland einer heiklen Lage befinden; dass die Arbeitsstellen gefährlich sind und die Arbeitsbelastung zu stark ist, und dass der Arbeitgeber schnelle Gegenmaßnahme treffen sollte (Asahi Shinbun 16.5.2019). Die Teilnahme an den Spielen ohne diese Information ernst zu nehmen und ohne etwas dagegen zu unternehmen, könnte dazu führen, dass man diese illegalen, fast sklavenartigen Arbeitsbedingungen für Dekontamination und Bau billigt. Bei der Vertreibung der wohnungslosen Menschen wegen der Vorbereitung der Olympischen Spiele gibt es ähnliche Menschenrechtsverletzungen. S.208

Was ist zu tun?

Die jetzige Heimkehr- und Wiederaufbau-Politik soll sofort gestoppt werden, stattdessen sollte der Staat mit einer großen Evakuierung beginnen: insbesondere Kleinkinder und Kinder im Wachstum, deren Eltern und junge Menschen sollten aus dem kontaminierten Gebiet evakuiert werden. Das müsste staatlich organisiert und unterstützt werden. Es gibt keine andere Wahl. Während des II. Weltkriegs wurden Kinder vor der Bombardierung japanischer Großstädte durch die amerikanische Armee dadurch bewahrt, dass sie massenweise aufs Land evakuiert wurden. Die zurzeit schon evakuierten Menschen sollten vom Staat und den Kommunen hinsichtlich ihrer Wohnung und ihres Lebens unterstützt werden. „Das Recht der Evakuierung", nicht nur aus Fukushima, sondern auch aus dem ganzen kontaminierten Gebiet von Ostjapan einschließlich Tokyo, müsste garantiert werden. Die für die Olympische Spiele bereitgestellten Mittel sollten eigentlich für die Beseitigung der Schäden aufgrund von Exposition und für die Hilfe für die betroffenen Menschen ausgegeben werden.

Der ganze Inhalt des Buchs und diese Ergänzung schließen wie unten.

Wie die deutsche Abteilung von IPPNW gewarnt hat, kann es nicht vermieden werden, dass die Olympischen Spiele in Tokyo 2020 „Radioaktive Spiele", „Expositive olympische Spiele" werden. Das starke Risiko, dass die besten Athleten, Touristen und Gäste aus aller Welt radioaktiv geschädigt werden können, besteht realistisch.*

Die Olympischen Spiele in Tokyo 2020 dienen der aktuellen Politik der japanischen Regierung, eine Politik – im - Stich- Lassen's des vom GAU be-troffenen, geschädigten Menschen; eine Massenmord-Politik. Die ungenierte Teilnahme oder das ungenierte Anschauen der Spiele kann eine Mitschuld begründen, denn eine solche Unbedarftheit lässt die japanische Politik zu. Die Olympischen Spiele in Tokyo 2020 verletzten die Menschenwürde. Diese Spiele stehen frontal gegen das Olympische Grundgesetz: „Lebensstil [...], der auf der Freude an Leistung, auf dem erzieherischen Wert des guten Beispiels, der gesellschaftlichen Verantwortlichkeit sowie auf der Achtung universell gültiger fundamen-
(https://www.doa-info.de/service/glossar/olympismus)

Die japanische Regierung sollte sich aus der Veranstaltung zurückziehen, jedes Nationale olympische Komitee sollte nicht an den Spielen teilnehmen und das IOC sollte aus den beschriebenen Gründen die Spiele absagen.

Die Spiele wurden natürlich nicht abgesagt, und heute (2024) spricht kein Mensch mehr darüber. Man hört natürlich auch nichts von gesundheitlichen Schäden, weil einerseits die Latenzzeit noch zu kurz wäre, und weil andererseits der Zusammenhang nur schwer nachweisbar wäre, und derartige Vermutungen im Keim erstickt werden.

Tetsu Kariya, geboren 1941 in Peking, China. Nach dem Ende des II. Weltkriegs kehrte er heim nach Tokyo. Er studierte Quantentheorie an der staatlichen Universität in Tokyo. Tetsu Kariya arbeitete einige Jahren in einer großen japanischen Firma, danach machte er sich als Manga-Autor selbständig.
Tetsu Kariya`s bekanntestes Manga-Werk heißt Oishimbo. "Oishii" bedeutet „lecker". Im Manga Oishimbo schreibt er über das Thema „Lebensmittel aus Fukushima". Die Lebensmittel aus Fukushima schmeckten sehr gut, denn es gab dort kaum Industrie außer "ein paar AKWs". Sowohl Gemüse und Fleisch als auch Fische wurden im Großraum Tokyo gut verkauft, vor dem Gau. Aber nach dem Gau wurden sie teilweise stark kontaminiert, sodass man ab und zu nach dem Essen Nasenblutung bekam. So war und ist Tetsu Kariya ein Kritiker über das (Nicht-)Handeln der japanischen Regierung und auch der Fukushima-Behörden nach dem Gau. (Anmerkung: Information der Übersetzerin Toyo Wahio)

Aus diesem Grund verfasste er dann den „Offenen Brief" (in englischer Sprache) an das IOC:

Offener Brief an das internationale Komitee der Olympischen Spiele IOC
vom 03.10.2013 von Tetsu Kariya (ins Japanische übersetzt: Nozomi Ishizu, Etsuji Watanabe)

Am 3.10.2013 hat der Autor der Komikserie „Oishinbo" einen offenen Brief an das Komitee der Internationalen Olympischen Spiele geschickt. In diesem Brief deckt er die Präsentation des Premierministers Abe, der behauptet hat, „es gäbe keinerlei Gefahren durch Verstrahlung" als eine Lüge auf, und stellt seine ablehnende Haltung gegen die Austragung der Olympischen Spiele in Tokyo selbst dar. Dieses Schreiben deutet offen auf die Gefahren durch Verstrahlung bei den Olympischen Spielen in Tokyo und auf die Täuschung und Lüge bei der Wahl des Austragungsortes Tokyo und auf die Rolle der Mittäterschaft des IOCs hin. Es handelt sich hierbei auf eine der frühsten Schriften dieser Art.

Wir veröffentlichen den gesamten Text.

Das Original befindet sich im Blog des Autors.

Der offene Brief

Am 7.9.2013 trafen Sie (das IOC) die Entscheidung, dass Tokyo der Austragungsort der Olympischen Spiele 2020 sein soll. Es heißt, dass die Präsentation des

*Premiers Abe eine wichtige Rolle bei dieser Entscheidung gespielt haben soll. Er hat in seiner Präsentation folgendes behauptet: **„Zu Ihren Bedenken bezüglich Fukushima kann ich Ihnen garantieren. Die Situation ist unter Kontrolle. In Tokyo hat es niemals schlechte Einflüsse gegeben noch wird es welche geben".***

Das, was Premier Abe Ihnen bezüglich der Sicherheit des Fukushima AKW1 erzählt hat, ist nichts als eine Lüge. Ich werde Ihnen jedes seiner Argumente aufzählen und Ihnen beweisen, wie bösartig diese Lügen sind.

(1) bezüglich der von Ihnen aufgezählten Bedenken hat Herr Abe folgendes erzählt: Er behauptete, dass das radioaktiv verseuchte Wasser in dem 0,3 km Umkreis der Bucht von Fukushima „völlig abgeschirmt" wird. Diese Lüge kann selbst ein 6-Jahre altes Kind durchschauen. Gibt es überhaupt eine Hafenbucht, die völlig vom Außenmeer abgeschottet wird? Sie sehen hier eine Aufnahme des Ministeriums des Landes, der Infrastruktur, des Transports und des Tourismus. Das zeigt offensichtlich die Irrelevanz der Behauptung Abes. Das Hafenbecken vor dem AKW Fukushima 1 ist zum Meer hin geöffnet. Genauso, wie Schiffe dort einfahren können, kann das Wasser ein- und aus gelangen. Das Schmutzwasser gelangt ungehindert ins offene Meer. Außerdem hat TEPCO 18 Tage vor Abes Präsentation, am 21.8.2013, hierzu ein völlig widersprüchliches Statement abgegeben: Nach dem Reaktorunglück am 11.3.2011 sei die Wahrscheinlichkeit sehr hoch, dass das hoch radioaktiv verseuchte Wasser im unterirdischen Becken von Reaktor 2 und 3 direkt ins Meer gelangt ist. TEPCO (Tokyo Electric Power Corporation) schätzt die Menge des ins Meer gelangten radioaktiven Materials wie folgt ein: 1 x 1011 (100 Billion) Bq an Strontium 90 und 1013 Bq an Cäsium 137. Die beiden zusammengenommen sind es 3 x 1013Bq. Bei normalem Betrieb beträgt die Standardabgabe ins Meer 22 x 1013Bq

Das heißt, seit dem März gelangten mehr als 100-fache dieses Standards ins Meer und es hält noch an.

(2) Herr Abe hat wie folgt behauptet: „Ich garantiere: Die Situation ist unter Kontrolle". Die Tatsachen zeigen, dass die Situation keineswegs „unter Kontrolle" ist.

(a) nach der Veröffentlichung von TEPCO werden stündlich 1 x 107 Bq radioaktiven Materials freigesetzt. Auf einen Tag gerechnet sind es 24 x 108 Bq. Dieser Zustand hält heute noch an. Wie kann man unter solchen Umständen von „unter Kontrolle" sprechen?

(b) Bis zum August 2013 hat TEPCO auf dem AKW Fukushima 1 ca. 1000 Tanks aufgestellt, um das hochkonzentrierte radioaktive Wasser aufzubewahren. Diese

Tanks mit einem Volumen von 1000t, (im Originaltext heißt es zwar Liter, der Autor aber vermutet, es handelt sich um m3 oder Tonne.) sind nicht fachgerecht verschweißt, sondern sind aus Stahlblechen hergestellt, die zum Zylinder gebogen und mit Schrauben festgehalten werden. Der Verantwortliche für die Tanks sagt, aber „Wir bekommen nur ein begrenztes Budget für die Tanks, so dass in kürzester Zeit die Tanks hergestellt und so die Kosten minimiert werden müssen. Diese Tanks sind nicht für längerfristige Aufbewahrung konzipiert" (erschienen in Mainichi Shinbun am 25.8.2013).

Tatsächlich wird der Lebensdauer dieser Tanks auf maximal 3 Jahre geschätzt. Es handelt sich nur um einen „vorübergehenden" Lösungsansatz.

Am 20.8.2013 gab TEPCO bekannt, dass aus einem der Tanks 300 Tonnen verschmutzten Wassers ausgetreten sei, das pro Liter 8 x 107 Bq, also insgesamt 2,4 x 1013 radioaktiven Materials enthielt. Laut Herrn Hiroaki Koide von der Kyoto Universität entspricht diese Menge an Radioaktivität etwa der, die bei der Explosion der Atombombe in Hiroshima freigesetzt wurde (ausgegangen von der Menge des Strontiums). Das heißt, dass jeder Tank das Dreifache der Radioaktivität der Bombe in Hiroshima enthält.

Diese Tanks sind sehr marode und auch das Gebiet um das AKW

Fukushima 1 steht auf einem sehr instabilen Untergrund. Die Tanks sind auf einem unbefestigten Untergrund installiert. Durch ein großes Erdbeben oder einen Taifun könnten die Tanks einfach zerstört werden. Sollten nur einige dieser Tanks zerstört werden, so könnte niemand mehr das Grundstück des Fukushima Daiichi betreten. Das führt dazu, dass die Kühlung der Reaktoren nicht mehr gewährleistet ist und dass das Ganze außer Kontrolle gerät. Das könnte also zu einer erneuten Pandemie führen, nicht nur für Japan, sondern für die ganze Welt.

Ich übertreibe nicht. Ich äußere nur meine Vermutungen. Diese beruhen auf den frei zugänglichen Informationen und jetzigen Realitäten.

Die Zahl der Tanks nimmt immer mehr zu. TEPCO muss, um die Reaktoren abzukühlen, immer mehr Meerwasser darauf gießen, wodurch immer mehr kontaminiertes Wasser entsteht. Wenn die Anlage zur Aufbereitung des Abwassers geschädigt wird und nicht mehr funktioniert, wird alle 2 1/2 Tage ein neuer Tank benötigt, um das kontaminierte Wasser aufzubewahren. Auch bei gewagtesten Prognosen kann man hier nicht von „unter Kontrolle" sprechen.

(3) Herr Abe behauptete wie folgt: „Fukushima Daiichi kann und wird, auch wenn sich die Lage verschlechtert, keinen Einfluss auf Tokyo ausüben."

a) Edogawa (Edo bedeutet Tokyo) ist ein Fluss in Tokyo und bildet die Grenze zur Nachbarpräfektur Chiba. Er liefert nicht nur an Tokyo, sondern auch an Chiba wertvolles Trinkwasser. Der Fluss hat eine beunruhigende Entwicklung. Nach der Untersuchung des Umweltamtes vom September bis November 2012 enthielt 1 kg Schlamm aus dem Flussbett des Edogawa über 100 Bq Radioaktivität. Am höchsten war die Probe aus dem Gebiet um Urayasubashi mit 2050 Bq/kg (bestehend aus radioaktivem Jod 131 und Cäsium 134/137). Diese Brücke ist nur 10 km von der Kläranlage Kanamachi entfernt, wo das Wasser aus dem Fluss entnommen wird.

Nach diesem Ergebnis behauptete die Umweltbehörde: „Der Fluss fließt von einer Quelle und das Wasser schirmt die Radioaktivität im Flussbett ab." Deshalb sei ein Einfluss „kaum denkbar". Gibt es denn keine Einflüsse, wenn der Fluss durch starken Regen oder Taifun durchgewühlt wird?

b) Am selben Tag, am 7.9.2013, als Herr Abe behauptet hat, Fukushima Daiichi habe keine Auswirkung auf Tokyo, veröffentlichte die Präfektur Chiba, dass in einem Aal, der im Edogawa gefangen wurde, 140 Bq/kg Radioaktivität enthielt. Daraufhin ordnete die Präfektur Chiba drei Fischereikooperative an, die Auslieferung an den Markt zu stoppen.

Aale aus dem Edogawa gelten für Gourmets als Delikatessen. Das ist ein trauriger Fakt. Wie kann man behaupten, „das Reaktorunglück habe keinerlei Einfluss auf Tokyo", wenn Edogawa schon in einem desolaten Zustand ist.

c) Nicht nur Gewässer sind von dieser Auswirkung betroffen. Im Osten Tokyos, im Bezirk Edogawa-Ku, wurden vielerorts 0,2µSv/h Radioaktivität in der Luft gemessen. An manchen Orten sogar über 0,3µSv/h.

Besonders hoch war die Radioaktivität um die Kläranlage Kanamachi. Sie betrug sogar über 0,45µSv/h. Der internationale Sicherheitsstandard des ICRP (International Comittee for Radioactive Prevention) beträgt 0,23µSv/h (das ist das Verständnis der japanischen Regierung, zugrunde gelegt wurde die unwahrscheinliche Vermutung, dass man 16 Stunden am Tag 40% den Strahlen ausgesetzt wird (im Freien 8 Stunden – Anmerkung des Übersetzers) und auf das Jahr hochgerechnet 1mSv/y. Die Behauptung des Herrn Abe ist eindeutig eine Lüge. Tokyo hat schon Schaden genommen.

(4) Herr Abe behauptete weiterhin wie folgt: „Das Reaktorunglück habe keinerlei Probleme verursacht. Die Kontamination ist auf ein kleines Gebiet beschränkt und absolut isoliert."

a) Die Abbildung auf dieser Seite besagt mehr als tausend Worte. Es handelt sich um eine „Kontaminationskarte", die vom Professor Yukio Hayakawa von der Gunma- Uiversität erstellt wurde. Die Kontamination ist nicht nur auf ein enges Gebiet begrenzt, sondern breitet sich auf ein breites Gebiet aus. Wie man hier klar erkennen kann, betrug die Radioaktivität in der Luft in Tokyo im September 2011 0,125µSv/h. Vor dem Reaktorunglück des Fukushima Daiichi betrug dieser Wert ca. 0,02µSv/h (vielleicht sollte man eher <0,034µSv/h sagen – Anmerkung des Übersetzers). Tokyo ist wohl kontaminiert.

b) Es gibt da einen Bericht, der alle IOC - Mitglieder interessieren dürfte. Er wurde von einer Bürgergruppe erstellt, die in den für die Olympischen Spiele vorgesehenen Stadien die Radioaktivität in der Luft bestimmt hat. Sie können diese Seite auch auf Englisch oder Französisch lesen.
 (http://olympicsokuteikai.web.fc2.com/).

Laut diesem Bericht beträgt die Radioaktivität in der Luft im Yumenoshima – Stadium, in dem die Pferdesportwettbewerbe stattfinden sollen, 0,48µSv/h und ist somit das Vierfache des Sicherheitsstandards, der vom Internationalen Komitee für Strahlenvermeidung (ICRP) bestimmt wurde (der Sicherheitsstandard des ICRP ist 1mSv/y und somit 0,114µSv/h). In den Sportzentren, in denen Handballspiele, Radrennen und Gewichtheben geplant sind, wurden überall ein Wert von 0,15µSv/h gemessen. Diese übersteigen den Sicherheitsstandard des ICRP. Man kann also nicht behaupten, Tokyo sei nicht von der Kontamination betroffen.

(5) Herr Abe hat wie folgt argumentiert: „Ich kann Ihnen versichern: Es gab und wird in Zukunft keine gesundheitlichen Probleme geben."

a) Das Meer außerhalb von Fukushima ist eins der fischreichsten Fanggebiete. Die Fische, die hier gefangen werden, sind zahlreich und hochqualitativ. Viele Fischer konnten von diesem Reichtum leben.

Nach dem Reaktorunglück des Fukushima Daiichi hat sich die Lage komplett verändert. Da die Fische in diesem Gebiet radioaktiv kontaminiert wurden, hat das Ministerium für Fischerei allen Fischereikooperativen die Auslieferung des Fangs verboten. Heute noch ist die Fischerei in Fukushima untersagt.

b) Fukushima ist auch eine der wichtigsten Kornkammer (Reis) Japans. Nach dem Reaktorunglück wurde in der Reisernte aus mehreren Gebieten Fukushimas Radioaktivität ermittelt. Seitdem hat sich der Verbraucher vom Fukushima-Reis verabschiedet.

Nach dem Reaktorunglück hat die japanische Regierung den Reisanbau auf 7300 ha im Umkreis von 20 km um das AKW Fukushima Daiichi verboten (Vor dem Unglück wurde hier auf 80.000 ha Reis angebaut). Dieses Jahr (2013) hat die Regierung auf 2.000 ha in diesem Gebiet wieder den Reisanbau freigegeben. Aber genutzt wurden nur 10% des Gebietes. Die Verbraucher haben Angst und sind verunsichert und wollen keine landwirtschaftlichen Produkte aus Fukushima kaufen. Dies beschränkt sich nicht nur auf Reis, sondern auch auf alle Produkte inklusive organischen Anbau und Molkereiprodukte. Was hat der organische Anbau für Vorteile, wenn die Produkte radioaktiv belastet sind?

Die Bevölkerung aus der Fischerei, Landwirtschaft und alle die damit zu tun haben, ist mit der größten Not konfrontiert. Diese Wirtschaftszweige sind lahmgelegt und den Leuten wurde die Lebensgrundlage geraubt. Dies basiert einzig und allein auf der einfachen Tatsache, dass radioaktiv kontaminiertes Lebensmittel für die Gesundheit gefährlich ist. Es ist in der Tat eine ernste Situation für die Gesundheit.

Zusammenfassend können wir sagen, dass die Behauptung von Herrn Abe, die er vor der Vollversammlung des IOC geäußert hat, nichts als eine Lüge ist.

Am 8.9.2013 hat die Nachrichtenseite im Internet, darunter auch „Asahi Shimbun digital", wie folgt berichtet: „Vor dem Komitee des IOC war die Rede und Antwort des Premiers Abe ausschlaggebend und hat alle Unklarheiten beseitigt". Komiteemitglied Dick Pound sagte: „Die Leute haben sich diese Worte zu hören gewünscht und haben sie auch bekommen." „Abe hat ihnen die erwartete Antwort gegeben. Es war genau das, um sie matt zu setzen."

Tokyo bekam mit 60 Stimmen gegen 36 für Istanbul den Vorrang für die Ausrichtung der Olympischen Spiele 2020. Das bedeutet, dass diese 60 IOC Mitglieder genau das gedacht haben, wovon Dick Pound erzählt hat.

Diesen 60 Mitgliedern möchte ich folgendes fragen: „Haben Sie nichts gewusst von der gefährlichen Situation nach dem Reaktorunglück des AKW Fukushima Daiichi? Wenn Sie davon nichts wussten, handeln Sie in völliger Verantwortungslosigkeit und vernachlässigen Ihr Amt als IOC- Mitglied. Sie haben als IOC-Mitglied die Pflicht, alles erdenkliche zu unternehmen, um alle Probleme der möglichen Austragungsorte zu erfahren. Die kritische Situation des AKW Fukushima kann gefährliche Auswirkung haben auf die Sportler und Zuschauer, die aus aller Welt nach Japan anreisen.

Wenn Sie davon gewusst haben und dennoch für Tokyo gestimmt haben, haben Sie vorsätzlich toleriert, dass mehrere Millionen Menschen in Gefahr geraten

*können. Sie sind Komplizen mit dem Premier Abe, der vor der ganzen Welt
absichtlich gelogen hat. Mitschuldig durch Amtsunterlassung und Verantwortungslosigkeit. Mittäterschaft mit Shinzo Abe an Lügen. An welcher Schuld sind
Sie beteiligt? Erläuterung der Karte ©Yukio Hayakawa*
http://kipuka.blog70.fc2.com

Kontamination durch Reaktorunglück des AKW Fukushima Daiichi
*Diese Karte zeigt die relative Radioaktivität der Orte, wo im März 2011 radio-
aktive Substanzen auf die Erde gefallen sind. Gemessen wurde im September
2011 1m über der Erdoberfläche. Auf der Erde oder auf dem Asphalt wurde die
Radioaktivität durch Wind und Regen ausgewaschen, diese sammelt sich aber in
den Regenrinnen, Gräben und am Wegesrand, so dass hier höhere Radioaktivität
gemessen wird.* Die Radioaktivität bezieht sich auf Cäsium 134 (Halbwertzeit: 2
Jahre) und *Cäsium 137 (Halbwertzeit 30 Jahre). Die Strahlenwerte betragen 1
Jahr nach dem Unfall 78 %, nach 5 Jahren 37 %. Zum Zeitpunkt der Messung im
September 2011 betrugen sie 88 %. Einheit: µSv/h (Mikrosievert pro Stunde)*

Ein offener Brief, der deutlicher nicht sein könnte. Gleichwohl ist dieser „Offene
Brief an das IOC" nicht mehr und nicht weniger als ein Zeitdokument, von Japanern verfasst. Der Brief schreit gerade danach, dass auf die Weltgesundheit (weil
Sportler und Besucher aus der ganzen Welt nach Japan kommen werden) Rücksicht zu nehmen. Und warum hört niemand diesen Schrei, oder, warum wird
dieser Schrei ignoriert? Das IOC Mitglied hätte es nicht deutlicher sagen können:
An Herrn Abe gewandt: **„Das wollten wir hören".**

Das heißt, das IOC wollte öffentlich belogen werden, damit sie öffentlich auf die
Argumentation so reagieren konnte, wie es geplant war.

Ein abgekartetes Spiel!

Heute, 4 Jahre nach den Olympischen Spielen spricht kein Mensch mehr von der
Strahlengefahr im Zusammenhang mit den Olympischen Spielen. Heißt das, dass
Abe recht hat: **„Es gibt keine Probleme".**? Oder ist es die Ruhe vor dem Sturm,
wenn nach der entsprechenden Latenzzeit plötzlich bei Sportlern und Besuchern
gesundheitliche Probleme auftauchen. Aber, wer wird nach 20, 30, 40 Jahren
einen überraschenden Gesundheitsknick auf die Reise nach Japan in Verbindung
bringen?

Der „unbekannte" Atom-Krieg

Katsuma Yagasaki, geboren 1943. Er ist emeritierte Professor an der Ryukyu Universität Okinawa, Japan. Als Wissenschaftler für Physik war er mehrmals sachverständiger Zeuge in den japanischen Parlamenten zur Strahlenexposition geladen.

Kapitel 13, Teil 1 : *„Der unbekannte Atomkrieg" wütet nach dem Reaktorunfall von Fukushima – Erhebliche Zunahme der Todesfälle trotz der Aussage von Ministerpräsident Abe : „Es gibt keine gesundheitlichen Schäden durch radioaktive Strahlung".* Von Katsuma Yagasaki

1. Übersicht - Faschismus von Abe: „Es gibt keine gesundheitlichen Schäden durch radioaktiven Strahlung"

Ein Atomkrieg ist so, dass eine Atombombe mit sehr großer Zerstörungskraft abgeworfen wird oder dass ein Staat einen anderen mit der Atombombe droht. Daneben steht „der unbekannte Atomkrieg" nach der Atomstrategie, hauptsächlich von den USA ausgehend seit den Würfen auf Hiroshima und Nagasaki; für die Förderung der Atomkraftwerke und für die Kontrolle der Informationen, um die radioaktiven Schäden nicht ins öffentliche Bewusstsein rücken zu lassen.

Diesen Ausdruck hat der Verfasser erfunden, weil die Situation für Bürger unbekannt ist, so dass er „unbekannter Krieg" genannt wird.

Nach dem radioaktiven Fallout in Hiroshima und Nagasaki sind die genauen Mengen der Radioaktivität und deren Schäden stets vertuscht worden. Danach folgten auf der Erde über 500 Atombombentests, während Uranabbau, Produkte der Brennstoffe, AKWs und Wiederaufarbeitung der gebrauchten Brennstoffe weiter betrieben werden, Reaktorunfälle passierten und die mit Uran angereicherte Munition weiter genutzt wurde, so dass eine immense Menge Radioaktivität in die Luft ausgestoßen, in der Umwelt verbreitet und gelagert wurde. Die globale Atomindustrie und mehrere Regierungen ignorieren oder vertuschen diese Tatsache, so dass menschliche Schäden der Expositionen weltweit sehr groß sind und andauernd geschehen. Der Einschätzung von ECRR (Der Europäische Ausschuss für Strahlenrisiko) zufolge erlitten über 60 Millionen Menschen dadurch Schäden. Das ist die Wahrheit des „Unbekannten Atomkriegs".

Nach dem Reaktorunfall von Fukushima entwickelt sich der schlimmste "unbekannte Atomkrieg" in der Geschichte. Der Faschismus, der typischerweise Japan kontrolliert, verstärkt den „unbekannten Atomkrieg" umso schlimmer.

Obwohl einer Stellungnahme der Regierung zufolge die Radioaktivität von 168 Hiroshimabomben (in Wahrheit das Zehnfache davon) ausgestoßen wurde, konnte die Aussage von Ministerpräsident Abe die Entscheidung für die Austragung der Olympischen Spiele in Tokyo 2020 lauten: „Es gibt keine gesundheitlichen Einflüsse hinsichtlich der Radioaktivität."

Abes Aussage entspricht exakt dem „unbekannten Krieg" direkt nach dem Atombombenabwurf. Am 6.September 1945 sagte der stellvertretende kommandierende General und Leiter der Feldoperationen des Manhattan-Projekts Thomas Farrell bei der Pressekonferenz in Tokyo: „In Hiroshima und Nagasaki sind diejenigen schon gestorben, die sterben sollten, und seit Anfang September leidet niemand mehr unter Atombombenstrahlung." „Um mögliche Gefahren aus bleibender Radioaktivität zu vermeiden, ist die Atombombe sehr hoch in der Luft über Hiroshima explodiert, so dass diejenigen, die jetzt sterben, nicht wegen der bleibenden Radioaktivität, sondern wegen eines Schadens direkt nach der Explosion sterben." Die Maßnahme, die die Regierung nach dem Tepco – Reaktorunfall gegen die radioaktiven Expositionen getroffen hat, ist genau gleich, was USA Farells Worten bezogen die Atombombenschäden in Hiroshima und Nagasaki behandelt hatte.

Die japanische Regierung benutzt die alte Fiktion als Ausgang ihres Szenarios und verbreitet ihre Propaganda: „Verstärkung der Kommunikation zur Beseitigung falscher Gerüchte", zusammen mit Hilfe aller Ministerien und Behörden. Sie wollen die wahre Situation der radioaktiven Explosionen mit „einer Gemüts-Einstellung" vertuschen. Auf der Basis von Lügen wird die Zwangsmaßnahme zur radioaktiven Exposition gefördert. Hilfen für die Evakuierten aus den Gebieten von Fukushima, die nicht zwangsevakuiert worden sind, sind gekappt, dadurch wird die Zahl dieser Evakuierten aus der Statistik genommen. So gibt es öffentlich weniger Evakuierte. Oder „Aufhebung der Zwangsevakuierung von einem Ort" bedeutet: keine Kontamination mehr". Die Schäden der radioaktiven Expositionen werden verbreitet, infolgedessen werden die Schäden in Fukushima unsichtbarer, am Ende wollen sie behaupten und rechtfertigen, dass es keine radioaktiven Schäden in Fukushima gibt. Diese ist die japanische Situation wie in einer Lügengeschichte.

1996, nach der Tschernobyl-Katastrophe, hat die IAEA in Wien eine neue Richtlinie für die möglichen Atomunfälle der Zukunft zusammengefasst:
1) Menschen nicht evakuieren.
2) Informationen vereinheitlichen
3) Fachleute nicht frei bewegen lassen.

Die japanische Lage entspricht dieser Richtlinie. IAEA, UNSCEAR, ICRP etc. können als internationale Lobbyisten der Atomindustrie definiert werden. Die IAEA hat bei einem Reaktorunfall vorausgesetzt, dass die Bewohner weiter in den kontaminierten Gebieten bleiben sollen, und entschied sich, die bisherige Schutzmethode vor radioaktiven Expositionen, einschließlich psychischer Maßnahmen, zu erneuern. Das ist das Grundprinzip vom „unbekannten Atomkrieg" bei einem Reaktorunfall. ICRP will die Bewohner zur radioaktiven Expositionen zwingen, und die IAEA errichtete ein Büro in Fukushima und leitete ihre Maßnahmen vor Ort. Die japanische Regierung lässt auf noch schlimmerer Weise Informationen mittels Lügen manipulieren und vertuschen.

9 Jahre nach dem Reaktorunfall ist Japan noch im atomaren Ausnahmezustand mit dem Grenzwert der radioaktiven Exposition von 20mSv/J (der Wert in der normalen Zeit beträgt 1mSv/J), mit dem die Olympischen Spielen in Tokyo ausgetragen werden würden. Berichtet worden sind eine ungewöhnliche Zunahme von Patienten mit schwer heilbaren Krankheiten und auch von Patienten in den Krankenhäusern. Die Regierung will nicht anerkennen, dass die Ursache der ungewöhnlichen Zunahme von Kindern mit Schilddrüsenkrebs die Radioaktivität nach dem Reaktorunfall ist, und noch will sie keine gesundheitliche Beeinträchtigung der betroffenen Bewohner anerkennen und verhindert medizinische Vorbeugungsmaßnahmen. Von einer großen Erhöhung der Sterberate nach dem Reaktorunfall ist auch einfach nicht berichtet worden.

Die Kontamination der Lebensmittel in Ostjapan ist immer noch in einer sehr ernsten Lage und die Radioaktivität aus dem Reaktoren wird ständig in die Luft ausgestoßen und gelangt weiterhin ins Meer. Die Umwelt ist voll von dieser Gefahren.

Die perinatale Mortalität hat sich 9 bis 10 Monaten (2012) nach dem Unfall von Fukushima erhöht; 12 % in stark kontaminierten Präfekturen und 8,4 % in mittel kontaminierten Präfekturen, und diese Zunahme dauert immer noch. Diese Mortalität hängt von der Kontamination des Erdbodens ab. (Strahlentelex Nr. 722-723, 02. 2017)

Unter angeborenen Missbildungen ist eine Zunahme von komplexen Herzerkranungen seit 2011 und von fehlendem Hodenabstieg ab 2012 festgestellt worden und zwar überall in Japan, auch in den Gebieten mit niedrig kontaminiertem Erdboden. Daher kann hoch wahrscheinlich vermutet werden, dass die Ursache nicht in der Kontamination des Umfeldes, sondern an inneren radioaktiver Exposition durch die Lebensmittelkette liegt. Es ist eine Folge der inneren radioaktiven Expositionen von schwangeren Frauen. K. Murase et al. In „Journal of the American Heart Associatiol" 13. 3.2019 und in „Urology" , „Nationwide increase in cryptorchidism after the Fukushima nuclear accident" 8.5.2018.

Die Untersuchung der Bevölkerungsentwicklung in Japan vom Ministerium für Gesundheit hat die ungewöhnliche und ernste Steigerung der Sterberate in der Stadt Soma, Präfektur Fukushima, ergeben. Die Sterberate ist seit 2011 landesweit ungewöhnlich angestiegen. Zwischen 2011 und 2017 nach dem Unfall beträgt die ungewöhnliche Zunahme der Todesfälle über die vorausgeschätzte Zahl in Fukushima auf 12.000 und landesweit auf 290.000.

Die Todesfälle sind bei den Erdbeben und dem Tsunami 2011 auf 19.416 Personen offiziell beziffert worden, und die ungewöhnliche Zunahme von Todesfälle in Japan für 2011 beträgt 61.000; es gab also neben den Toten wegen des Erdbebens und der Tsunami noch sehr viele weitere Opfer.

Der Sterberate je Diagnose ist ab 2011 steil angestiegen. Landesweit nahmen die Todesfälle bei alten Menschen stark zu und die Sterberate wegen Erkrankungen des Nervensystems wie Alzheimer, Demenz etc. ist auch rapide gestiegen. Diese Tendenz wird sich ab 2017 weiter fortsetzen.

Die Besucher aus aller Welt in Japan, die nicht wissen, dass die Spiele in gefährlichem radioaktivem Umfeld ausgetragen werden, werden radioaktiven Expositionen ausgesetzt, sowohl von außen als auch von innen: durch Atmung und auch Verzehr der kontaminierten Lebensmittel.

Die Opferzahl des „unbekannten Atomkriegs", den die japanische Regierung und internationale Atomlobbyisten treiben, darf nicht zunehmen. Die Bürger aus aller Welt sollten den unbekannten Atomkrieg in Japan und die Gefahr des Faschismus einsehen.

So gefährliche „Wiederaufbau" und „Olympische Spiele" sind als die größte Maßnahme nach dem Unfall mitten in die Politik festgelegt worden und einige Spiele werden im kontaminierten Region austragen: Das ist eine Art verwandelte japanische Faschismus.

Es gibt also so viele ungewöhnliche Tote, immer noch eine ernstzunehmende radioaktive Kontamination in Lebensmitteln in Ostjapan und die Tatsache, dass Radioaktivität vom havarierten AKW weiter in die Luft und ins Meer gelangen. Aus diesen Gründen darf der „atomare Notstand" nicht aufgehoben werden, so dass die Olympischen Spiele gezwungenermaßen in dieser Gefahr ausgetragen würden.

Der Verfasser fühlt sich moralisch verpflichtet, über die gesundheitlichen Schäden in Japan die Menschen in der Welt zu informieren.

2. Die gefährliche Situation in Japan aufgrund radioaktiver Kontamination

Bild 1: Sterberate in der Präfektur Fukushima und in der Stadt Minamisoma

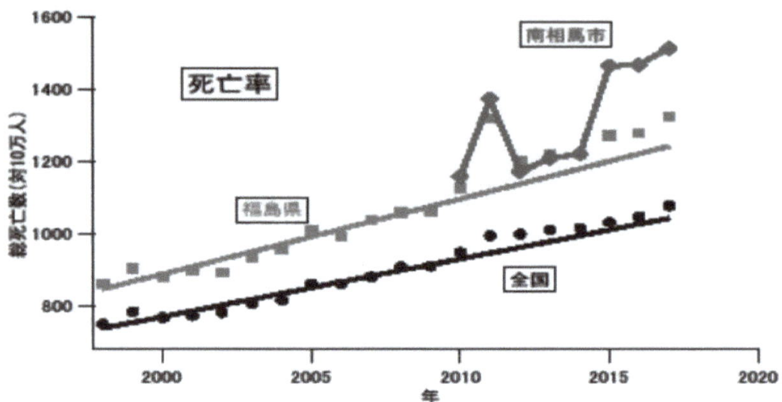

Vertikal: Tote pro 100.000 Bewohner insgesamt, horizontal: Jahr
Rot: (Anmerkung: die obere Skale mit starken Ausschlägen) *Stadt Minamisoma,*
Grün: (Anmerkung: die zweite Linie von unten) *Präfektur Fukushima.*
Schwarz: (Anmerkung: unterste Linie) *Durchschnitt von ganz Japan*

Der Verfasser hat Bild 1 aus der Statistik der japanischen Bevölkerungszahl etc. hergestellt. Die Zunahme der ungewöhnlichen Todesfälle in Fukushima zwischen 2011 und 2017 ca. 11.000, in ganz Japan 280.000.

Bild 1 zeigt den Verlauf der Sterberatenänderung von ganz Japan, der Präfektur Fukushima und der Stadt Minamisoma zwischen 1998 und 2017 (Minamisoma ab 2010). Daten für die Analyse dieser Sterberate; Die gesamte Bevölkerungszahl beruht auf den Zahlen des Statistikamts des japanischen Ministeriums für öffentliche Verwaltung. Die Sterberate beruht auf der Untersuchung der Bevölkerungsentwicklung vom Ministerium für Gesundheit, dem oben genannten Statistikamt, einem Büro für Statistik der Regierung. Die Gesamte Bevölkerungszahl der Präfektur Fukushima und die Todesfälle in der Stadt Minamisoma beruhen auf HP von der Präfektur Fukushima.

Vergleich: die Statistik von Nobuko Koshiba und dem Buch: „Entspricht die Steigerung der Sterberate in Minamisoma der Gefahr von „der Rückkehr" von Katsuma Yagasaki.

[...]

Tendenz zur ungewöhnlichen Zunahme, abweichend von der vorausgeschätzten Zahl, etwa um 5%. Bei der plötzlichen Zunahme im Jahr 2011 sind der Information des japanischen Hauptpolizeipräsidiums zufolge 1607 Opfer wegen der Erd- beben- Tsunami- Katastrophe registriert worden. 207 Vermisste in Fukushima wurden aber nicht sofort in der oberen Statistik aufgenommen, während die ungewöhnlichen Todesfälle insgesamt 4016 betrugen. Daraus kann errechnet werden, dass die Zunahme der ungewöhnlichen Todesfälle wegen der radioaktiven Expositionen etwa das 2,5fache der Zunahme der anderen Fälle be- trägt.

Am 8.Mai 2013 wurde der Arzt, Dr. Tomoyoshi Oikawa, der Ehemalige Vizedi- rektor des städtischen Krankenhauses von Minamisoma zur Diskussion für die Wiederaufbau- Kommission nach dem großen Erdbeben in Ostjapan ins japan- ischen Unterhaus als Zeuge eingeladen. Er berichtete dort seine Momentauf- nahme aus der medizinischen Behandlungen der Patienten nach dem Reaktor- unfall: „Es ist noch vorläufig, trotzdem gibt es erschreckende Daten. Die Inzi- denzrate von Schlaganfällen in Fukushima ist bei den Menschen über 65 um das ca. 1,4 fache, zwischen 35 und 64 um das 3,4 fache gestiegen.

(Der Verfasser sah und hörte die Live - Sendung aus dem Unterhaus im Internet.)

Das soll nur die Spitze des Eisbergs sein, und die Toten durch solche zugenom- menen Erkrankungen sind vermutlich in der oberen Statistik mit eingeschlossen. Zu den direkten Schäden der Radioaktivität gibt es noch Stressfaktoren nach der Katastrophn, die synergistisch wirken.

Die ungewöhnlichen Todesfälle in ganz Japan zwischen 2011 und 2017 sind gleichartig errechnet worden und sie betragen ca.290.000, eine enorme Zahl und ungewöhnlich viel. Perinataler Sterblichkeit und angeborene Missbildungen von Neugeborenen landesweit deuten einen starken Zusammenhang mit Radioakti- vität an und diese Zunahme der ungewöhnlichen Todesfälle bezieht sich auch stark auf radioaktive Einflüsse.

Der Sterberate von Minamisona zeigt die Gefahr der zu frühen Rückkehr und des Wiederaufbaus. Die Zahl der Bewohner der Stadt Minamisoma hat sich 2011 bis 10.000 reduziert (90% der Bewohner wurden vorläufig evakuiert.) und 2015 ist sie auf 64.000 aufgestiegen. Es gibt zwar in Minamisoma Zonen ohne Rückkehr- mög-lichkeit, aber viele von den Evakuierten sind später wieder zurückge- kommen. Die Sterberate im Bild1 für Minamisoma beruht auf dem ursprüng- lichen Bürgerregister, so dass auch die Evakuierten noch eingeschlossen sind.

Die Sterberate von Minamisoma im Bild1 verläuft bis 2014 genauso graphisch fast wie die von der Präfektur Fukushima, aber er spitzt sich 2015 rapide zu. Die radioaktiven gesundheitlichen Schäden können je nachdem kurzfristig oder später nach einiger Zeit auftreten, was bekannt ist. Die graphische Darstellung zeigt hier, unter der Berücksichtigung der Änderung der Einwohnerzahl, dass die Rate schnell gestiegen ist, nachdem die Hälfte der einmal Evakuierten zurückgekehrt waren.

Zwischen 2011 und 2014 waren die meisten Bewohner von Minamisoma in andere Orten innerhalb und außerhalb der Präfektur Fukushima evakuiert worden, wo die Radioaktivität niedriger als Minamisoma war, so dass die Sterberate von der Präfektur Fukushima und Minamisoma ähnlich, sogar die von Minamisoma etwas niedriger als von der Präfektur Fukushima für 2012 und 2013 war. Aber sie ist für Minamisoma ab 2015 bis 2017 steil angestiegen. Das bedeutet, dass die Gefahr und auch das Verschulden der Maßnahme durch den Staat und die Präfektur für die „Rückkehr" und den „Wiederaufbau" hier angezeigt worden sind. Gilt die Gefahr nicht nur für die Bewohner von Minamisoma, sondern für alle Rückkehrer aus anderen Gebieten? Zeigt diese Maßnahmen, nur für die Propaganda von „Wiederaufbau" und „Rückkehr", die Bewohner in Lebensgefahr zu bringen, eine typisch faschistische Politik von Japan nicht ?

3. Radioaktive Exposition in Fukushima – Opfer des „unbekannten Kriegs"
Sehr zu unterstreichen ist die Tatsache, dass Bewohner darunter leiden, dass sie „auf Grund der Politik der radioaktiven Exposition unausweichlich ausgesetzt sind".

3.1) noch schwerwiegendere radioaktive Exposition als in Tschernobyl
In Tschernobyl hat die Regierung richtige Schutzmaßnahmen für die Bewohner getroffen: für den Ort mit einer Radioaktivität von 1mSv/J warnt sie die Bewohner, dass der Ort zum Weiterleben gefährlich sei. Sie hat einen Umzug für diejenigen angeboten, die ihn wollten. Für den Ort mit einer Radioaktivität von über 5mSv/J verbot sie dort das weitere Wohnen und wirtschaftliche Aktivitäten.

Dagegen Japan fünf Jahre nach dem Reaktorunfall: in dem gleichen Zeitraum, in der das Gesetz von Tschernobyl in Kraft getreten war, begann die Regierung die Größe der Regionen zur Evakuierung zu verkleinern und kappte die Wohnungsunterstützung für die Evakuierten aus der Zone ohne Zwangsevakuierung. Der bisherige Standard zum Schutz vor Radioaktivität von 1mSv/J ist nach der Erklärung vom atomaren Ausnahmezustand in Japan aufgehoben worden und der neue Grenzwert beträgt das 20fache des bisherigen, 20mSv/J. „Der Wieder-

aufbau" und „Die Olympischen Spiele" werden unter dieser Erklärung einfach rasant vorgetrieben.

Der Mechanismus der japanischen Verbreitung der radioaktiven Expositionen, ein vielfaches von Tschernobyl, funktioniert so:

1) In Tschernobyl durfte und darf niemand dort wohnen und etwas produzieren, wo die Radioaktivität 5mSv/J übersteigt, während sehr viele japanische Bewohner (über eine Million) in kontaminierten Regionen mit einer Radioaktivität von 20mSv/J wohnen und etwas produzieren, weil sie nicht überleben können, wenn sie nichts produzieren und verkaufen. Daher wurde in den kontaminierten Orten weiter produziert, was in Tschernobyl nicht geschah, so dass es eine Verbreitung der radioaktiven Expositionen gibt. Durch kontaminierte Lebensmittel ist die tragische innere radioaktive Expositionen in Japan weit verbreitet. Die Propaganda der Regierung gegen wissenschaftliche Erkenntnisse heißt : „keine gesundheitlichen Schäden", und dass jeder durch den Verzehr der Lebensmittel aus Fukushima die betroffenen Menschen unterstützen sollte.

2) Die zweite Besonderheit: Um dort weiter leben zu können, wurden die Orte und ihre Umgebung „dekontaminiert", so dass sehr große Mengen radioaktiver Erde anfielen. Die Regierung will diese kontaminierte Erde für öffentliche Bauarbeiten wiederverwenden, damit sich die Menge reduziert, vor allem diese „flexiblen Schüttgutcontainer", gestapelt in Mengen, sollen vor den Augen der ausländische Besucher versteckt werden. Dies würde das Prinzip der Behandlung radioaktiver Kontamination widersprechen, trotzdem wollte die Regierung die zweite radioaktive Exposition landesweit verbreiten.

3) Die dritte Besonderheit in Japan: Die Verbreitung der Radioaktivität in der Umwelt konnte bei dem Unfall von Tschernobyl durch den Bau eines Sarkophags 7 Monaten nach dem Unfall mehr oder weniger vermieden werden. In Japan wurde Grundwasser kontaminiert und das fließt ständig ins Meer, und der Ausstoß der radioaktiven Partikel dauert weiterhin an. Die Verriegelung der Reaktoren nach der Kernschmelze ist nicht gelungen.

4) Die internationale Atomlobby hat eine Richtlinie beschlossen: die Vermeidung der Evakuierung und Umzüge, denn die IAEA kam 1996 bei ihrer Konferenz zu dem Schluss: „Die Bewohner sind bereit, in die Gefahr zurück zu kommen und wollen in der kontaminierten Heimat leben." Konkret hatte ICRP klare Maßnahmen geplant, kurz danach passierte der Unfall von Fukushima.

2) Irrationale Maßnahme der japanischen Regierung gegen radioaktive Exposition. Ministerpräsident Abe hat bei einer Pressekonferenz anlässlich der Ein-

ladung zu den Olympischen Spielen nach Tokyo auf die Frage über Aufräumarbeiten nach dem Reaktorunfall und das Problem mit dem kontaminierten Wasser erklärt: „Zu aller erst möchte ich verdeutlichen, dass es bisher keine gesundheitlichen Probleme gab, jetzt nicht und in der Zukunft auch nicht." Die Maßnahme nach dieser lügenhaften Aussage war „eine Verstärkung der Kommunikation, um falsche Gerüchte auszumerzen", die von allen Behörden und Ämtern gefördert wurde. Dieses Streben hat seinen Schwerpunkt nicht auf der Vorbeugung der gesundheitlichen Schäden, sondern auf dem Schein und der Überzeugung, dass es keine gesundheitlichen Schäden gibt, damit die Ängste und Sorgen der Menschen vor Radioaktivität aufgelöst werden, infolgedessen werden sie zwangsmäßig radioaktiver Exposition ausgesetzt. Die Behörde verlautbart, dass es keine Sorgen hinsichtlich radioaktives Schäden gibt, und sowohl die Behörde als auch die Bewohner von Fukushima setzten sich dafür ein, dass Menschen aus anderen Regionen dies wissen, Lebensmittel aus Fukushima essen und nach Fukushima kommen.

In den offiziellen Lehrmaterialien über Radioaktivität für Schülerinnen und Schüler der Grundschule bis zur High School, herausgegeben vom Wiederaufbauamt steht der Satz: „Es gibt keine gesundheitliche Schäden nach dem Reaktorunfall." Das ist nicht die Wahrheit und dadurch wird behauptet, Radioaktivität wäre nicht gefährlich. Dabei gibt es häufig Schilddrüsenkrebs bei Kindern. Die Logik der Regierung, dass es nicht bewiesen wurde, dass der Reaktorunfall die Ursache der Erkrankung sei, hindert die Förderung der Vorbeugung und der Schutzmaßnahmen vor Radioaktivität durch die Politik, die eigentlich dringend erforderlich wäre.

(Lügeninhalt)

1) „Keine radioaktive gesundheitlichen Schäden"
Sogar ICRP stellte fest, dass es durch stochastischen Prozess die Gefahr einer radioaktiven Exposition bis zu einer niedrigen Strahlendosis gibt, und dies ist unter dem Linear – No - Threshould-Modell (LNT-Modell) international anerkannt. Trotzdem wird die typisch japanische Erzählung von vollkommener gesundheitlicher Gefahrlosigkeit verlautbart.

2) „Unter 100mSv/J ist sicher"
Dies ist auch eine typisch japanische lügenhafte Theorie. ICRP zufolge heißt es, „bei einer Absorptionsdosis im Bereich unter ca.10mGy (Strahlungen eines niedrigen oder hohen linearen Energietransfers =LET) nicht beurteilt wird, dass jedes Gewebe klinisch signifikante Funktionsstörungen zeige." Der Satz wird in Japan so verdreht, dass „es keine Funktionsstörung gebe". Außerdem wird die An-

wendung der Aussage auf stochastische Wirkung ausgewertet. Als Grundlage für die japanische Lüge dient ein Experiment von Prof. Yamashita und seiner Gruppe. Der Fehler des Experiments liegt in der Behandlung der Observablen, die ihre eigenen Definition ignoriert, dass ICRP Absorptionsdosis durch Ionendosis ersetzen würde.

Die Schlussfolgerung von Yamashita, dass Radioaktivität unter 100mGy sicher ist (Schäden an die DNA bleiben nicht bestehen) sei, müsse unter klarer Unterscheidung zwischen Absorptionsdosis und Ionendosis und in Befolgung der ICRP - Definition von Absorptionsdosis (obwohl ICRP selbst diese Definition ignorierte) lauten: "Bei einer Absorptionsdosis unter 2mGy kann ein Schaden an DNA bestehen."

Eine Aussage wie „unter 100mGy sei sicher" hat keinerlei naturwissenschaftliche Basis; eher ein Zeug, das einem nur zum Erstaunen bringt, wie man so dreist lügen kann!

3) Kontrollierte Massenmedien
Heutzutage wird in den japanischen Massenmedien nur noch selten das Wort „Radioaktivität" gebraucht. Auch im Bericht zum 8. Jahrestag wird das Wort ausradiert und es bleibt auch jedes Wort zu deren möglichen Schäden aus. Stattdessen strotzen sie vor Wörtern wie „Schaden durch falsche Gerüchte", Wiederaufbau, Rückkehr. Ein Ausdruck von Sachlichkeit oder Rücksicht auf Menschenwürde, wie beispielsweise durch eine Warnung vor der Absurdität der voreiligen Einladung zu den „Olympischen Spielen des Wiederaufbaus" erwartet man von ihnen nur vergebens.

4. Der unbekannte Atomkrieg – die Rolle der internationalen Atomlobbyisten
Unter den drei internationalen Atomlobby- Organisationen, werden Mitglieder von IAEA und UNSCEAR von den Staaten empfohlen, die Atomkraft fördern, und ICRP ist eine private Organisation, die von den gleichen Regierungen und der Atomindustrie finanziell unterstützt wird.

All diese Organisationen haben einen gemeinsamen Charakter, nämlich eine ähnliche Aufgabe, dass die Mitglieder dreier Organisationen radioaktive Schäden sachlich diskutieren, oder Menschen vor den radioaktiven Expositionen schützen und dass sich deshalb alle Mitglieder im Interessenkonflikten befinden. Keith Baberstock , ein ehemaliges UNSCEAR – Mitglied, kritisierte die Situation so: „Jagdfrevler und Jagdverwalter sind dieselbe Personen." in „Eine kritische Betrachtung vom Bericht des UNSCEAR 2013, in Bezug auf dem Reaktorunfall von Fukushima" in Kagaku, Nr.1175, 2014

ICRP hat beispielsweise „Schutz vor radioaktiven Expositionen" als Daseinszweck, aber diese Organisation schwankt zwischen der Förderung der Atomkraft und der internationalen Meinung über den Schutz und vorläufige Bewegung gegen Atomkraft, daher musste sie nicht von dem wissenschaftlichen und humanistischen Standard, sondern einem gesellschaftlichen und wirtschaftlichen Standard abhängig sein. Der Ausdruck: „gesellschaftlich und wirtschaftlich" ist eine kosmetische Terminologie der internationalen Atomlobbyisten, und er bedeutet, dass es zugunsten der Atom-Regierungen darum geht, keine zu große Belastung solcher Regierungen und der Atomindustrie zu verantworten.

Die IAEA hat eine neue Richtlinie bestimmt, in „One decade after Chernobyl: Summing up the Consequences of the Accident, Proceedings of an International Conference Vienna, 8-12 April 1996 „für den Fall eines neuen großen Reaktorunfalls. Darin heißt es, dass die Bewohner bereit sind, die radioaktive Gefahr in Kauf zu nehmen. Die alten Schutzmaßnahmen in der Kategorie von „Einmischung" zu regeln ist nicht genug, um die komplizierten gesellschaftlichen Probleme zu lösen. Vorausgesetzt, dass die Bewohner weiter in den kontaminierten Regionen bleiben sollen, muss eine neue Rahmenbedingung geschafft werden, um auch für die psychische Situation Verantwortung zu übernehmen. Inhaltlich verneint die neue Richtlinie das „Tschernobyl-Gesetz", das für den Schutz der Bewohner in Kraft getreten war, und sie erklärte die Notwendigkeit der Kontrolle der Informationen, der Fachleute und der medizinischen Kräften.

Danach schlug ICRP in ihrer Empfehlung 2007 vor, dass das System der Verteilung der Regionen je nach Radioaktivität konkretisiert werden soll und schrieb auch, dass die betroffenen Bewohner hohen radioaktiven Expositionen von 20 bis 100mSv/J ausgesetzt werden dürfen. Das ist eine Politik nicht für den Schutz der Bewohner, sondern für internationale Atomlobbyisten, eine Politik des „Im Stichlassens". Das bedeutet, dass ein Unfall jeder Zeit möglich ist, daher sollen Bewohner die Exposition hinnehmen. Eine überhebliche, unverschämte Einstellung der Atomindustrie.

Relativ kurz nach dieser Empfehlung gab es den Unfall in Fukushima. Wie erbärmlich; die Richtlinie der internationalen Atomlobbyisten nach der IAEA und ICRP wurde für den Unfall eingeführt. Darüber hinaus wurde die die Bewohner verachtende Einstellung der japanischen Regierung mittels Gehirnwäsche durchgesetzt, und die japanische faschistische Version des „unbekannten Atomkriegs" entwickelte sich.

ICRP hat früher einmal, als der Druck der internationalen Bewegung zur Abschaffung der Atomwaffen zunahm, den Schutzstandard strenger gemacht, aber die Geschichte zeigt, dass die Organisation immer die klare Aufgabe der nukleare Strategie des „unbekannten Atomkriegs" hatte.

Die Empfehlung 1977 führte zu drei Schutzprinzipien:
1) Rechtfertigung der Taten,
2) Optimierung der Schutzmaßnahme,
3) Einführung des Grenzwertes der menschlichen Expositionen, womit sich das Eigeninteresse der Organisation deutlich zum Ausdruck kommt.

Die Rechtfertigung der Taten ist eine Behauptung; wenn das „allgemeine Interesse" (Interesse der Atomindustrie und des Militärs) über der Gefahr oder des Todes der von Radioaktivität betroffenen Bewohner steht, kann die ökonomische Taten „gerechtfertigt" werden. Bei 2) und 3) wollen die Atomindustrie und die Regierungen viel sparen, indem Schutzmaßnahmen „nicht ernst genommen" werden.

Direkt nach dem Unfall von Fukushima wurde der „atomare Ausnahmezustand" in Japan ausgerufen, so dass der Grenzwert der Radioaktivität von 1mSv/J für Bürger auf 20mSv/J gelockert worden ist und alle Bürger gezwungenermaßen vor radioaktiver Exposition ausgesetzt werden. Eine ähnliche Lage bestand auch für den Grenzwert von radioaktivem Müll. Das bisherige Gesetz legte dafür die Radioaktivität bis 100Bq/kg fest, aber jetzt darf der Wert 8000Bq/kg hoch sein. Die internationale Atomlobby verhinderte eine erneute Gesetzgebung wie „das Tschernobyl-Gesetz" (der Schutz der Bewohner), wenn ein erneuter Reaktorunfall passieren würde. Nach dieser „Vorsichtsmaßnahme" der internationalen Atomlobby passierte der Reaktorunfall von Tepco in Fukushima.
Der Verfasser möchte an alle Bürger dieser Welt appellieren! Bitte seien Sie sich die realen Situation der radioaktiven Expositionen in der Umwelt Japans nach dem Reaktorunfall bewusst! In diesem Bewusstsein entscheiden Sie sich! Ich wünsche Ihnen, zu erkennen, dass die Lüge der japanischen Regierung nicht aus Mangel an Wissenschaft, sondern aus einem klaren Grund verbreitet wurde. Um Ihr eigenes Leben zu schützen: bitte seien Sie vorsichtig und klug!

Der Verfasser schämt sich sehr für die von der internationalen Atomlobby unterstützte negativen Einstellung der japanischen Regierung gegenüber wissenschaftlichen Erkenntnissen, gegenüber Demokratie und gegenüber Menschenwürde Die unaufrichtige Haltung der Regierung und der internationalen Atomlobby, die Menschenleben missachten und für die Vorbeugung von Umweltverschmutzung keine Verantwortung übernehmen, sollte mit einer auf Wissenschaft und Menschenwürde beruhenden Handlung durch japanische - und

Bürger aus aller Welt - reformiert werden. Die Straftat des „unbekannten Atomkriegs" wird bald ans Tageslicht kommen.

Bundesumweltministerium
und
Bundesamt für Strahlenschutz
zu
Fukushima und Olympia

Eine der letzten Sätze bei der im folgenden Kapitel beschriebenen Bundesumweltausschusssitzung, von Frau Kotting-Uhl war (in Richtung der Staatsekretärin des Bundesumweltministerium Frau Schwarzelühr-Sutter gesagt): Wir beide waren zweimal auf dem Gelände der Kraftwerksruine in Fukushima und sind nicht Tod umgefallen.

Nun, man sah ihnen Beiden in dem Moment auch nichts an. Im Gegenteil, beide wirkten gesund, agil, aktiv, normal. Weit ab von Beeinträchtigung der Gesundheit oder des Lebens. Ungewollt (so hatte ich als Video-Betrachter den Eindruck), ungewollt war diese Aussage eine Verharmlosung des Strahlenrisikos, zumal dann noch später Frau Kotting-Uhl den Beschwichtigungen des BfS und der BMU entgegensetzte, dass man doch auch das Thema Kumulation nicht übersehen dürfe, und das IPPNW und Greenpeace zu anderen Ergebnissen kommen, als die beiden Behörden.

Die besagte öffentliche Bundesumweltausschusssitzung wird im Folgenden genauer vorgestellt.

Zuvor die Pressemitteilung des BfS, ein Offener Brief und eine Petition.

Am 09.03.2020 gab das Bundesamt für Strahlenschutz (BfS) folgende Pressemitteilung heraus:

Fukushima-Jahrestag im Zeichen der olympischen Ringe: Aufenthalt stellt kein Risiko dar – Bundesamt für Strahlenschutz: Strahlenbelastung vor Ort entspricht Langstreckenflug

Neun Jahre nach dem Reaktorunglück von Fukushima rücken angesichts der bevorstehenden Olympischen Sommerspiele in Japan Fragen nach der radiologischen Situation vor Ort in den Blickpunkt.

Das Bundesamt für Strahlenschutz (BfS) weist in diesem Zusammenhang darauf hin, dass internationalen Angaben zufolge die Strahlenbelastung in der Region deutlich gesunken ist. Bei einem einwöchigen Aufenthalt in Fukushima City sind Reisende beispielsweise einer Strahlenbelastung ausgesetzt, die einem Flug von Frankfurt nach Tokio entspricht.

Olympische Wettkämpfe in Fukushima City

Am 11. März 2011 führte ein Erdbeben mit nachfolgendem Tsunami zum Reaktorunglück von Fukushima. Neun Jahre später finden im Rahmen der Olympischen Sommerspiele vom 24. Juli bis zum 9. August 2020 in Japan einige Baseball- und Softball-Wettkämpfe in Fukushima City statt.

Als Auftakt der Olympischen Spiele soll am 26. März 2020 der olympische Fackellauf in der Präfektur Fukushima beginnen. Eine zusätzliche Strahlenbelastung für den Menschen ergibt sich inzwischen – wenn überhaupt – aber nur noch durch die auf dem Boden abgelagerten, radioaktiven Kontaminationen.

Aufenthalt in der Region unbedenklich

Die Präsidentin des BfS, Inge Paulini, betont: "Der Unfall im japanischen Kernkraftwerk Fukushima Daiichi im Jahr 2011 hatte gravierende Folgen für die Menschen und die Umwelt in der Region. Wer die Gegend aber heute besucht, muss sich keine Sorgen machen. Die Strahlenbelastung ist inzwischen auf ein Niveau gesunken, das den Aufenthalt dort unbedenklich macht – auch für Sportlerinnen und Sportler."

Mehrzahl der Spielstätten fern der Sperrzone

Die meisten Spielstätten befinden sich im Raum Tokio und damit fernab der bestehenden Sperrzone. Und auch in den freigegebenen Gebieten der Präfektur Fukushima besteht kein Gesundheitsrisiko.

Im Mittel liegt die Strahlenbelastung in Fukushima City bei 0,1 bis 0,5 Mikrosievert pro Stunde. Zum Vergleich: Die mittlere Dosisleistung in Deutschland beträgt zirka 0,1 Mikrosievert pro Stunde.

Häuser und Straßen wurden dekontaminiert

Die deutlich gesunkene Strahlenbelastung ist unter anderem auf den radioaktiven Zerfall der abgelagerten Stoffe sowie auf Dekontaminationsmaßnahmen zurückzuführen. Zudem wurde ein Großteil der radioaktiven Kontaminationen inzwischen witterungsbedingt abgewaschen oder ist tiefer in den Boden eingedrungen.

Außerhalb der Sperrgebiete gelten Häuser, Gärten, Straßen, Schulen, Kindergärten sowie öffentliche Parks als dekontaminiert.

Kaum Belastung durch Nahrung

Auch der Verzehr von in Fukushima erzeugten Nahrungsmitteln trägt heutzutage kaum noch zu zusätzlicher Strahlenbelastung bei.

Neueren wissenschaftlichen Untersuchungen zufolge liegt die Dosis durch kontaminierte Nahrung in der Präfektur Fukushima inzwischen bei weniger als 0,01 Millisievert im Jahr. Zum Vergleich: In Deutschland erhalten wir im Jahresdurchschnitt eine Dosis etwa 0,3 Millisievert durch die Aufnahme von natürlicher Radioaktivität mit der Nahrung.

Deutsche Notfallmaßnahmen nach Fukushima überarbeitet

Paulini ergänzt: "Die Olympischen Spiele bieten dennoch einen Anlass, innezuhalten und sich an die Ereignisse in Fukushima im März 2011 zu erinnern. Auch für Deutschland hatten diese unmittelbare Folgen: Die Bundesregierung beschloss den Ausstieg aus der Kernenergie, und auch die Notfallmaßnahmen zum Schutz vor den Folgen eines möglichen radiologischen Unfalls wurden aktualisiert."

"Mit dem Aufbau des Radiologischen Lagezentrums des Bundes treffen das Bundesumweltministerium und das BfS derzeit umfangreiche Vorkehrungen, um für radiologische Notfälle aller Art mit radioaktiven Stoffen gewappnet zu sein. Das BfS ist in diesem Netzwerk die zentrale Instanz zur Darstellung und Bewertung der radiologischen Lage."

BfS in Arbeit von WHO und UNSCEAR eingebunden

An den Abschätzungen der Situation in der Region Fukushima durch die WHO waren auch mehrere Fachleute des BfS beteiligt.

Darüber hinaus ist das BfS entscheidend in die Erstellung von Berichten zu den Auswirkungen des Reaktorunfalls in Fukushima für den Wissenschaftlichen

Ausschuss der Vereinten Nationen zur Untersuchung der Auswirkungen atomarer Strahlung (UNSCEAR) eingebunden.

Da anschließend mein / unser „Offener Brief" folgt, will ich mich hier auf den Hinweis beschränken, dass sich die Berichte von Wissenschaftlern aus Japan (die letzten 3 Kapitel) irgendwie anders anhören.

Bürgerinnen und Bürger der Asse II-Region   c/o Paul Koch 19.03.2020:

*** Offener Brief ***

Sehr geehrte Frau Dr. Paulini,

mit Datum vom 09.03.2020 haben Sie eine Pressemitteilung herausgegeben mit der Überschrift: **Fukushima-Jahrestag im Zeichen der olympischen Ringe: Aufenthalt stellt kein Risiko dar**. Als zweite Überschrift oder als Erklärung folgt: **Strahlenbelastung vor Ort entspricht Langstreckenflug.**

Menschen wie wir, die wir in der Region rund um die Asse leben und uns von daher tagtäglich in irgendeinem Zusammenhang mit dem Thema „Radioaktivität" beschäftigen, wundern uns sehr über Ihre verharmlosende Darstellung was die Strahlenbelastung vor Ort (Japan) angeht. Wir gehören auch zu den Menschen, die vor 34 Jahren bewusst die Folgen von Tschernobyl in unserer Region erlebt haben und die sich auch mit den Menschen vor Ort (Belarus/ Ukraine) solidarisiert haben (Kindererholung/ humanitäre Hilfe/ Besuche von sozialen Einrichtungen/ Krankenhäuser in Belarus und der Ukraine etc.). In diesem Zusammenhang verwundert die Verharmlosung nicht, da dies auch nach der Tschernobyl-Katastrophe zu beobachten war.

Immer einhergehend mit auch richtigen und notwendigen Maßnahmen wie die Schaffung eines Umweltministeriums und auch Ihrer Einrichtung dem Bundesamt für Strahlenschutz oder, wie nach Fukushima, der Ausstieg aus der Atomenergie.

Manche von uns haben sich tatsächlich erst mit/ bzw. nach der Tschernobyl-Katastrophe mit dem Thema Radioaktivität auseinandergesetzt. Wir haben aber inzwischen verinnerlicht, dass das radioaktive Isotop Caesium 137 (137Cs), ein Produkt der Kernspaltung (verantwortlich für die langfristige Strahlenbelastung von Natur und Mensch), eine Halbwertzeit von 30 Jahren hat. Für Tschernobyl heißt das, dass die erste Halbwertzeit vorüber ist, aber die Hälfte dieses Caesiums 137 noch vorhanden ist. Für Fukushima heißt das, dass erst 1/3 der ersten Halbwertzeit vorüber ist. Auch wenn Häuser, Straßen und Stadien dekontaminiert wurden, bleibt die Frage was nach möglichen Wettereinflüssen von den nicht dekontaminierbaren Wäldern und Bergen die vorhandenen Isotope in die bereits de-kontaminierten Bereiche gelangen können. Ihre Aussage:

„Aufenthalt stellt kein Risiko dar" kann schon mit diesen Überlegungen stark in Zweifel gezogen werden.

Sie schreiben mit Recht: „Neun Jahre nach dem Reaktorunglück von Fukushima rücken angesichts der bevorstehenden Olympischen Sommerspiele in Japan Fragen nach der radiologischen Situation vor Ort in den Blickpunkt."

Sie schreiben weiter: „Das Bundesamt für Strahlenschutz (BfS) weist in diesem Zusammenhang darauf hin, dass internationalen Angaben zufolge die Strahlenbelastung in der Region deutlich gesunken ist."

Diesen Zeilen kann man entnehmen, dass Sie keine eigenen Messungen vor Ort durchgeführt haben und sich auf andere Institutionen verlassen. Sie schreiben aber in der Pressemitteilung weiter unten: Das BfS ist in die Arbeit von WHO und UNSCEAR eingebunden. Wissen Sie eigentlich, dass Sie damit einen höchst fragwürdigen Vertrag zwischen WHO und IAEO von 1959 unterstützen? Die WHO darf nach diesem Vertrag keine Verlautbarungen über Radioaktivität veröffentlichen, die nicht von der IAEO genehmigt wurde. (Wikipedia: Am 28.Mai 1959 wurde auf der 8. Weltgesundheitsversammlung zwischen der Internationalen Atomenergieorganisation (IAEO) und der WHO die Resolution [WHA12-40] verabschiedet. Der Vertrag legt u. a fest, dass die Verantwortung für Untersuchungen, Entwicklungen und Anwendungen auf dem Gebiet der Kernenergie primär bei der IAEO liegt und die WHO bei entsprechenden Aktivitäten die IAEO zu konsultieren habe und diese einvernehmlich zu regeln seien.

Diese Abhängigkeit der WHO von der IAEO, die laut Satzung den friedlichen Einsatz der Kernenergie weltweit fördern soll, wird vielfach kritisiert, da dadurch z. B. die Zahl der weltweiten Opfer der Katastrophe von Tschernobyl von der WHO und der IAEO gemeinsam als viel zu niedrig beziffert würden.

Zu der eingangs beschriebenen Ortsbestimmung der Verfasser dieses Briefes gehört noch folgender Aspekt: Die Ev. Luth. Landeskirche Braunschweig pflegt seit 50 Jahren eine Partnerschaft zur japanischen lutherischen Kirche. Damit ist der direkte Kontakt zu Japanern und der direkte Informationsfluss aus Japan vorhanden. Der Arbeitskreis Japan pflegt im Detail diesen Kontakt. Des Weiteren gibt es im Rahmen der Ev. – luth. Landeskirche in Braunschweig (in Zusammenarbeit mit dem Bistum Hildesheim) die „Europäischen Aktionswochen für eine Zukunft nach Tschernobyl und Fukushima" / Region Braunschweig. In diesem Zusammenhang werden nicht nur Veranstaltungen zum Thema Tschernobyl/ Fukushima/ Erneuerbare Energie/ Klima durchgeführt, sondern auch Kontakt zu in Deutschland lebenden Japaner*innen gehalten. Diese

Japaner*innen versorgen uns mit Informationen (ins Deutsche übersetzt) aus japanischen Online-Zeitungen und aus japanischen Büchern. Nachzulesen auf der Website vom Arbeitskreis Japan.

Siehe: https://akjapan.home.blog/2018/12/30/aktuelles-aus-dem-arbeitskreis-japan/

Bei unseren Veranstaltungen haben wir aber auch Kontakt zu deutschen Wissenschaftlern, die zu uns kommen um Vorträge zu halten, aber auch um sich zu informieren über das „Weltatomerbe Braunschweiger Land". Einige unserer Referenten haben wir Ihre Pressemitteilung zukommen lassen und sie um einen Kommentar dazu gebeten. Diese Kommentare bestärken uns in der Ansicht, dass Ihre Pressemitteilung in weiten Teilen eine Verharmlosung darstellt. Die detaillierten Kommentare von Dr. Hagen Scherb, Dr. Andreas Singler und Dr. Florian Meißner finden Sie in der Anlage.

Sie schreiben in der Pressemittelung: "Die Olympischen Spiele bieten dennoch einen Anlass, innezuhalten und sich an die Ereignisse in Fukushima im März 2011 zu erinnern. Auch für Deutschland hatten diese unmittelbare Folgen: Die Bundesregierung beschloss den Ausstieg aus der Kernenergie, und auch die Notfallmaßnahmen zum Schutz vor den Folgen eines möglichen radiologischen Unfalls wurden aktualisiert."

Dass die Olympischen Spiele in Japan Anlass bieten, sich an Fukushima im März 2011 zu erinnern, dem stimmen wir zu. Allerdings muss deshalb weder der Fackellauf durch die Region führen, noch müssen dort Wettkämpfe (geplant sind Base- und Softball Wettkämpfe) noch muss dort ein Trainingslager für Jugendliche sein. Fackellauf und Wettkämpfe dort stattfinden zu lassen, hat nichts mit der Erinnerung an Fukushima im März 2011 zu tun, sondern mit der Verharmlosung der Ereignisse um Fukushima. Wir hoffen nicht, dass das die Absicht des Bundesamtes für Strahlenschutz ist. Verharmlosung kann/darf auf jeden Fall nicht Ihre Aufgabe sein.

Deshalb bitten wir Sie, um unser Vertrauen in das BfS wiederherzustellen, um eine Überarbeitung und neue Veröffentlichung Ihrer Pressemitteilung. Gerne stellen wir uns auch einem Gespräch mit Ihnen, gerne auch mit fachlicher Unterstützung des ein oder anderen hier zitierten Wissenschaftlers.

Freundliche Grüße

Paul Koch * Sozialdiakon i.R. Initiatoren der Wolfenbütteler Vorsitzender Projektreferent/Akademie / **Eleonore und Wolfgang Bischoff** * Wolfenbütteler Atom- und Kohle-Ausstiegsgruppe (WAAG) / **Bodo Walther** * Arbeitskreis Japan
Das Anliegen dieses offenen Briefes wird unterstützt durch eine Petition.

Die Unterzeichner machen sich (unabhängig von der Asse II-Thematik) große Sorgen über Ihre verharmlosenden Äußerungen. Die Petition hatte am 19.03.2020 (am Vormittag) 59 Unterzeichner (siehe Anlage). Ursprünglich sollte die Petition nur solange laufen, bis wir Ihnen den offenen Brief übermitteln. Das große Interesse im In- und Ausland an dieser Petition lies es uns angemessen erscheinen, die Petition auch noch parallel zu den Olympischen Spielen laufen zu lassen. Unabhängig vom Ausgang der Petition und der Anzahl der Unterzeichner wäre eine öffentliche Stellungnahme Ihrerseits wünschenswert.

*** Ende offener Brief ***

Kommentare und Hinweise der Wissenschaftler Scherb, Singler, Meißner zum offenen Brief/ bzw. zur BfS-Pressemitteilung vom 09.03.2020 (ebenfalls mit offenen Brief am 19.03.2020 dem BfS per Post zugeschickt) finden Sie auf der genannten Website des AK-Japan.
(https://akjapan.home.blog/2018/12/30/aktuelles-aus-dem-arbeitskreis-japan/)

*** Antwortschreiben des BfS ***

20.04.2020

Ihr Schreiben vom 19.03.2020, „Offener Brief an BfS-Präsidentin Dr. Inge Paulini"

Sehr geehrter Herr Koch,
sehr geehrte Damen und Herren,

Sie hatten mit Ihrem Offenen Brief auf die Pressemitteilung des Bundesamtes für Strahlenschutz (BfS) vom 09.03.2020 anlässlich des Fukushima-Jahrestages und der geplanten Olympischen Spiele in Japan reagiert.

Unsere gemeinsame Anteilnahme gilt den Menschen, die unter den Folgen der Katastrophe in Fukushima zu leiden hatten bzw. noch leiden. Sie berichten von langjährigen Partnerschaften mit Japan und einem regen Informationsaustausch. Ich begrüße dies ausdrücklich, weil es letztlich um die Situation der Menschen in der Provinz Fukushima geht und wie diese in der schwierigen, nun seit neun Jahren andauernden Situation leben. Das BfS war von Anfang an in internationale Maßnahmen zur Bewältigung der Katastrophe eingebunden und hat Japan z.B. bei der Analyse der radiologischen Folgen unterstützt. Beschäftigte des BfS waren häufig vor Ort, haben das Leid der Menschen konkret erlebt und bringen auch weiterhin ihre Expertise zum Schutz der Bevölkerung und der Umwelt in der Provinz Fukushima ein.

190

Ich bedauere es daher umso mehr, dass unsere Pressemitteilung offenbar falsch verstanden wurde. Es liegt uns fern, die Risiken durch Unfälle in kerntechnischen Einrichtungen zu verharmlosen. Wie schon der Unfall in Tschernobyl im Jahre 1986 wurde auch der Unfall in Fukushima von 2011 zum Anlass genommen, die Nutzung von Kernenergie in Deutschland und auch die Notfallmaßnahmen zum Schutz vor den Folgen eines möglichen radiologischen Unfalls zu überdenken. Mit dem Aufbau des Radiologischen Lagezentrums des Bundes haben das Bundesumweltministerium und das BfS umfangreiche Vorkehrungen getroffen, um für radiologische Notfälle in Deutschland und im Ausland gewappnet zu sein. Die Konsequenz aus Fukushima, also den Ausstieg Deutschlands aus der friedlichen Nutzung der Kernenergie, halte ich ausdrücklich für richtig.

Gegenstand unserer Pressemitteilung vom 09.03.2020 war nicht die Beurteilung der japanischen Atompolitik im Allgemeinen oder des Umgangs mit dem Unfall und seiner Folgen im Besonderen. Das Ziel war vielmehr, angesichts der (bei Erscheinen der Pressemitteilung noch bevorstehenden) Olympischen Spiele in Japan Sportler*innen und Besucher*innen - und damit Personen, die einen nur kurzen Aufenthalt in der Provinz Fukushima planen - über die Bewertung der radiologischen Lage zu informieren. Aus unserer Sicht bestand bei dieser Bevölkerungsgruppe zum damaligen Zeitpunkt erheblicher Bedarf an diesen konkreten Informationen.

Die Bewertung der radiologischen Lage bedeutet konkret, dass wir auf der Basis aller uns verfügbaren Informationen die derzeitige (und auch zukünftige) Strahlenexposition der Bevölkerung vor Ort abschätzen und daraus Schlussfolgerungen zur gesundheitlichen Gefährdung ableiten. Die uns verfügbaren Informationen stammen aus verschiedenen Quellen, wie z.B. verschiedenen behördlichen Meldungen aus Japan, von internationalen und ausländischen Organisationen, aus wissenschaftlichen Berichten und Veröffentlichungen, aus der Bevölkerung (v.a. Daten aus dem Safecast-Netzwerk) und auch durch das BfS selbst gemessene Daten. Auf Grundlage dieser Daten beurteilen wir die radiologische Situation. Dabei orientieren wir uns - im Hinblick auf immer noch bestehende Gefahren in den betroffenen Gebieten - immer am aktuellen Stand der Wissenschaft, den wir uns durch die kontinuierliche Analyse weltweit erscheinender qualitätsgesicherter Veröffentlichungen sowie durch die Mitarbeit in internationalen Fachgremien erarbeiten. Hierzu zählt auch unsere Mitarbeit in UNSCEAR, einem wissenschaftlichen Expert*innengremium der Vereinten Nationen, sowie der WHO (Weltgesundheitsorganisation). Die Mitarbeiter*innen des BfS arbeiten dabei nach wissenschaftlichen Grundsätzen, die eine fach-

fremde, etwa von wirtschaftlichen Interessen geleitete, Einflussnahme ausschließen.

Das BfS teilt die Ansicht internationaler Expert*innen und Gremien (wie z.B.
UNSCEAR), dass zukünftig ein erkennbarer Anstieg von stochastischen Strahlen-
schäden - also Veränderungen der DNA, die nur mit einer bestimmten Wahrscheinlichkeit, aber nicht mit Sicherheit eintreten - nicht ausgeschlossen werden
kann (insbesondere Schilddrüsenkrebs bei Kindern), dass aber dieser Anstieg
wesentlich niedriger ausfallen wird als nach dem Unfall in Tschernobyl. Vor
diesem Hintergrund finden in Japan nun schwierige Diskussionen statt, welche
Gebiete wieder bewohnbar sind und welche Gebiete auch für längere Zeiten
gesperrt bleiben müssen. Diese Entscheidungen entstehen in einem gesellschaftlichen Prozess, in dem der Strahlenschutz nur einen von vielen Aspekten
darstellt.

Aus Sicht des BfS (und vieler anderer Expert*innen) gibt es erhebliche nicht-
radiologische Folgen des Unfalls in Fukushima, insbesondere durch den Verlust
sozialer Bindungen und aufgrund existenzieller Sorgen, und diese überwiegen
die langfristigen, noch nicht abschließend beurteilbaren radiologischen Folgen
bei weitem. Aus diesem Grund halten wir es für wichtig, dass die Menschen in
der Provinz Fukushima mit ihren Problemen nicht alleine gelassen oder gar
ausgegrenzt werden. Umso wertvoller sind auch Ihre Kontakte nach Japan.
Dieses Engagement beinhaltet sicher auch Reisen in das Gebiet. Aufgrund der
kurzen Aufenthaltsdauer sind diese Reisen – im Vergleich zur Situation der dort
lebenden Menschen - mit einer um mehrere Größenordnungen niedrigeren
Strahlenbelastung verbunden, sofern man sich an die dortigen Vorschriften hält.
Diese Kernaussage haben wir im Zusammenhang mit den – zum damaligen
Zeitpunkt noch geplanten - sportlichen Veranstaltungen in der Provinz Fukushima noch einmal konkretisiert und gesagt, dass ein kurzfristiger Aufenthalt in
der Provinz Fukushima aus Sicht des Strahlenschutzes unbedenklich ist.

Umfangreiche Informationen zu Fukushima und den Folgen für Gesundheit und
Umwelt finden Sie auch auf unserer Webseite.
Ich hoffe, dass ich damit das entstandene Missverständnis bezüglich unserer
Pressemitteilung vom 09.03.2020 aufklären konnte.

Mit freundlichen Grüßen, Inge Paulini

*** Ende Antwortschreiben BfS ***

Zunächst erschlagen von der langen (freundlichen) Antwort, aber gleichwohl un-
zufrieden über die Nicht-Berücksichtigung / nicht Nennung / Nicht Eingehens auf
die Experten-Anlagen, war erst eine Denkpause angesagt. Dann aber nach

einiger Zeit, noch ein Schreiben an das BfS um auf die Reaktion des BfS zum „Offenen Brief" einzugehen.

*** Antwort/ bzw. Reaktion auf das Antwortschreiben des BfS***

09.05.2020

Ihr Schreiben vom 20.04.2020 zu

"Offener Brief an BfS-Präsidentin Dr. Inge Paulini" (19.03.2020)

Sehr geehrte Frau Dr. Paulini,

herzlichen Dank für Ihr ausführliches Schreiben vom 20.04.2020, in dem Sie die fachliche Kompetenz und internationale Zusammenarbeit des Bundesamtes für Strahlenschutz beschreiben.

Am 11.03.2020 fand die öffentliche Sitzung des Bundesumweltausschusses statt, bei der das Bundesamt für Strahlenschutz mit Herrn Florian Gering als Fachmann für Strahlenschutz vertreten war. Die fachliche Kompetenz vom Bundesamt für Strahlenschutz ist unbestritten.

Dass es dennoch Fragen an das Bundesamt für Strahlenschutz und kritische Anmerkungen geben kann, machten die Parlamentarier im Bundesumweltausschuss bei der bereits erwähnten öffentlichen Sitzung deutlich. Im Prinzip hatten die Parlamentarier die gleichen Fragen wie wir. Herr Gering hat, genau wie Sie mit Ihrem jetzigen Schreiben, zwar die Deutungshoheit verdeutlicht, aber die Fragen nicht wirklich beantwortet.

Da ist zum Beispiel das Thema 20 mSv in der Präfektur Fukushima. Am 11. März 2011 um 16:36 Uhr wurde ein nuklearer Notstand gemäß Paragraph 15, Artikel 1-2 ausgerufen (und noch nicht zurückgenommen). Dies ist ein Indiz dafür, das hier noch lange nicht der „Normalzustand" erreicht wurde. Kann man hier von „kein Risiko" reden?

Sie schreiben auf Ihrer Homepage zum Fukushima-Unfall: „Alle Gebiete mit mehr als 20 mSv pro Jahr externer Strahlung, […] wurden unter der Federführung der japanischen Regierung dekontaminiert. Vorrangiges Ziel war es, die jährliche Dosis unter 20 mSv pro Jahr abzusenken. Sobald dieser Wert erreicht wurde, durften die evakuierten Bewohner wieder in ihre Häuser zurückkehren. Wir sprechen also im Bereich der Präfektur Fukushima von möglichen (wenn auch nicht flächendeckenden) 20 mSv! Hier von „kein Risiko" zu sprechen ist Verharmlosung!

Die Vorsitzende des Bundesumweltausschuss Frau Kotting-Uhl wies mit Recht am Ende der Sitzung vom 11.03. darauf hin, dass noch Fragen offengeblieben sind, da IPPNW und Greenpeace (Informationen von IPPNW und Greenpeace wurden von den Ausschussmitgliedern eingebracht) zu anderen Einschätzungen kommen als das BMU und das BfS. Frau Kotting-Uhl wies am Anfang und am Ende der öffentlichen Sitzung auf das Thema „Kumulation" hin. Das ist zum Beispiel ein Gesichtspunkt der weder in Ihrer Pressemitteilung vom 09.03., noch bei Herrn Gering am 11.03. und auch nicht in Ihrem Schreiben vom 20.04. eine Rolle spielte. Und spätestens da beginnt aus unserer Sicht die Verharmlosung.

Sie gehen auch mit keiner Silbe auf unseren Hinweis ein, dass bei entsprechenden Wettereinflüssen von den nicht dekontaminierbaren Wäldern und Bergen die vorhandenen Isotope in die bereits dekontaminierten Bereiche gelangen können. In diesem Zusammenhang sind auch Erdbeben eine mögliche Gefahr, die ja in Japan täglich (die zum Teil durch die Bevölkerung nicht bemerkt werden) auftreten. Unvorhersehbare Dinge wie z.B. ein Waldbrand (wie derzeit in Tschernobyl) würde die Situation von jetzt auf gleich verschärfen.

Beides wollen wir nicht hoffen, aber es würde doch zu einer Risikobeschreibung dazugehören – oder nicht?

Sie Schreiben: „Aus diesem Grund halten wir es für wichtig, dass die Menschen in der Präfektur Fukushima mit ihren Problemen nicht alleine gelassen oder gar ausgegrenzt werden." Diese Aussage kann man nur unterstreichen und Sie können sicher sein, dass wir dies im Auge haben und deshalb z.B. auch Benefiz-konzerte für die Kinder von Tschernobyl und Fukushima organisieren. Obwohl es offiziell aus Sicht der japanischen Politik keine „Fukushima-Kinder" gibt – werden von Japanern (weil auch noch nach Jahren erforderlich) Erholungsaufenthalte für Kinder aus der Präfektur Fukushima in unbelasteten Gebieten Japans organisiert. Das Problem der Ausgrenzung der Menschen in Fukushima im Zusammenhang mit einer Kurzreise zu bringen ist nicht ganz logisch. Wem würde nicht einleuchten, dass ein Kurzaufenthalt (rein mathematisch) ein geringeres Risiko erwarten dürfte, als das dauerhafte Leben dort. Nur könnte ja vermutet werden, wenn ein Kurzaufenthalt kein Risiko darstellt, und wenn die ganze Welt 10 Jahre nach der Kernschmelze nach Japan zu Besuch kommt, dann kann das mit der Radioaktivität ja gar nicht so schlimm sein. Auch hier ist Verharmlosung im Spiel.

Sie schreiben in Ihrer Pressemitteilung vom 09.03.2020: „Wer die Gegend aber heute besucht, muss sich keine Sorgen machen. Die Strahlenbelastung ist inzwischen auf ein Niveau gesunken, das den Aufenthalt dort unbedenklich macht – auch für Sportlerinnen und Sportler." Hier fehlt der Hinweis auf die betroffene Bevölkerung. Es klingt so lapidar, dass man beim schnellen Lesen den Eindruck hat, hier wird die Bevölkerung auf dieselbe Stufe gestellt wie die Sportlerinnen und Sportler, die nur zu einem Kurzbesuch kommen.

Und weiter schrieben Sie damals: „Die deutlich gesunkene Strahlenbelastung ist unter anderem auf den radioaktiven Zerfall der abgelagerten Stoffe sowie auf Dekontaminationsmaßnahmen zurückzuführen. Zudem wurde ein Großteil der radioaktiven Kontaminationen in-zwischen witterungsbedingt abgewaschen oder ist tiefer in den Boden eingedrungen. Außerhalb der Sperrgebiete gelten Häuser, Gärten, Straßen, Schulen, Kindergärten sowie öffentliche Parks als de-kontaminiert".

Der radioaktive Zerfall der abgelagerten Stoffe ist so unterschiedlich, dass Ihre pauschale Darstellung nicht richtig oder mindestens verharmlosend ist. Und die von Ihnen angeführte Dekontamination bringt mit sich, dass am Straßenrand und öffentlichen Plätzen Plastiksäcke mit Atommüll lagern! Kein Risiko? Außerhalb der Sperrgebiete gilt alles als dekontaminiert, also auch kein Risiko für die Bevölkerung? Jedenfalls ist in der Pressemitteilung vom 09.03.2020 davon nichts zu lesen. Erst in ihrem letzten Schreiben gehen Sie auf die dortige Bevölkerung ein.

Mit dem Nachsatz: „...sofern man sich an die dortigen Vorschriften hält", kommt ein weiteres Problem hinzu und ist insofern kritisch, weil noch lange nicht jeder Sportler und Besucher die japanische Sprache beherrscht, geschweige denn die Mentalität bis ins Letzte versteht.

Kein Risiko? Woher sollen Olympia-Sportler und Olympia-Besucher überhaupt erfahren, welche Sicherheitsvorschriften vor Ort gelten und zu beachten sind?

Ihr Hinweis, dass es erhebliche nicht-radiologische Folgen des Unfalls in Fuku-shima, insbesondere durch den Verlust sozialer Bindungen und aufgrund exis-tenzieller Sorgen gibt, ist nicht unerheblich, aber in unserem Zusammenhang nicht relevant. Denn es geht im zur Diskussion stehenden Text Ihres Hauses ja um Ihre Zuständigkeit und es geht um die kurzfristigen und langfristigen, noch nicht abschließend beurteilbaren radiologischen Folgen.

Sie schreiben auch: „Die Bewertung der radiologischen Lage bedeutet konkret, dass wir auf der Basis aller uns verfügbaren Informationen die derzeitige (und auch zukünftige) Strahlenexposition der Bevölkerung vor Ort abschätzen und daraus Schlussfolgerungen zur gesundheitlichen Gefährdung ableiten". Danach zählen Sie auf, woher die Ihnen zur Verfügung stehenden Informationen stammen. Vermutlich zählen zu Ihren Informationsquellen, die Einfluss auf ihre

Risikobewertung haben, nicht die Arbeiten von vielen internationalen, kritischen namentlich zu nennenden Wissenschaftlern (z.B.: Brüske-Hohlfeld, Busby, Czeisel, Fairlie, Grech, Hayashi, Hemprich, Knüsli, Körblein, Küchenhoff, Mori, Neitzel, Pflugbeil, Scherb, Schmitz-Feuerhake, Sperling, Voigt, Weigelt, Wertelecki, Yablokov, Yamamoto, Zatsepin, Zieglowski - ohne Anspruch auf Repräsentativität und Vollständigkeit). Die internationalen, wissenschaftlichen Veröffentlichungen dieses Personenkreises zum Thema ‚Strahlenrisiko' sind im Internet mit Google-Suche oder direkt in Literaturdatenbanken wie Medline-Pubmed usw. einzusehen und können heruntergeladen werden.

Kurzum: Es kann nicht die Rede davon sein, dass mit Ihrem Schreiben das entstandene Missverständnis aufgeklärt wurde. Wir würden auch nicht von einem Missverständnis reden, sondern von einer grundsätzlich anderen Betrachtungsweise. Auf der einen Seite sind die Behörden mit der amtlichen Deutungshoheit, die sich international abstimmen und hier sicher auch Kompromisse eingehen müssen. Zu den internationalen Gremien haben sich auch die von uns benannten Wissenschaftler geäußert.

So schreibt Dr. Scherb: „...weil das systematische Herunterspielen von Strahlenrisiken durch 'verantwortliche' Institutionen (ICRP, SSK, WHO, IAEA, usw.) und darauf basierend durch die Nationalstaaten lange Tradition hat und wohlbekannt ist".

Und Dr. Singler schreibt: „Wie kommt das BfS zu einer derart beschönigenden Darstellung von Lebensbedingungen in Fukushima? Die Antwort gibt das Bundesamt mit den Angaben zur Zusammenarbeit der Behörde mit der Welt-Gesundheits-Organisation (WHO) und dem Wissenschaftlichen Ausschuss der Vereinten Nationen zur Untersuchung der Auswirkungen atomarer Strahlung (UNSCEASR) selbst. Denn die WHO steht nicht gerade für eine kritische und glaubwürdige Berichterstattung zu den Risiken von Radioaktivität. Sie ist seit 1959 über einen „toxischen Link" (The Guardian) vertraglich verpflichtet, nichts gegen die Interessen der Internationalen Atom-Energie-Behörde (IAEA) zu unternehmen".

Dr. Meißner schreibt: „...Weiterleitung der Stellungnahme. Sie ist in der Sache zunächst nicht überraschend. Das BfS, die WHO und andere Sicherheits-/Gesundheitsbehörden vertreten seit längerem die Auffassung, dass zumindest ein zeitlich begrenzter Aufenthalt in der Region (außerhalb der Sperrzone) unbedenklich ist".

Auf der anderen Seite sind Menschen, die der Sache auf den Grund gehen und die Zusammenhänge verstehen wollen, zumal in der Region Asse. Wir haben hier schon viele öffentliche Veranstaltungen mit hohem Informationsgehalt durchgeführt oder daran teilgenommen, dennoch werden bei jeder Veranstaltung neue Fragen und Bedenken aufgeworfen. Wir befinden uns beim Thema Radioaktivität ständig im Spagat (vor allem von behördlicher Seite her) zwischen Verharmlosung und Hysterie. Mal ist es supergefährlich mal ist es überhaupt kein Risiko. Hier wäre eine eindeutigere Haltung – ohne den Verdacht einer möglichen Verharmlosung - auch vom BfS - sehr wünschenswert. Deswegen bleibt auch unsere Petition „Gegen Verharmlosung" bestehen, deren Zahl der Unterzeichner aus dem In- und Ausland sich gegenüber dem 19.03. inzwischen mehr als verdoppelt hat.

Freundliche Grüße

Paul Koch, Eleonore und Wolfgang Bischoff, Bodo Walther

*** Ende Reaktionsschreiben auf Antwort vom BfS***

Im Folgenden wird die Petition / bzw. die Petitionsübergabe beschrieben.

Petition gegen die Verharmlosung

11.03.2021 / 13:00 h Salzgitter – Lebenstedt / Bundesamt für Strahlenschutz (BfS).

Coronabedingt „nur" vier Personen gehen mit 3 Banner und einem Ordner mit der Petitions-Unterschriftenliste und anderen Unterlagen zum „Offenen Brief an das BfS" (alle Infos dazu hier: https://akjapan.home.blog/2018/12/30/aktuelles-aus-dem-arbeitskreis-japan/) zum Haupteingang vom BfS. Sie werden bereits erwartet vom Chef des BfS-Präsidialbüros und einem Mitarbeiter der Öffentlichkeitsarbeit. Das lokale Fernsehen (TV38/Salzgitter) war auch mit dabei. Paul Koch (Initiator des „Offenen Briefs" und der „Petition") stellt die Mit-Pedanten vor und erläutert das Anliegen der Petition. Anschließend wird der Ordner mit Unterlagen übergeben. Julian Karwath (BfS) nimmt die Petition entgegen und bedankt sich bei den Pedanten für ihr Engagement. Er betont die Wichtigkeit, sich als Bürger einzubringen, wann immer es Anlass dazu gibt. Auf die Frage der TV-Reporterin, ob das BfS in Zukunft noch mehr Petitionen befürchten muss, antwortet Herr Karwath: Nein, es ist keine Befürchtung, im Gegenteil wir freuen uns über das Engagement der Bürger. Nach der Übergabe ist das Wetter plötzlich wieder so schön, dass wir auf die Wiese gegenüber dem BfS am „Lutherbaum" von TV38/SZ noch interviewt werden konnten. Die Aufzeichnung von TV38/SZ finden Sie hier: https://www.youtube.com/watch?v=Dfjo2sNqWRw

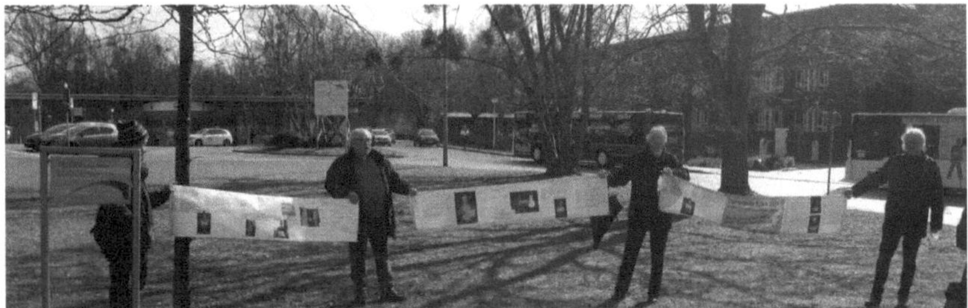

Nach der Petitionsübergabe auf der Wiese vor dem Bundesamt für Strahlenschutz das Interview mit TV38/SZ.

Das angekündigte Schreiben des BfS zur Petition kam dann am 14.04.2021 (also ziemlich genau einen Monat nach der Petitionsübergabe) im Folgenden im Original zu lesen:

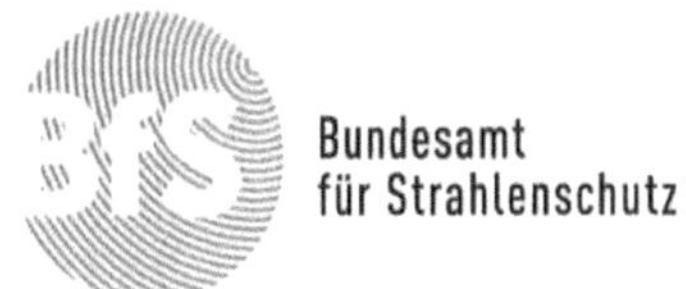

Die Präsidentin

Bundesamt für Strahlenschutz
Willy-Brandt-Straße 5
38226 Salzgitter

Postanschrift
Postfach 10 01 49
38201 Salzgitter

Tel.:   +49 30 18333-1101
Fax: +49 30 18333-1105
E-Mail: praesidentin@bfs.de

www.bfs.de

14.04.2021

Bundesamt für Strahlenschutz · Postfach 10 01 49 · 38201 Salzgitter

Per E-Mail

Paul Koch
Hauptstraße 34
38170 Uehrde/OT-Watzum

Ihre Petition vom 11.03.2021 „Gegen die Verharmlosung zu Fukushima und Olympia 2020/2021"

Sehr geehrter Herr Koch,
sehr geehrte Damen und Herren,

vielen Dank für Ihr Engagement für die von der Reaktorkatastrophe in Japan betroffenen Menschen. Auch mich berührt das Unglück, seine Folgen für das Land und insbesondere für die Bewohner*innen um das Kernkraftwerk Fukushima sehr.

In meinem Schreiben vom 20. April 2020, als Antwort auf Ihren Offenen Brief vom 19.03.2020 hatte ich bereits dargelegt, wie die wissenschaftliche Bewertung der radiologischen Lage in Japan durch das BfS erfolgt. Wie wir zu unserer Risikobewertung generell kommen, können Sie im Detail auch in unserem StrahlenschutzStandpunkt nachlesen:
https://www.bfs.de/SharedDocs/Downloads/BfS/DE/broschueren/risikobewertung.html

Die Bewertung der radiologischen Lage in Japan hat sich seit der Pressemitteilung vom 9. März 2020 nicht geändert. Der neueste UNSCEAR-Report (United Nations Scientific Committee on the Effects of Atomic Radiation) bestätigt im Wesentlichen die bisherigen Erkenntnisse (https://www.unscear.org/unscear/en/publications/2020b.html). Auf Basis langjähriger Untersuchungen zu den radiologischen Folgen der Reaktorkatastrophe kommt dieser Bericht, an dem viele internationale Expert*innen aus unterschiedlichen Ländern mitgearbeitet haben, u.a. zu dem Ergebnis, dass bisher keine Erkrankungen festgestellt werden konnten, die direkt der Strahlung zugeordnet werden konnten und dass auch mögliche statistische Häufungen von Krebserkrankungen bisher nicht nachgewiesen wurden („not discernible"). Es ist aber nicht auszuschließen, dass zukünftig noch eine solche Häufung strahlenbedingter Krankheiten erkennbar wird. Die Gesundheit der Bevölkerung muss daher weiter überwacht werden. Um weitere potentielle Gesundheitsschädigungen zu reduzieren gibt es um das zerstörte Kernkraftwerk aufgrund der ausgetretenen Radioaktivität auch ein Sperrgebiet, ungefähr so groß wie die Stadt München.

Wie der Fall der Reaktorkatastrophe in Fukushima zeigt ist die Nutzung der Kernenergie eine Hochrisikotechnologie und ich begrüße aus Sicht des Strahlenschutzes, dass 2022 das letzte Kernkraftwerk in Deutschland abgeschaltet wird.

Mit freundlichen Grüßen

Dr. Inge Paulini

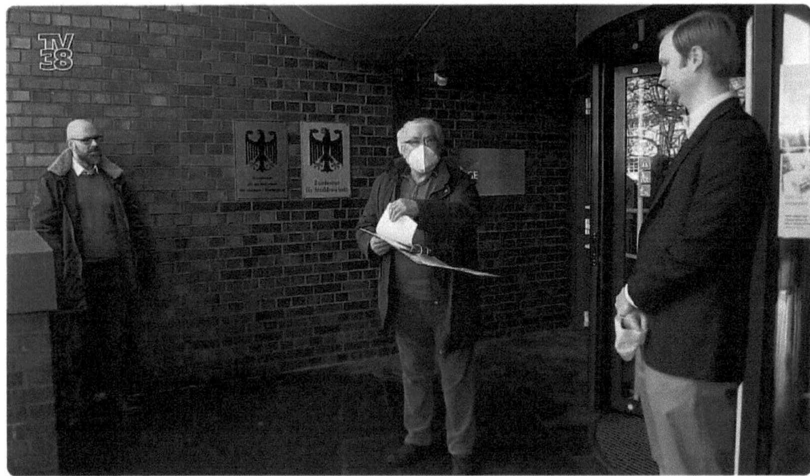

Bundesamt für Strahlenschutz - Petitionsübergabe von Bürgern aus der Asse-Region

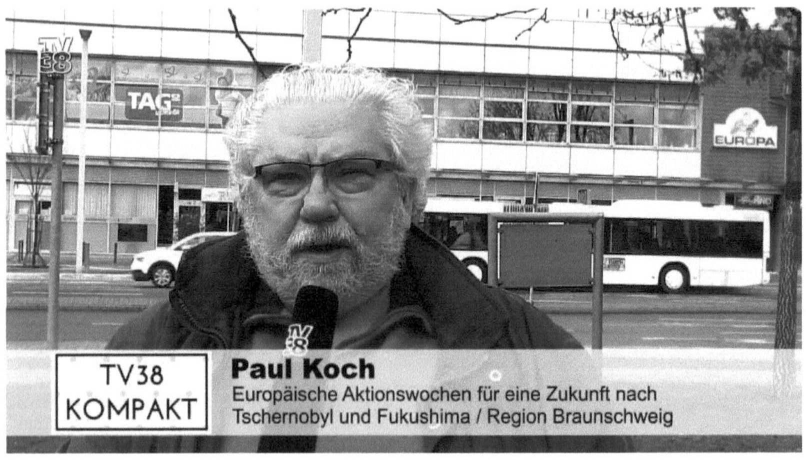

Zwei Fotos aus der TV38/SZ Aufzeichnung.

Im Folgenden die öffentliche Bundesumweltausschuss-Sitzung

Öffentliche Sitzung des Bundesumweltausschusses zum Thema "Fukushima/ Olympia 2020" am 11.03.2020. Als Video hier anzusehen: https://www.bundestag.de/dokumente/textarchiv/2020/kw11-pa-umwelt-fukushima-685448

Das sehr informative Kurzprotokoll der Sitzung hier in voller Länge:

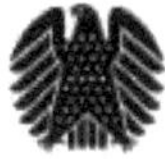

Deutscher Bundestag

Dokumente

Startseite ▸ Dokumente ▸ Textarchiv ▸ 2020 ▸

Kein beträchtlich erhöhtes Risiko für Olympioniken durch Fukushima

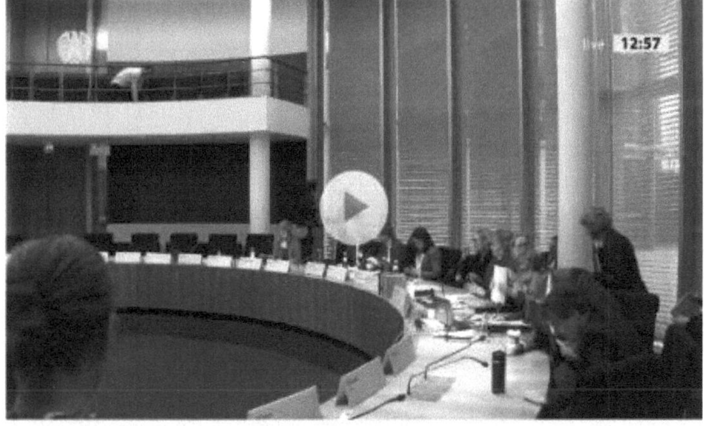

Kein beträchtlich erhöhtes Risiko für Olympioniken durch Fukushima

https://www.bundestag.de/dokumente/textarchiv/2020/kw11-pa-umwelt-fukushima-685448

Kein beträchtlich erhöhtes Risiko für Olympioniken durch Fukushima

Bei der Sicherung der Reaktorblöcke, der Bergung der Brennelemente und der Dekontamination im japanischen Fukushima hat es Fortschritte gegeben. Für die Sportler und Teilnehmer der im Sommer 2020 stattfindenden Olympischen und Paraolympischen Spiele bestehe aus radiologischer Sicht kein beträchtlich erhöhtes Gesundheitsrisiko. Das berichteten Vertreter des Bundesumweltministeriums (BMU) und des Bundesamts für Strahlenschutz (BfS) im öffentlichen Teil der Sitzung des Ausschusses für Umwelt, Naturschutz und Reaktorsicherheit am Mittwochmittag, 11. März 2020.

„Heute vor genau neun Jahren fand die Reaktorkatastrophe in Fukushima statt", sagte die Vorsitzende des Ausschusses, Sylvia Kotting-Uhl (Bündnis 90/Die Grünen). Sie betonte, dass von Beginn an der Dekontamination gearbeitet worden sei, um zu Normalität zurückkehren zu können. Es gebe aber diverse ungelöste Problemstellungen. Auch der im Zuge der Olympischen Spiele geplante Fackellauf durch belastete Gebiete und Bahnstrecken durch die Rote Zone seien Themen, die den Ausschuss interessierten, sagte Kotting-Uhl.

„Situation in Fukushima ist stabil" Rita Schwarzelühr-Sutter (SPD), parlamentarische Staatssekretärin im BMU, sagte, die Situation in Fukushima sei stabil. Die Bewältigung der Katastrophe werde jedoch noch mehrere Jahrzehnte in Anspruch nehmen. Es sei unklar, wie genau die Bergung der hochradioaktiven Mischung, die sich noch im Reaktordruckbehälter befinde, ablaufen solle. Jede der dafür infrage kommenden Methoden habe eigene Risiken. Auch die Frage nach der Lagerkapazität und der Entsorgung von kontaminiertem Wasser, das derzeit in Tanks gesammelt werde, bleibe eine Herausforderung. In der Präfektur verbesserten sich die Zustände und es werde geprüft, ob weitere Orte aus der Evakuierung herausgenommen werden könnten, sagte sie. Mit Blick auf die Olympischen Sommerspiele, die in Fukushima City stattfinden sollen, käme es zu Belastungen von 0,1 bis 0,5 Mikrosievert pro Stunde, die „kein beträchtlich erhöhtes Gesundheitsrisiko" darstellten. Bei der Frage, ob der olympische Fackellauf durch Städte, die teilweise in der Sperrzone liegen, gehen müsse, habe auch das Olympische Komitee eine Verantwortung, sagte Schwarzelühr-Sutter.

„Radiologische Situation stark verbessert"

Auch Florian Gering (BfS) betonte, dass sich die radiologische Situation stark verbessert habe. Die Sperrzone sei sukzessiv verkleinert worden: „Anfangs betrug sie noch mehr als 1.000 Quadratkilometer, jetzt sind es weniger als 400", sagte Gehring. Diese Gebiete könnten langfristig Sperrgebiete bleiben. Die Dekonta-

mination habe sich vor allem auf Wohngebiete und solche Gebiete konzentriert, in denen sich Kinder aufhalten. Allerdings seien dabei auch etwa 20 Millionen Tonnen Abfall entstanden, die in der Präfektur verblieben.

In den freigegebenen Gebieten im Sperrgebiet, komme es teilweise zu noch deutlich höherer Umgebungsstrahlung und einer großen Schwankungsbreite. „In den an der Küste gelegenen Gebieten ist die Strahlung eher niedrig, im Landesinneren dafür deutlich höher", sagte er dem Ausschuss. Bei der Bewertung der Datengrundlage stütze sich das BfS auf verschiedene Datenquellen. So würden auch Daten aus über 30 Millionen Messungen der japanischen Bevölkerung herangezogen, die die behördlichen Daten stützten, sagte Gering. Hotspots seien in den belasteten Gebieten immer zu finden, dem BfS seien aber „nur sehr kleinräumige Hotspots bekannt", berichtete Gering.

Langfristige Folgewirkungen für die Präfektur

In ihren Nachfragen konzentrierten sich die Abgeordneten vor allem auf die langfristigen Folgewirkungen für die Präfektur. Karsten Möring (CDU/CSU) betonte, dass der Atomausstieg in Deutschland die richtige Entscheidung sei und wollte Details zur Entsorgung des kontaminierten Wassers erfahren. Dr. Rainer Kraft (AfD) verwies darauf, dass, wer sich Sorgen um die Akkumulation von Strahlung mache, eher einige Bereiche in Deutschland als die Sommerspiele in Japan meiden sollte. Judith Skudelny (FDP) wollte Details zur Datensicherheit erfahren und fragte, ob geplant sei, Gebiete mit erhöhter Strahlenbelastung in der Sperrzone für Besucher der Sommerspiele entsprechend zu kennzeichnen. Dr. Nina Scheer (SPD) sagte, bei ihr entstehe der Eindruck, dass die Sommer-spiele von Japan dazu genutzt würden, um die Situation zu verharmlosen. Sie fragte die Bundesregierung nach Details zum Fackellauf und nach dem Import von kontaminierten Lebensmitteln aus Japan. Auch Hubertus Zdebel (Die Linke) sagte, die Spiele sollten Normalität demonstrieren. Er kritisierte es als „verharmlosend", dass Menschen zurück in die Evakuierungszone kehren sollen, die dann dort wieder permanent leben würden. Lisa Badum (Bündnis 90/Die Grünen) wollte wissen, ob es Sinn mache, über eine Reisewarnung des Auswärtigen Amtes für stark belastete Gebiete in der Präfektur Fukushima nachzudenken. (lbr/11.03.2020)

„Fukushima" lautete das Thema eines öffentlichen Gesprächs des Ausschusses für Umwelt, Naturschutz und Reaktorsicherheit am Mittwoch, 11. März 2020. Die einstündige Befassung mit den Folgen der Nuklearkatastrophe am 11. März 2011 in Japan bildete unter Vorsitz von Sylvia Kotting-Uhl (Bündnis 90/Die Grünen) den letzten, öffentlichen Tagesordnungspunkt einer im Übrigen nichtöffentlichen

Ausschusssitzung. Die Bundesregierung berichtete über die Folgen der Nuklearkatastrophe von Fukushima, insbesondere im Zusammenhang mit den in Japan stattfindenden Olympischen und Paralympischen Sommerspielen 2020. (vom/11.03.2020)

Vielversprechend war die Ankündigung zu diesem Thema, war doch die Ausschussvorsitzende von der Partei die Grünen, und durchaus engagiert beim Thema Strahlenrisiko.

Überrascht hatten mich die Ausschussmitglieder aus den unterschiedlichen Parteien. Der AfD- Vertreter verwies auf den wesentlich Strahlengefährdenden Schwarzwald. Alle anderen hatten sachliche, und naheliegende und kritische Fragen zum Strahlenschutz im Zusammenhang mit der aktuellen Situation in Japan.

Überrascht haben mich aber auch die verharmlosenden Aussagen aus dem Bundesumweltministerium und vom Bundesamt für Strahlenschutz (BfS). Vom BfS war nach der Pressemitteilung zum selben Thema nichts Anderes zu erwarten, als dass was man zu hören bekam. Interessant dennoch, dass nicht auf die 20fache Erhöhung des Grenzwertes in der Region Fukushima eingegangen wurde. Es wurde allerdings vor „Hotspots" gewarnt, aber woran erkennt man einen Hotspot. Also Geigerzähler mit ins Gepäck nehmen.

Krebsregister in der EU

Über „Krebsbekämpfung in der EU" konnte man im allgemeinen Teil zu Krebs einiges lesen. Nun will ich wissen, ob es ein europaweites Krebsregister gibt, was ja sinnvoll und naheliegend wäre, wenn man dem Krebs auf breiter Front den Kampf ansagt.

Ich gebe also „Krebsregister in der EU" in die Suchmaschine und erhalte keinen direkten Link zum gewünschten Thema. Es werden Links zu Krebsregister einzelner EU-Länder angeboten und ein Link zum Thema: **„Europäisches Wissenszentrum für Krebs - BMBF Horizont Europa".** Diesen Link klicke ich an und lande wieder bei „Europäischer Plan zur Krebsbekämpfung". Es gibt offensichtlich kein Europäisches Krebsregister – oder es ist im Internet so versteckt, dass man das Krebsregister nur mir entsprechenden Vorinformationen finden kann.

Ich versuche mein Glück nochmals über die offizielle EU-Seite und finde unter **„Prioritäten und Maßnahmen"** unterschiedliche Projekt und klicke von den angebotenen Themen folgendes an: **„Maßnahmen nach Themenbereichen".** Hier finde ich unter über 20 Rubriken auch das Thema **„Gesundheit".** Hier ist die Seite überschrieben mit: **„Förderung des Gesundheitswesens in Europa".** Dies schaue ich mir nun doch nochmals genauer an und lese:

Förderung des Gesundheitswesens in Europa
Die Europäische Union ergänzt die Gesundheitspolitik der EU-Länder, indem sie deren Gesundheitsbehörden bei der Verwirklichung gemeinsamer Ziele, der Bündelung von Ressourcen und der Bewältigung gemeinsamer Herausforderungen unterstützt. Sie erlässt nicht nur EU-weit geltende Rechtsvorschriften und Normen für Gesundheitsprodukte und -dienste, sondern stellt auch Mittel für Gesundheitsprojekte in der gesamten EU zur Verfügung.

Im Mittelpunkt der EU-Gesundheitspolitik stehen der Schutz und die Verbesserung der Gesundheit, der gleichberechtigte Zugang aller Europäer/innen zu einer modernen und effizienten Gesundheitsversorgung und die Koordinierung der Reaktion auf etwaige schwerwiegende Gesundheitsgefahren, die mehr als ein EU-Land bedrohen. Die Prävention und Bekämpfung von Krankheiten gehören zu den zentralen Anliegen der EU im Bereich der öffentlichen Gesundheit. Die Prävention erstreckt sich auf viele Bereiche und umfasst Impfungen, die Bekämpfung der Antibiotikaresistenz, Kampagnen gegen Krebs und eine verantwortungsvolle Kennzeichnung von Lebensmitteln.

Die Regierungen der EU-Länder werden in Gesundheitsfragen von zwei speziellen Agenturen unterstützt. Das Europäische Zentrum für die Prävention und die Kontrolle von Krankheiten untersucht und beobachtet neu auftretende Gesundheitsbedrohungen im Hinblick auf die Abstimmung der entsprechenden Gegenmaßnahmen. Die Europäische Arzneimittel-Agentur hingegen koordiniert die wissenschaftliche Bewertung der Qualität, Sicherheit und Wirksamkeit sämtlicher Arzneimittel in der EU.

Diverse Verweise im Bericht für zu weiteren gesundheitsbezogenen Themen. Von den Verweisen im Bericht klicke ich folgendes Thema an: **Gesundheitspolitische Strategien und Maßnahmen der EU**

Wieder eine Vielzahl von gesundheitspolitischen Themen. Ich stoße auf das Thema „Krebs" und lande wieder auf der bereits besprochenen Seite, wo ganz allgemein über Krebs und dem Kampf gegen den Krebs berichtet wird. Aber bei **Länderspezifische Gesundheitsprofile** stoße ich zwar nicht auf das Thema „Krebsregister", aber immerhin auf interessante Informationen wie folgt:

Sachverständige der Organisation für wirtschaftliche Zusammenarbeit und Entwicklung (OECD) und des Europäischen Observatoriums für Gesundheitssysteme und Gesundheitspolitik (Observatorium) haben 29 länderspezifische Gesundheitsprofile für alle EU-Mitgliedstaaten sowie Island und Norwegen erstellt.

Die länderspezifischen Gesundheitsprofile im Rahmen von „Gesundheitszustand in der EU" sind eine zentrale Anlaufstelle für Wissen und Informationen über das Gesundheitssystem eines bestimmten Landes aus dem Blickwinkel eines EU-weiten Vergleichs.

Die umfassenden Daten in den länderspezifischen Gesundheitsprofilen decken die jüngsten gesundheitspolitischen Herausforderungen und Entwicklungen jedes Landes ab.

Jedes länderspezifische Gesundheitsprofil umfasst:

- *eine kurze Zusammenfassung des Gesundheitszustands in dem betreffenden Land,*
- *die Einflussfaktoren auf die Gesundheit, mit einem Fokus auf verhaltensbedingten Risikofaktoren,*
- *eine Übersicht über die Organisation des Gesundheitssystems und*
- *eine Analyse der Wirksamkeit, Zugänglichkeit und Anpassungsfähigkeit jedes einzelnen Gesundheitssystems.*

Dieses Rahmenkonzept stützt sich auf die Ziele der Mitteilung der Kommission über wirksame, zugängliche und belastbare Gesundheitssysteme.

Die länderspezifischen Gesundheitsprofile 2023 zeigen die besonderen Herausforderungen für das Gesundheitssystem nach der COVID-19-Pandemie auf. Sie bieten eine analytische Darstellung der nationalen Gesundheitssysteme mit besonderem Augenmerk auf die psychische Gesundheit. Die länderspezifischen Gesundheitsprofile 2023 verdeutlichen die Reformen der Gesundheitssysteme und die Investitionen nach der COVID-19-Pandemie.

Außerdem verbinden sie – sofern zutreffend – die in dem Text vorgestellten analytischen Erkenntnisse mit den wichtigsten gesundheitspolitischen Maßnahmen im Rahmen der Europäischen Gesundheitsunion, darunter der Europäische Plan gegen den Krebs, die Arzneimittelstrategie für Europa und der Europäische Raum für Gesundheitsdaten.

Den länderspezifischen Gesundheitsprofilen wird ein Synthesebericht beigefügt, in dem einige Kernbotschaften der 29 Profile hervorgehoben werden, um einen zusammenfassenden Überblick über die Ausgabe 2023 zu erhalten.

Ich bin wieder einmal begeistert, wie vielschichtig und tiefgreifende Maßnahmen zur Gesundheitsvorsorge und Gesundheitsüberwachung hier vorzufinden sind.

Auch wenn die EU kein eigenes Krebsregister hat, was vermutlich zu Kompliziert (wegen der unterschiedlichen Länderauffassung) und zu Aufwendig wäre und zudem eine Doppelstrategie zu den Landern bedeuten würde, Ist die Gesundheits-Vorsorge und die Krebs-Vorsorge der EU durchaus vorbildlich.

Dennoch gibt es auch hier einen Wermutstropfen. Wenn ich lese: *„Im Mittelpunkt der EU-Gesundheitspolitik stehen der Schutz und die Verbesserung der Gesundheit, der gleichberechtigte Zugang aller Europäer / innen zu einer modernen und effizienten Gesundheitsversorgung und die Koordinierung der Reaktion auf etwaige schwerwiegende Gesundheitsgefahren, die mehr als ein EU-Land bedrohen. Die Prävention und Bekämpfung von Krankheiten gehören zu den zentralen Anliegen der EU im Bereich der öffentlichen Gesundheit"*, dann frage ich mich, wo bleibt „Schutz und die Verbesserung der Gesundheit", wo bleibt die „Prävention und Bekämpfung" beim Strahlenrisiko?

Warum wird das Strahlenrisiko im EU-Gesundheitssystem ausgeklammert?

Es werden offizielle Radon-Vorsorgegebiete eingerichtet. Die Umweltradioaktivität gewinnt an Bedeutung, und dennoch wird die Umweltradioaktivität (und auch die technische Radioaktivität) einfach ausgeklammert.

Ich meine, bislang auf den Seiten der EU nichts von Radon gelesen zu haben, und gebe zu meiner eigenen Sicherheit und Information das Thema „EU Radon" ein und siehe da, auch hierfür kann man etwas auf der EU-Seite lesen.

<h1>Radon im Blick der EU</h1>

Auf der EU-Website finde ich nach gezieltem Suchen das Thema Radon, wie folgt (Letzte Änderung 28 Juni 2022):

Radon

Indoor Radon in Gebäuden ist eine Hauptursache für Lungenkrebs in Europa, ein Risiko, das durch die Belastung durch Luftverschmutzung und Tabakrauch erhöht wird. Obwohl Radon aus natürlichen Quellen in die Gebäude kommt, macht es das nicht weniger gefährlich. Die Exposition gegenüber Radon in Innenräumen kann und sollte durch gut getestete technische und politische Lösungen reduziert werden.)

Radon & Krebs

Da sich Radon natürlich durch radioaktiven Verfall in Mineralien bildet, entweicht ein Teil davon in die Atmosphäre und die Raumluft, wo es zu einer potenziellen Gefahr für die Insassen wird, die hauptsächlich durch Inhalation ausgesetzt sind (Joint Research Centre, 2019). Radon und seine Verfallprodukte sind bekannte Karzinogene (Anmerkung: Karzinogene = krebserzeugend)*, die Lungenkrebs verursachen oder dazu beitragen, ein Risiko, das durch Luftverschmutzung und Rauchen erhöht wird. Obwohl das Krebsrisiko durch Radon auf eine relativ hohe und anhaltende Innenkonzentration beschränkt ist, ist Radon eine der führenden Ursachen für Lungenkrebs (Ruano-Ravina et al., 2017). 1,2-1,9% aller Krebsfälle und 1 von 10 Lungenkrebsfällen in Europa könnten auf eine Radon-Exposition in Innenräumen zurückzuführen sein (Darby et al., 2005; Brown et al., 2018; IARC, 2018; Couespel und Price, 2020). Laut Daten der Studie Global Burden of Disease könnten im Jahr 2019 rund 19.000 Lungenkrebstodesfälle in Europa auf natürlich vorkommendes Wohnradon zurückzuführen sein (Murray et al., 2020). Das Risiko für Lungenkrebs steigt bei Nichtrauchern um etwa 11-16% für die Exposition gegenüber jeder zusätzlichen 100Bq/m 3 (ein Maß für die Strahlenbelastung) Anstieg der langfristigen durchschnittlichen Radonkonzentration im Innenbereich (Ruano-Ravina et al., 2017; WHO, 2021b). Während der Zusammenhang von Radon mit anderen Krebsarten untersucht wurde, sind die Beweise immer noch nicht schlüssig.*

Obwohl Radon aus natürlichen Quellen stammt, kann die Exposition in bestehenden und neuen Gebäuden reduziert werden, und Radon-Prävention sollte in der Entwurfsphase in radongefährdeten Gebieten in Betracht gezogen werden. WHO (2021b) listet technische Lösungen auf, die Radonwerte in bestehenden Gebäuden deutlich reduzieren können, wie zum Beispiel die zunehmende Unterflurlüftung, die Installation eines Radon-Sump-Systems, die Verhinderung des Radon-Übergangs aus dem Keller in Wohnräume, Versiegelung von Böden und Wänden und die Verbesserung der Lüftung. Zu den empfohlenen politischen Lösungen gehören die Bereitstellung von Informationen über Radon-Ebenen und Gesundheitsrisiken, die Festlegung von Radon-Konzentrationsreferenzen, einschließlich Radon-Prävention in den Bauvorschriften, Radon-Messtestprotokollen und -Programmen, Aufklärung und Subventionen für Radon-Reduktionsmaßnahmen sowie einschließlich Radon-Zeichnungs-Maßnahmen in nationalen Strategien im Zusammenhang mit der Krebsbekämpfung, der Erhaltung des Tabaks.

Trends bei Radon in Europa

Die räumliche Verteilung der Radon-Innenkonzentrationen in ganz Europa spiegelt die zugrunde liegende Geologie wider, mit hohen Innenkonzentrationen, die in Granitzonen und Gebieten mit bestimmten Gesteinsarten zu finden sind. Klima- und einige anthropogene (Anmerkung: anthropogene = „vom Menschen verursachte Einflüsse") *Faktoren tragen auch zu Radon-Konzentrationen in Innenräumen bei, aber ihre räumliche Verteilung ist noch unklar (Gemeinsames Forschungszentrum, 2019). Auch die Radonkonzentrationen nehmen mit der Tiefe zu, was zu einem hohen Maß an beruflicher Exposition bei einigen Arten von Bergbauaktivitäten und höheren Radonkonzentrationen in den Erdgeschossen in Wohnungen beiträgt (Kropat et al., 2014). Es gibt keine robusten Daten über Trends in den Radon-Innenkonzentrationen im Laufe der Zeit, obwohl einige Studien darauf hindeuten, dass Verbesserungen bei der Isolierung von Wohnungen tatsächlich zu einem Anstieg der Radon-Spiegel geführt haben könnten, wobei ältere Gebäude niedrigere Innenradonkonzentrationen aufweisen (Ringer, 2014; Baeza et al., 2018; Floric et 2020). Insbesondere kann Energieeffizienz-orientierte Nachrüstung, wie der Austausch alter Fenster durch energieeffiziente Doppelverglaste, die Isolierung von Wänden und Decken oder das Ersetzen alter Türen durch besser verderbliche, die Belüftung reduzieren und die Luftdichtheit der Gebäude erhöhen, wodurch die Innenkonzentrationen in radongefährdeten Gebieten im Jahr 2018 erhöht werden.*

Was die EU gegen Radon tut

Die Richtlinie über die Grundsicherheitsstandards (EU, 2013) hat zum ersten Mal rechtsverbindliche Anforderungen zum Schutz vor der Exposition gegenüber natürlichen Strahlungsquellen eingeführt und alle EU-Mitgliedstaaten beauftragt, nationale Radon-Aktionspläne zu erstellen, Referenzniveaus für Radon-

konzen-trationen in Wohnungen und Arbeitsplätzen zu definieren und Radon-Prioritätsbereiche zu identifizieren und zu delinen. Der europäische Plan zum Beating Cancer unterstützt die Mitgliedstaaten bei der Umsetzung der Anforderungen an den Schutz vor ionisierender Strahlung, insbesondere Radon, die eine beträchtliche Anzahl von Lungenkrebs verursacht. Eine der 12 Botschaften des Europäischen Kodex gegen Krebs ruft die Bürger dazu auf, „erfahren zu können, ob Sie Strahlung von natürlich hohen Radon-Werten in Ihrem Haus ausgesetzt sind. Ergreifen Sie Maßnahmen, um hohe Radonwerte zu senken."

Auch hier im ersten Blick vorbildlich recherchiert und informiert! Bleibt die Frage, warum es bei anderen EU-Websites zu Gesundheit und im speziellem zum Thema Krebs dazu keine Querverbindung gibt.

Die nächste Frage ergibt sich aus folgenden Text-Teil: ***Der europäische Plan zum Beating Cancer*** (Anmerkung. Krebs besiegen) ***unterstützt die Mitgliedstaaten bei der Umsetzung der Anforderungen an den Schutz vor ionisierender Strahlung, insbesondere Radon, die eine beträchtliche Anzahl von Lungenkrebs verursacht.***

Hier wird zwar von ionisierender Strahlung gesprochen, aber dann doch auf ***insbesondere Radon*** reduziert. Wenn die Umweltradioaktivität gefährlich ist, dann ist es doch die technische Radioaktivität ebenso. Warum diese Unterscheidung, bzw. Reduzierung auf Radon?

Aber, wenn wir schon beim Thema Radon sind, dann doch gleich das Thema „Krebs in Radon-Vorsorgegebiete".

Auf der Website von „baden.fm" (Funkhaus Freiburg GmbH & Co. KG) finde ich einen Bericht vom 4. Juni 2021 mit der Überschrift: Teile Südbadens von erhöhter Radon-Gefahr in Gebäuden besonders betroffen.

Dort ist folgendes zu lesen: *„Das radioaktive Gas gilt in unseren Breitengraden als eines der Hauptrisiken für die Entstehung von Lungenkrebs. Wegen möglicher Gefahren durch natürliche Strahlungsquellen im Erdreich hat das Umweltministerium in Baden-Württemberg eine neue Karte mit Radon-Vorsorgegebieten im Südwesten erstellt. Die allermeisten der 29 betroffenen Städte und Gemeinden liegen dabei in Südbaden. Dort möchte die neue Umweltministerin Thekla Walker (GRÜNE) in Zukunft genauer hinsehen, um die Menschen vor gesundheitlichen Risiken durch das radioaktive Gas zu schützen. Die Ausweisung bedeutet dabei nicht, dass die gemessenen Radon-Werte in den Gebäuden tatsächlich zu hoch wären. Allerdings ist die Wahrscheinlichkeit für eine zu hohe Strahlenbelastung dort drei Mal höher als im Bundesdurchschnitt."*

Zunächst die Anmerkung, dass das Thema „Natürliche Radioaktivität" oder „Radon" sehr viel später in meinem Bewusstsein auftauchte, als die technische (oder künstliche) Radioaktivität. Mit der Tschernobyl-Katastrophe ist das Thema Radioaktivität überhaupt erst in mein Leben getreten. Zu diesem Zeitpunkt gab es für mich keine Unterscheidung (kein Bewusstsein) zwischen natürlicher und künstlicher Radioaktivität. Es gab einfach nur das Gespenst und die Gefahr „Radioaktivität" die es zu vermeiden galt, indem Kernkraft-Unfälle und logischer Weise Kernkraft-Werke verhindert werden mussten.

Beim weiteren Überlegen fällt mir ein, dass es dann doch schon die ein und andere TV-Debatte zur Kernkraft gab, wo den Kernkraftgegnern erzählt wurde, dass man bei einem Flug nach Japan mehr Radioaktivität ausgesetzt sei, als nach dem Tschernobyl-Unfall. Es wurde berichtet, dass es in Afrika einen natürlichen Kernreaktor gäbe und dass z.B.im Schwarzwald ebenfalls höhere Strahlenwerte (als nach Tschernobyl) zu verzeichnen sind. Letztendlich sei auch die Sonne nichts anderes als ein riesiger Kernreaktor.

Weil diese Argumente ganz offensichtlich als Argumente gegen die Kernkraftgegner verwendet wurden, habe ich sie nicht ernst genommen, und habe mich mit diesen Themen und Thesen nicht weiter auseinandergesetzt.

Erst als ich mit einem Wolfenbütteler Regional-Historiker zusammentraf und davon hörte, dass die beiden Wolfenbütteler Wissenschaftler Julius Elster und

Hans Geitel maßgeblich an der Entdeckung der (natürlichen) Radioaktivität beteiligt waren, beschäftigte ich mich mit diesem Thema und habe mehrere experimentelle Vorträge (auf den Spuren von Elster und Geitel) besucht. Später lernte ich einen, Physiker und Strahlenschützer aus Braunschweig kennen, der sich berufsmäßig mit „Umweltradioaktivität" beschäftigte. Bei dem Abschluss der Ausstellung „Das Kreuz von Tschernobyl und Fukushima" im April 2017 in der Trinitatiskirche in Wolfenbüttel, hielt der Braunschweiger Physiker das Eingangs-referat in dem er sich sowohl auf die technische, also auch der natürlichen Radioaktivität bezog. Nebst dem ausstellenden Künstler aus Soest und anderen Podiumsgästen, war auch Wolfenbütteler Regional-Historiker mit dabei, um über Elster und Geitel zu berichten.

Nach den Erfahrungen und Informationen über Tschernobyl kam (von heute aus betrachtet) das Thema Umweltradioaktivität viel zu spät in mein, und auch viel zu spät in das öffentliche Bewusstsein.

Man muss aber Bedenken, dass das Bundesamt für Strahlenschutz erst mit /bzw. nach Tschernobyl entstanden ist, und auch hier das Thema Radon erst spät in dem Mittelpunkt trat, was auch mit dem hier zitierten Beitrag von 2021 deutlich wird.

„Folgende Orte liegen in dem neuen Radon-Vorsorgegebiet (in alphabetischer Reihenfolge): [...] Bei Neubauten soll in diesen ausgewiesenen Kommunen bereits beim Bau neuer Häuser darauf geachtet werden, dass sich das farb- und geruch-lose Gas nicht unbemerkt in den Innenräumen ansammeln kann. In bestehenden Gebäuden werden nun vor allem Arbeitgeber dazu verpflichtet, an Arbeitsplätzen im Erdgeschoss oder im Keller regelmäßig den Radon-Gehalt in der Luft zu messen und bei erhöhten Werten Vorsorgemaßnahmen zu treffen. [...]. Betroffene oder unsichere Bürger können sich zudem an die Radon-Beratungs-stelle der Landesanstalt für Umwelt Baden-Württemberg wenden. Diese hat unter anderem vier Infoveranstaltungen zum Thema im Internet geplant. Radon kommt ganz natürlich in der Umwelt vor. Über Spalten, Risse und undichte Fugen kann das Gas in Gebäude eindringen und sich bei schlechter Belüftung in der Luft anreichern. Wissenschaftliche Studien konnten belegen, dass schon vergleichs-weise geringe Radonmengen in Häusern über Jahrzehnte hinweg zu einem erhöhten Lungenkrebs-Risiko bei den Bewohnern führen können."

Hier wird also darauf hingewiesen, dass in den genannten Gebieten das Hauptrisiko einen Lungenkrebs zu bekommen, am Radon liegt (noch vor dem Rauchen). Mit den Vorsorgemaßnahmen kann man das Risiko minimieren. Beim

Radon besteht die Vorsorge hauptsächlich durch das Lüften, beim Rauchen einfach durch das „Nicht-Rauchen".

Wieviel Lungenkrebsfälle z.B. im Schwarzwald schon früher aufgetreten sind oder ob es außer Radonmessungen noch andere Kriterien gab, um zum Radon-Vorsorgegebiet zu werden, wird nicht berichtet. Eine vorherige Auflistung wäre aber hilfreich gewesen, um im Nachhinein die Wichtigkeit der Einrichtung von Radon-Vorsorgegebiete bestätigen zu können!

Ich finde es interessant und bezeichnend, dass, wenn man das Krebs-Thema in Puzzle-Stücke zerlegt und im Detail analysiert, sich Themen, Erkenntnisse und Fakten ergeben, die sonst in der öffentlichen und medialen Diskussion nicht vorkommen. Das ist (wie bereits gesagt) interessant und bezeichnend!

In diesem Bericht wird jedenfalls das Krebsrisiko durch Radon sehr hoch eingeschätzt.

Krebsregister Deutschland

Nach der Eingabe der Stichworte „Krebsregister Deutschland", stoße ich als erstes auf die Website von „ONKO international" / Deutsche Krebsgesellschaft.

Es beginnt mit der Frage: **„Was ist ein Krebsregister?"** Hier ist zu lesen:

*„Wie häufig ist Krebs in der Bevölkerung? Welche Therapien bekommen Krebspatient*innen und wie verläuft ihre Krankheit? Solche Informationen bietet das Krebsregister.*

Das Krebsregister ist eine systematische Sammlung von Informationen in Form einer Datenbank zu Tumorerkrankungen. Das Zentrum für Krebsregisterdaten (ZfKD) im Robert Koch-Institut führt die Daten der epidemiologischen Landeskrebsregister auf Bundesebene zusammen und prüft sie auf Vollständigkeit und Plausibilität. Datenschutz ist dabei stets gewährleistet."

Danach wird nach dem Unterschied zwischen epidemiologischem und klinischem Krebsregister gefragt, und bekommt folgende Antwort:

*„Unterschieden wird zwischen epidemiologischem und klinischem Krebsregister, die im Idealfall zusammenarbeiten und Informationen austauschen. Bei epidemiologischen Krebsregistern geht es um die bevölkerungsbezogene Analyse: Sie beobachten wie häufig bestimmte Krebsarten in einer Region vorkommen. Daten über das Auftreten und die Häufigkeit von Krebserkrankungen, ihre Verteilung nach Alter, Geschlecht und Wohnort der Patient*innen sowie über deren Überlebenszeit werden erhoben, gespeichert und verarbeitet. Die Informationen dienen dazu, Präventions- und Früherkennungsprogramme zu entwickeln oder Krebsursachen und Risikofaktoren zu erforschen.*

Typische Fragen, die mit den Daten eines epidemiologischen Registers beantwortet werden können, sind etwa:
- ***Trifft es zu, dass in Deutschland jede*r Vierte an Krebs erkrankt?***
- ***Welche Krebsformen treten heute häufiger als früher auf?***
- ***Welches sind die Ursachen für Blutkrebserkrankungen im Kindesalter?***
- ***Ist fettreiche Ernährung ein Risikofaktor für Darmkrebs?***
- ***Haben sich Präventions- und Früherkennungsprogramme positiv ausgewirkt?***

*In klinischen Krebsregistern werden Daten nur auf Basis der Behandlungszentren erfasst - unabhängig von der regionalen Herkunft der Patient*innen. Sie dienen* *der Qualitätssicherung in der Versorgung krebskranker Menschen. Daten von der Diagnose über einzelne Behandlungsschritte und die Nachsorge bis hin zu Rückfällen, Überleben und Tod werden erfasst und ausgewertet, um so die Behandlung von Tumorerkrankungen zu verbessern. Welche Therapieoptionen Erfolg zeigen oder ob Leitlinien der medizinischen Fachgesellschaften Erfolg zeigen – solche Fragen können dank dem klinischen Krebsregister beantwortet werden.*

Bundeskrebsregisterdatengesetz (BKRG)

Im April 2009 trat das Bundeskrebsregisterdatengesetz (BKRG) in Kraft. Wesentliche Inhalte des Gesetzes sind die Weiterentwicklung der Krebsfrüherkennung und Qualitätssicherung durch klinische Krebsregister, die flächendeckend durch die Bundesländer einzurichten sind. Das BKRG regelt die bundesweite Zusammenführung und Auswertung der Landeskrebsregisterdaten. Hintergrund ist die Umsetzung des Nationalen Krebsplans, dessen Ziel es ist, die Versorgung krebskranker Menschen in Deutschland zu verbessern.

Das Zentrum für Krebsregisterdaten führt diese Daten zusammen und überprüft sie auf Vollständigkeit und Plausibilität, sodass bundesweit Zahlen für alle Krebsneuerkrankungen zur Verfügung stehen. Außerdem schätzt das ZfKD die Vollzähligkeit der Erkrankungsmeldungen in den Landeskrebsregistern, die ein wesentliches Qualitätskriterium der epidemiologischen Krebsregistrierung ist.

Zu den Ergebnissen wird man entsprechend weitergeleitet, und findet dort folgende Informationen:

„In 2020 sind geschätzt etwa 231.400 Frauen und 261.800 Männer in Deutschland mit einer Krebserkrankung diagnostiziert worden. Dies sind etwa sechs Prozent weniger als im Jahr zuvor. Dieser für Krebserkrankungen ungewöhnliche Rückgang zeichnete sich bereits in der deutschen Krankenhausstatistik ab. Er findet sich ähnlich, zum Teil auch noch deutlicher, in den meisten internationalen Krebsregistern.

Die Gründe sind wahrscheinlich vielfältig: Sie reichen unter anderem von in der COVID-19-Pandemie vorübergehend eingeschränkten Angeboten und verminderter Inanspruchnahme von Krebsfrüherkennungsuntersuchungen bis zu verzögerter Abklärung von Krankheitssymptomen. Noch lässt sich nicht beurteilen, ob diese Entwicklungen zu einer Beeinträchtigung der Behandlungschancen der betroffenen Menschen geführt haben:

Die Sterblichkeit an Krebs ist in Deutschland bei rund 228.000 krebsbedingten Todesfälle in 2021 weiter rückläufig.

Die genannten Zahlen stammen aus der neuen Ausgabe von „Krebs in Deutschland". Der Bericht wird alle zwei Jahre als gemeinsame Publikation der Gesellschaft der epidemiologischen Krebsregister in Deutschland e. V. (GEKID) und dem Zentrum für Krebsregisterdaten (ZfKD) im Robert Koch-Institut herausgegeben. Die 14. Ausgabe beruht auf Registerdaten bis zum Jahr 2020 und der amtlichen Todesursachenstatistik bis 2021."

Im Bericht werden die wichtigsten epidemiologischen Maßzahlen für 30 unterschiedliche Krebsarten und für Krebserkrankungen insgesamt dargestellt. Enthalten sind Angaben zur Erkrankungshäufigkeit und Sterblichkeit sowie Darstellungen zur Verteilung der Tumorstadien und zu Überlebensaussichten. Ergänzt wird dies durch kurze Texte zu den wesentlichen Risikofaktoren.

Diese Zahlen aus 2023 sind offensichtlich bereits überholt, denn man kann vermehrt Berichte lesen, dass die Krebsfallzahlen wieder steigen. Möglicher Weise hat die lange Corona-Pandemie-Phase zu weniger Kontakt mit umweltschädlichen Stoffen und zu weniger Geselligkeit (verbunden mit weniger Rauchen und weniger Alkohol) tatsächlich zu diesem Rückgang an Krebsfällen und den jetzt (nach der Pandemie) wieder zu steigenden Krebszahlen geführt.

Im vorausgegangen Bericht wird beim Bericht zum Bundeskrebsregisterdatengesetz (BKRG) darauf hingewiesen, dass wesentliche Inhalte des Gesetzes die Weiterentwicklung der **Krebsfrüherkennung** und **Qualitätssicherung** durch klinische Krebsregister sind.

Diese, im Zentrum der Aufgaben stehende, Krebsfrüherkennung und Qualitätssicherung steht in keinem Verhältnis mit der störrischen Leugnung vom Zusammenhang mit Niedrigstrahlung und Krebs. Ist mir Krebsfrüherkennung wirklich wichtig, dann muss ich tatsächlich **allem** nachgehen, was auch nur von ungefähr damit zusammenhängen kann, bis man es zu 100 % ausschließen kann.

Krebsregister in den Bundesländern

Auf der Website des Bundesministeriums für Gesundheit findet man eine Seite mit dem Titel Krebsregister. Hier geht es aber nur um allgemeine und grundsätzliche Informationen, nicht aber um die Auflistung der Bundesländer- Krebsregister.

Diesen Vergleich der Bundesländer finde ich in einem Ärzteblatt aus dem Jahr 2000 (Dt Ärztebl 2000; 97: A-1286–1290 [Heft 19]) mit der Überschrift: **„Krebsregistrierung in Deutschland: Jedes Bundesland hat sein eigenes Gesetz".**

Dort kann man folgendes lesen: *„Seit Anfang dieses Jahres (2000) existieren in allen Bundesländern Krebsregister, die allerdings deutliche Unterschiede hinsichtlich Struktur und Datenbestand aufweisen.*

Wer sich über die Inzidenz und Prävalenz von Krebserkrankungen in Deutschland ein Bild machen will, stößt auf ein Problem: Ein einheitliches zentrales Krebsregister existiert nicht. Stattdessen werden in den Bundesländern separate Krebsregister geführt. Diese weisen beträchtliche Unterschiede auf: Meldeverfahren, Erfassungsstrukturen, Datenschutzverfahren und Flächendeckung variieren erheblich. Manche Register arbeiten schon seit einiger Zeit; andere werden erst aufgebaut. Grund für diese Vielfalt ist eine uneinheitliche Rechts- und Datenlage der Landeskrebsregister.

Ende 1999 lief das am 1. Januar 1995 in Kraft getretene Krebsregistergesetz des Bundes aus – bis zum 1. Januar dieses Jahres mussten demnach alle Länder epidemiologische Krebsregister eingerichtet haben. Wie sie das tun, bleibt ihnen jetzt jedoch weitgehend überlassen. Das Bundesgesetz räumte einen großen Handlungsspielraum ein, der es erlaubt, hinsichtlich des Melde- und Registriermodus und des flächendeckenden Erfassungsgrades von den vorgegebenen einheitlichen Rahmenbedingungen abzuweichen. Dieser wird von den Ländern auch ausgiebig genutzt.

Inzwischen haben alle Bundesländer Landeskrebsregistergesetze erlassen, setzen diese allerdings mit unterschiedlicher Intensität um. Routinemäßig registrieren bereits die neuen Länder und Berlin die Krebserkrankungen. Sie haben den Vorteil, auf dem früheren Nationalen Krebsregister der DDR aufbauen zu können. Dabei bestand nach der Wiedervereinigung die Gefahr, dass alle Daten aus Gründen des Datenschutzes vernichtet werden, berichtet Dr. med. Bettina Eisinger, Leiterin der Registerstelle des Gemeinsamen Krebsregisters in Berlin.

Um den einzigartigen Datenbestand zu erhalten, einigten sich die Länder 1995 darauf, die Einrichtung als „Gemeinsames Krebsregister" weiterzuführen; seit 1. Januar 2000 auf landesgesetzlicher Basis.

Meldepflicht oder Melderecht?

Auch Schleswig-Holstein und Rheinland-Pfalz erfassen die Krebserkrankungen derzeit schon landesweit. In beiden Ländern besteht – wie in Sachsen und Mecklenburg-Vorpommern – eine Meldepflicht für alle Ärztinnen und Ärzte. Diese soll garantieren, dass die erforderliche Erfassungsquote von mindestens 90 Prozent erreicht wird. Nach den Erfahrungen in diesen Ländern scheint die Meldepflicht im Gegensatz zum Melderecht die epidemiologisch gesehen günstigere Variante zu sein. Sie garantiert eine vollständigere Erfassung der Krebserkrankungen. Die Ursache für die bessere Rücklaufquote erklärt der Mainzer Biostatistiker und Krebsregisterexperte Prof. Dr. med. Jörg Michaelis damit, dass die Ärzte der Informationspflicht des Patienten leichter nachkommen, wenn sie sich auf eine Meldepflicht berufen können. „Bei einem lediglich ausgeübten Melderecht besteht die Tendenz, als unangenehm oder schwierig empfundene Patientengespräche zu vermeiden und auf die Meldung zu verzichten", erläutert Michaelis seine Beobachtung. Von einer Bevormundung des Patienten kann keine Rede sein: Der Patient hat in den Ländern mit Meldepflicht das Recht, jederzeit der Meldung zu widersprechen. Nach den Erfahrungen der letzten Jahre kommt dies allerdings nur sehr selten vor.

Andere Bundesländer tasten sich hingegen langsamer an die Krebsregistrierung heran. Bayern, Baden-Württemberg, Hessen, Niedersachsen und Nordrhein-Westfalen registrieren die Krebserkrankungen nur in einigen Gebieten, gewissermaßen „zur Probe". Baden-Württemberg erfasste zum Beispiel 1994 innerhalb der ersten Ausbaustufe etwa zehn Prozent der Krebsneuerkrankungen. Seit 1. Januar 2000 sind mehrere Kreise hinzugekommen, sodass die Erfassungsquote bei etwa 50 Prozent liegt. Niedersachsen will bis zum 1. Januar 2003 eine flächendeckende Krebsregistrierung erreichen."

Für Niedersachsen will ich dann noch separat recherchieren und berichten, denn inzwischen sind mehr als 10 Jahre vergangen, seit dem gesetzten Ziel, eine flächendeckende Krebsregistrierung zu erreichen.

Zudem haben wir in Niedersachsen einen Grund ein verlässliches, flächendeckendes Krebsregister zu haben, denn mit der Schachtanlage Asse II haben wir in Niedersachsen schon mehrere Jahrzehnte Atommüll gelagert. Zudem soll dieser Atommüll wieder aus dem Berg, was neue Belastungen mit sich bringen wird. Nebst einem verlässlichen Krebsregister, wäre für die Asse-Region auch ein

Gesundheitsmonitoring längst erforderlich, damit man verlässlich vergleichbare Zahlen für die Zeit der Atommüll-Rückholung hat. Leider wird dieser Wunsch der Bevölkerung vom Landkreis, Land und Bund nicht aufgenommen, dabei hätte man mit dem **„Zukunftsfonds Asse"** (3 Millionen € jährlich) auch die nötige Finanzdecke. Zur der Vorstellung des damals neu installierten Zukunftsfonds Asse (der zum Ausgleich der Schwierigkeiten, die durch den Atommüll in der Asse und der späteren Rückholung gedacht ist) wurde die Bevölkerung ins Dorfgemeinschaftshaus nach Remlingen eingeladen. Neben Hintergründe zur Vergabe und Verwaltung der Gelder wurden die Menschen aus der Asse-Region eingeladen „positive Vorschläge" zu machen, für was dieser Fonds sinnvoller Weise verwendet werden könnte. Der Vorschlag **„Gesundheitsmonitoring"** war auch dabei, wurde aber spontan abgelehnt mit dem Argument: „Wir wollten doch positive Vorschläge".

Was in aller Welt, soll an diesem Vorschlag „negativ" sein? Ich will an dieser Stelle nicht weiter über die Gründe dieser Ablehnung spekulieren. Fest steht, dass dieser Vorschlag immer wieder, und von unterschiedlichen Seiten, auf den Tisch kommt.

Ich gehöre auch zu den Menschen, die immer wieder darauf hinweisen, dass wir jetzt ein Gesundheitsmonitoring brauchen, damit wir später verlässliche Vergleichszahlen haben.

Zurück zum niedersächsischen Krebsregister. Ich bin gespannt, ob ich bei den weiteren Recherchen eine diesbezüglich nachvollziehbare und notwendige Beschleunigung beim Aufbau des niedersächsischen Krebsregister vermelden kann.

Im Ärzteblatt geht es wie folgt weiter: *„Noch in den Kinderschuhen steckt die Krebsregistrierung in Hessen. Seit 31. Dezember 1999 gilt das Krebsregistergesetz, nach dem alle Erkrankungen – allerdings in nur einem Regierungsbezirk, und zwar in Darmstadt – gemeldet werden müssen. Daten liegen noch nicht vor. „Die hessischen Ärzte bekommen derzeit die Meldeunterlagen durch die Landesärztekammer zugeschickt", erklärt Manfred Sagner, Ärztlicher Leiter der Vertrauensstelle des Krebsregisters Hessen. Ehe das Register richtig arbeitet, wird wohl noch einige Zeit vergehen. Aber auch dann ist ein weiterer Ausbau des Registers über den Regierungsbezirk Darmstadt hinaus nicht geplant. Insgesamt verhält sich Hessen abwartend: Das Landesgesetz tritt am 31. Dezember 2001 zunächst wieder außer Kraft.*

Vor In-Kraft-Treten des Bundeskrebsregistergesetzes bestand nicht nur in den neuen Bundesländern bereits ein Krebsregister, sondern auch in Nordrhein-

Westfalen, in Hamburg und im Saarland. Das Saarland nimmt dabei eine besondere Stellung ein: „Aktuelle Schätzungen der Krebsinzidenz in Deutschland müssen zurzeit ausschließlich auf der Basis dieses vergleichsweise kleinen Bundeslandes erfolgen", erläutert Michaelis. Der Grund: Das saarländische Register erfasst 96 bis 97 Prozent der Neuerkrankungen und ist damit das einzige Register in ganz Deutschland, das für die epidemiologische Forschung verwendet werden kann. Denn dafür ist eine Vollständigkeit von mehr als 90 Prozent erforderlich. Eigentlich klingt es absurd: Deutschland wird mit dem Saarland gleichgesetzt. Dass dies epidemiologisch nicht so ist, wird nicht bezweifelt. Aber zurzeit bestehen keine Alternativen. Um die Situation zu ändern, ist eine ebenso vollzählige Erfassung der Erkrankungen in anderen Bundesländern notwendig, aber das ist eine „langwierige, schwierige Sache", erklärt Dr. Dieter Schön von der Dachdokumentation Krebs des Robert Koch-Instituts. Internationale Erfahrungen hätten gezeigt, dass der Aufbau eines Krebsregisters mindestens fünf Jahre dauert. Einige Zeit wird wohl das Saarland noch als Modell für Deutschland dienen.

Ein weiteres Manko aus Sicht des Epidemielogen: Die Krebsregistrierung erfolgt nicht flächendeckend. Darüber, dass sich viele Länder für die vom Krebsregistergesetz erlaubte Ausnahme von der flächendeckenden Registrierung entschieden haben, ist Michaelis enttäuscht. „Die Aufgabe des beständigen Gesundheitsmonitorings, die eine der wesentlichen Zielsetzungen von Krebsregistern darstellt, kann somit für diese Regionen nicht erfolgen", bedauert er. Man kann nicht beobachten, ob zum Beispiel in der Umgebung einer Industrieanlage mehr Krebserkrankungen auftreten."

Hier muss man sich wirklich fragen, ob sich der Gesamtaufwand lohnt, wenn man zu wichtigen Fragen keine Informationen erhält, nur, weil es wohl einzelnen Ministerien und Beamten nicht so wichtig erscheint.

Es ist mir ein Rätsel, warum Gesundheitsämter / Gesundheitsministerien auf Daten zur Vorsorge verzichten und gerade in der Nähe prekären Industrieanlagen, keine besondere Anstrengungen unternehmen um an verlässliches Datenmaterial zu kommen. Oder greift hier das **„Recht des Nichtwissens**?".

Bis vor Kurzem wusste ich nicht, dass es das Recht des Nichtwissens tatsächlich gibt. Ich würde aber vermuten, dass sich dieses Recht nur auf Privatpersonen, nicht aber auf Behörden bezieht. Dieses Thema wird uns sicher noch an einer anderen Stelle beschäftigen.

Im Ärzteblatt geht es mit der Feststellung **Dennoch „ein echter Durchbruch"** wie folgt weiter: *„Obwohl bezüglich der Krebsregistrierung in Deutschland noch vieles im Argen liegt, schaut Michaelis optimistisch in die Zukunft: Das Krebsregistergesetz 1995 habe „einen echten Durchbruch" gebracht. Zwar sei die jetzige Situation nicht optimal, aber besser als vorher. Leider sei die Vielzahl der Registermodelle größer als erwünscht. Doch selbst dem „Flickenteppich" in Deutschland lässt sich etwas Gutes abgewinnen: Man kann so herausfinden, welches System sich am besten etabliert und am praktikabelsten ist. „Danach besteht die Möglichkeit, die gesetzlichen Regelungen der einzelnen Länder an den erfolgreichsten Ansatz anzugleichen", hofft Michaelis.*

Ein erster Schritt, die Register miteinander zu verknüpfen, ist bereits getan. Die regionalen Krebsregister schlossen sich 1996 mit der beim Robert Koch-Institut in Berlin angesiedelten „Dachdokumentation Krebs" zur Arbeitsgemeinschaft Bevölkerungsbezogener Krebsregister in Deutschland zusammen. Sie dient als Ansprechpartner bei länderübergreifenden nationalen und internationalen Fragestellungen und versucht, eine weitgehende methodische Einheitlichkeit der Landeskrebsregister durch inhaltliche Standards zu erlangen, denn in den einzelnen Ländern werden die Meldungen der Ärzte auch unterschiedlich erfasst. Grundsätzlich gibt es zwei Strukturen: die zentrale und die dezentrale Registrierung. Um die einzelnen Register epidemiologisch sinnvoll zu nutzen, müsse die Vergleichbarkeit der mit unterschiedlichen Erfassungssystemen erhobenen Daten gesichert werden, erklärt Wolf Ulrich Batzler, Sprecher der Arbeitsgemeinschaft.

Favorisiert für die epidemiologischen Krebsregister wird die dezentrale Registrierung, sowohl vom Krebsregistergesetz als auch von den Datenschützern. Sie gilt als die bessere Variante, weil so ein enger Kontakt zu den Meldern aufgebaut werden kann. Aus datenschutzrechtlichen Gründen wird das Krebsregister in eine Vertrauens- und eine Registerstelle unterteilt, die nur eingeschränkt miteinander kommunizieren. So wird ein Datenmissbrauch wesentlich erschwert. Selbst das Personal darf zwischen beiden Stellen nicht ausgetauscht werden.

Im Detail funktioniert das von der Mainzer Arbeitsgruppe unter Leitung von Prof. Michaelis entwickelte Registermodell so: Die Vertrauensstelle nimmt die Meldungen der Ärzte entgegen, überprüft die Plausibilität der Angaben und chiffriert die Daten für die Registerstelle. Diese speichert ausschließlich die anonymisierten Daten und führt verschiedene Meldungen zu identischen Patienten zusammen. Die Daten der Vertrauensstelle werden nach einiger Zeit gelöscht. Vor der Weitergabe der personenidentifizierenden Daten an die Registerstelle verschlüsselt sie die Vertrauensstelle nach zwei Verfahren: Zum einen werden Kontrollnummern erzeugt, die nicht rückverschlüsselbar sind und zum bundesweiten Abgleich der Daten zwischen den Registern verwendet werden. Zusätzlich wird eine Identitätsnummer gebildet, deren Rückverschlüsselung für Forschungszwecke zwar prinzipiell möglich ist, jedoch eines gesonderten Verfahrens bedarf und beantragt werden muss. Auf diese Weise sind die Daten geschützt, gleichzeitig besteht aber die Möglichkeit, sie für die Forschung zu verwenden. Michaelis ist überzeugt, dass sich sein Modell auf die Dauer durchsetzen wird: „Hier werden dieselben Techniken verwendet wie im Alltag auch, zum Beispiel in Banken oder in Krankenhausarchiven." Zudem ließen sich die Daten am Computer ohne zeitlichen Aufwand verschlüsseln, nur etwas mehr Personal benötige man durch die getrennten Stellen, so Michaelis.

Bundesweiter Abgleich der Daten erforderlich

Zwar räumte das ausgelaufene Bundesgesetz den Ländern einen breiten Gestaltungsspielraum ein, verlangte aber gleichzeitig die Vergleichbarkeit der Daten. Die Kunst, an der sich Fachleute seit einigen Jahren versuchen, besteht darin, ein System zwischen den Polen zu schaffen, das Datenschutz und Datenvergleichbarkeit gerecht wird. Deshalb förderte die Deutsche Krebshilfe ein einheitliches Datenabgleichsystem. Das Oldenburger Informatikinstitut OFFIS unter Leitung von Prof. Dr. Hans-Jürgen Appelrath entwickelte die technischen Voraussetzungen, um bundeseinheitliche Kontrollnummern zu bilden. Damit können die Krebsmeldungen in anonymisierter Form im Robert Koch-Institut abgeglichen werden. „Durch die Vergabe der eindeutigen Kontrollnummern ist praktisch fehlerfrei und ohne Verletzung der Anonymität zu entscheiden, ob ein Patient schon im Register eines Bundeslandes oder sogar in verschiedenen Landeskrebsregistern gespeichert ist oder nicht", erläuterte Dr. Wilfried Thoben vom Oldenburger Informatikinstitut das Verfahren.

Durch den bundesweiten Abgleich sollen Fehler durch eine fehlende Zuordnung von Patienten möglichst geringgehalten werden. Das Robert Koch-Institut (RKI) prüft, ob Kontrollnummern mehrfach in den Krebsregistern auftreten, und meldet mögliche Dopplungen an die Register zurück. Noch ist dieses System sehr aufwendig, denn das RKI meldet den Landeskrebsregistern alle verdächtigen Fälle – auch die mit einer niedrigen Wahrscheinlichkeit einer Dopplung. Den Feinabgleich müssen die Register untereinander selbst vornehmen, das heißt zurzeit: Jeder muss mit jedem sprechen. Für Thoben steht fest: „Das Prozedere muss endlich automatisiert werden – man wartet schon zu lange." Noch ist die Anzahl der Dopplungen vielleicht überschaubar, aber in einigen Jahren, wenn sich die

Register etabliert haben, wird die jetzige Methode nicht mehr haltbar sein. Das RKI sieht das zunächst gelassen: „Ob der Abgleich funktioniert, können wir erst nach einem Feedback durch die Register sagen", entgegnet Schön. Der erste Abgleich ist jetzt für 1999 vorgenommen worden; weitere sollen einmal jährlich folgen.

Kernfrage in der bundesdeutschen datenschutzrechtlichen Diskussion war bisher, ob das informationelle Selbstbestimmungsrecht des Einzelnen über dem Allgemeininteresse an der Forschung über Krankheitsursachen stehe und wie beide miteinander vereinbar seien. Der Balanceakt, der zwischen dem Anspruch auf Datenschutz und gleichzeitig fundierter epidemiologischer Forschung notwendig ist, gestaltete sich in den letzten Jahren ziemlich schwierig. Die Folge: Die Krebsregistrierung in Deutschland rangiert im Vergleich mit anderen Ländern ziemlich am Ende der europäischen Skala. Nun aber dürfte die Balance zwischen beiden Polen gefunden sein. Um jedoch funktionsfähige Register aufzubauen, sei die Mitarbeit von allen Ärzten dringend erforderlich, betont Wolf Ulrich Batzler. Die Arbeitsgemeinschaft für epidemiologische Krebsregister setzt sich deshalb dafür ein, die Meldeverfahren für die Ärzte so praktikabel wie möglich zu gestalten."

Diesen Aufsatz aus dem Ärzteblatt habe ich bewusst ungekürzt übernommen, weil er deutlich macht wie kompliziert die Krebserfassung ist und mit wieviel Vehemenz auf der anderen Seite an den Tag gelegt wird, um ein optimales Ergebnis zu erzielen.

Dass die Krebsregistrierung in Deutschland im Vergleich mit anderen Ländern ziemlich am Ende der europäischen Skala rangiert, und dass auch Niedersachsen vermutlich noch kein flächendeckendes Krebsregister hat, verwundert mich sehr. Der spezielle Blick auf Niedersachsen wird vielleicht Licht in die Angelegenheit bringen.

Einen Satz aus dem Bericht des Ärzteblattes will ich nochmals kurz skizzieren: *„Die Aufgabe des beständigen Gesundheitsmonitorings, die eine der wesentlichen Zielsetzungen von Krebsregistern darstellt, kann somit für diese Regionen nicht erfolgen", bedauert er. Man kann nicht beobachten, ob zum Beispiel in der Umgebung einer Industrieanlage mehr Krebserkrankungen auftreten."*

Hier wird einmal darauf hingewiesen, dass es um ein „beständiges Gesundheitsmonitoring" geht, und wenn Lücken im Erfassungs-System sind, ist das gesamte System fragwürdig.

Und es werden Krebserkrankungen in der Umgebung von Industrieanlagen angesprochen. Dieses Thema werde ich an anderer Stelle weiterverfolgen.

Krebsregister Niedersachsen

Hier zunächst nur Auszüge von der Website des **Epidemiologischen Krebsregister Niedersachsen (EKN)**, weil sich die Informationen von den bisherigen Berichten nicht wesentlich unterscheiden. Dennoch so viel:

„Das EKN erfasst als bevölkerungsbezogenes Krebsregister seit 2000 das Auftreten von Krebserkrankungen und gutartigen Hirntumoren und wertet diese aus. Das EKN ist eine Einrichtung des Landes Niedersachsen und unterliegt der Fachaufsicht des Niedersächsischen Ministerium für Soziales, Arbeit, Gesundheit und Gleichstellung. Es besteht auf Grund datenschutzrechtlicher Vorgaben aus zwei Arbeitseinheiten, die räumlich, personell und organisatorisch voneinander getrennt sind:

Die Registerstelle des EKN befindet sich in der OFFIS CARE GmbH in Oldenburg und arbeitet ausschließlich mit pseudonymisierten Meldungen. Die zentrale Aufgabe besteht in der Erfassung, Ergänzung und Verdichtung der Informationen, der dauerhaften Speicherung von Daten sowie der Erstellung systematischer, wissenschaftlich fundierter Auswertungen. Hier finden Sie auch:
- ***Daten zur Krebshäufigkeit, regionale Auswertungen***
- ***Jahresberichte und Veröffentlichungen***
- ***Informationen zu Projekten***

An den Aufgaben der Krebsregistrierung sind in Niedersachsen zwei weitere Institutionen beteiligt.

Das Klinische Krebsregister Niedersachsen (KKN) erfasst seit Juli 2018 Daten zur Diagnose, zur Behandlung und zum Verlauf von Krebserkrankungen und gutartigen Hirntumoren. Ziel ist es, die Qualität der onkologischen Versorgung zu verbessern. EKN und KKN arbeiten eng zusammen. Die Erhebung der Daten erfolgt über eine gemeinsame Datenannahmestelle mit einem elektronischen Melderportal. Weitere Informationen finden Sie unter www.kk-n.de.

Die speziellen radiologischen Probleme (Statistische Auffälligkeiten) in der Asse-Region (Samtgemeinde Elm-Asse / Landkreis Wolfenbüttel) werden im nächsten Kapitel besprochen.

Statistische Auffälligkeiten in der Asse-Region

Statistische Auffälligkeiten in der Asse-Region, müssen natürlich ins Verhältnis zu anderen Regionen gebracht werden, um Rückschließe ziehen zu können, ob die zu beobachtenden Auffälligkeiten tatsächlich eine regionale Besonderheit, oder in bestimmten ähnlichen Ausgangspositionen durchaus vergleichbar sind.

So will ich diesen Teil mit dem Thema „Krebs im Umfeld von Industrie und Atom-Anlagen" beginnen, um danach speziell auf statistische Auffälligkeiten in der Asse-Region einzugehen.

Über eines der Asse II – Netzwerke flatterte mir vor Kurzem ein Hinweis/Link zu einer neuen Broschüre des Umweltbundesamtes in mein E-Mail-Postfach.

Es geht um **„Untersuchung der Krankheitslast in Deutschland durch Kohlekraftwerke"** (offizieller Titel „Erfassung potentiell gesundheitsförderlicher Effekte durch die Reduktion der Kohlefeuerung zur Energiegewinnung" / Laufzeit der Studie 2018-2022).

Auf der Website des Umweltbundesamtes wird der Inhalt der Broschüre wie folgt zusammengefasst: *„Im Rahmen des Projekts wurde für das Jahr 2015 die Krankheitslast in der deutschen Bevölkerung quantifiziert, welche auf die Luftschadstoffemissionen von Kohlekraftwerken in Deutschland zurückgeführt werden kann. Neben der Betrachtung von deutschen Kohlekraftwerken insgesamt wurden auch nach Stein- und Braunkohlekraftwerken differenzierte Analysen durchgeführt. Es zeigte sich, dass Braunkohlekraftwerke, im Vergleich mit Steinkohlekraftwerken, zu einer höheren Krankheitslast in der deutschen Bevölkerung beigetragen haben. Ein Ausstieg aus der Nutzung fossiler Brennstoffe kann durch den Wegfall entsprechender Schadstoffemissionen zur Verbesserung der Gesundheit beitragen und unterstützt Deutschland bei die Zielerreichung auf dem Pfad der europäischen Zero Pollution Ambition".*

Zwei Dinge fallen mir bei dieser Einleitung auf:

1) Ich finde es sehr interessant, wie differenziert man die Krankheitslast nachweisen kann, die auf die Luftschadstoffemissionen von Kohlekraftwerken in Deutschland zurückzuführen sind. Man kann sogar einen Unterschied bei der Krankheitslast bei Stein- oder Braunkohlekraftwerken feststellen. Zudem ist nachgewiesen, dass der Wegfall entsprechender Schadstoffemissionen zur Verbesserung der Gesundheit beiträgt.

Ich bin beeindruckt!

2) Das Wort/ der Begriff „Zero Pollution Ambition" fällt mir an Ende dieser Einleitung auf. „Zero Pollution Ambition" sagt mir nichts, also suche und recherchiere ich weiter.

Das Umweltbundesamt hat für das Thema „Zero Pollution Ambition" eine eigene Seite mit dem Titel: **Umweltschutz der Zukunft – UBA unterstützt EU-Aktionsplan.**

Der gesamte Bericht zu „Zero Pollution Ambition" ist hier zu finden: https://www.umweltbundesamt.de/themen/umweltschutz-der-zukunft-uba-unterstuetzt-eu

Dort ist zu lesen: *„Umweltschutz in Europa braucht ein abgestimmtes Vorgehen verschiedener Regelungen und die Berücksichtigung aller Aspekte einer Umweltbelastung. Diese erkennen und priorisieren, schnell und vorsorgend reagieren, dafür die besten Maßnahmen auswählen, effektiv umsetzen und die Wirksamkeit kontrollieren – das sind die Schritte für den regulatorischen Umweltschutz der Zukunft."*

Und wieder bin ich überrascht und begeistert zugleich! Ja es müssen alle Aspekte erkannt und berücksichtig werden, die zu einer Umwelt- und Gesundheitsbelastung führen (auch das Strahlenrisiko).

Nach der Einleitung zu „Zero Pollution Ambition", geht es weiter im Bericht des Umweltbundesamtes wie folgt:

Im Mai 2021 hat die Europäische Kommission den „Zero Pollution"-Aktionsplan vorgelegt, der aufzeigen soll, wie Luft, Wasser und Boden schadstofffrei werden. Das Umweltbundesamt (UBA) begrüßt diese Initiative, weil sie die Vermeidung und Minderung von Verschmutzung auf eine Ebene mit dem Klima- und Biodiversitätsschutz hebt. Dennoch fehlt dem Aktionsplan ein regelungsübergreifender Ansatz, der über die Optimierung bestehender Instrumente hinausgeht und stattdessen den gesamten Lebenszyklus von Verschmutzung in den Blick nimmt, einschließlich ihrer wichtigsten Quellen und Auswirkungen auf Mensch und Umwelt.

Ja, der gesamte Lebenszyklus von Verschmutzung muss in den Blick genommen werden, einschließlich ihrer wichtigsten Quellen und Auswirkungen auf Mensch und Umwelt. Hier schließe ich ausdrücklich das Strahlenrisiko mit ein.

Ich bin gespannt ob im Folgenden, weitergehenden Text zu „Zero Pollution" irgendwo das Strahlenrisiko vorkommt. Meine Vorab-Vermutung ist: nein!

Es geht weiter im Text des Umweltbundesamtes wie folgt: *Das UBA hat deshalb in dem Scientific Opinion Paper „The Zero Pollution Action Plan as a chance for a crossregulatory approach to pollution prevention and reduction" einen systemischen Vorschlag erarbeitet, wie die „Zero Pollution Ambition" themen- und regelungsübergreifend ausgestaltet werden kann. Mit diesem Beitrag sollen Wasser, Boden und Luft sowie unsere Gesundheit besser geschützt werden. Zentrales Element ist ein Regelkreis, der alle Aspekte integriert:*

Im Folgenden listet das UBA auf, wie Wasser, Boden und Luft sowie unsere Gesundheit besser geschützt werden kann.

- *Die wesentlichen Stressoren für Gesundheit und Umwelt und den entsprechenden Handlungsbedarf identifizieren. Dafür braucht es Überwachung, Erkenntnisse zu Stoffeigenschaften sowie Informationen zur Verwendung und Quellen.*
- *Schnell, gezielt und vorsorgend handeln, das Problem faktenbasiert analysieren, priorisieren und den Informationsfluss optimieren.*
- *Angemessene Maßnahmen und Instrumente auswählen und dabei das Problem selbst, die Quellen der Verschmutzung, verfügbare Maßnahmen usw. berücksichtigen.*
- *Maßnahmen anwendbar und durchsetzungsfähig ausgestalten, mit Instrumenten zur Erfüllungskontrolle und Berichterstattung untermauern und konsequent umsetzen.*
- *Den Erfolg, einschließlich des verwendeten Politikinstruments selbst, mithilfe von Überwachung und der Untersuchung von Trends bei der Verschmutzung kontrollieren.*
- *Datenaustausch und Digitalisierung sind übergreifende Aktionsfelder, die einen „Open Data"-Ansatz verfolgen sollten und die Datenverarbeitung verbessern, standardisieren und zwischen Stoffrecht und Überwachung verknüpfen sollen.*

Eigentlich könnte man jeden dieser aufgezählten Punkte mit der Frage belegen: Und wie ist das konkret beim Strahlenrisiko?

Die Stressoren müssen identifiziert (und nichts darf ausgeklammert) werden um einen ganzheitlichen Handlungsbedarf abzuleiten. Es braucht Überwachung, Erkenntnisse zu Stoffeigenschaften sowie Informationen zur Verwendung und Quellen.

Hier ist zwar nichts von Strahlenrisiko zu lesen, aber dazu ist es insgesamt zu allgemein gehalten und könnte beim positiver Annahme impliziert sein. Es geht weiter im Text des UBA:

Die Zukunft der „Zero Pollution Ambition"

Das Ziel der „Zero Pollution Ambition", die negativen Auswirkungen menschlichen Handelns auf die Umwelt, die Gesundheit und das Wohlbefinden auf null zu reduzieren, wird immer ein bewegliches Ziel bleiben. Technologien, Produkte, Dienstleistungen und chemische Anwendungen entwickeln sich ständig weiter. Sie werden uns vor neue Herausforderungen stellen und neue Verschmutzung

*generieren. Daher wird es auch in Zukunft innovative regulatorische, techno-
logische und soziale Antworten seitens Wirtschaft, Gesellschaft und Politik
geben. Der Rahmen und die konkreten Umsetzungsziele werden sich somit
kontinuierlich anpassen müssen. Aus diesem Grund ist die „Zero Pollution
Ambition" besser als ein Langzeitprogramm zu verstehen. Nichtsdestotrotz
müssen die EU und ihre Mitgliedstaaten ihre Anstrengungen schon heute
verstärken, um die aktuellen Ziele der „Ambition" zu erreichen.*

Beispiel für den Bedarf verbesserter regulatorischer Instrumente
*Nach 20 Jahren Wasserrahmenrichtlinie ist der chemische Zustand unserer Flüsse
noch immer nicht gut. So überschreitet etwa der Stoff Quecksilber in allen Flüssen
in Deutschland die entsprechende Umweltqualitätsnorm. Ein Grund dafür ist die
langsame oder fehlende Rückkopplung von Gewässerüberwachung zu stoff-
rechtlichen Regelungen, wie REACH. So müsste eigentlich bei Nachweisen von
Pflanzenschutzmitteln oder Chemikalien in Gewässern die Regulierung so lange
verschärft werden, bis ein guter Zustand erreicht ist. Um dies zu erreichen, muss
die Verknüpfung zwischen den verschiedenen Rechtsinstrumenten verbessert
werden. Das Scientific Opinion Paper des UBA setzt an diesem Punkt an und
liefert Vorschläge für Entscheidungen auf EU-Ebene, wie beispielsweise solche
Schnittstellen verbessert werden können.*

Hier ist, wie zu erwarten, auch nichts von Strahlenrisiko zu lesen, aber die
insgesamt allgemein gehaltenen Aspekte könnte/müsste/sollte auch das Strahlenrisiko enthalten. Ich belasse es bei der Einleitung zu **„Untersuchung der
Krankheitslast in Deutschland durch Kohlekraftwerke"** und den zwei Kommen
taren.

Dem Asse-Netzwerker kam (genau wie auch mir) spontan die Idee, wenn das
UBA eine Studie gemacht hat zur „Krankheitslast bei Kohlekraftwerken", dann
hat sie vielleicht auch eine Studie gemacht (oder in Auftrag gegeben) „Krank-
heitslast bei Kernkraftwerken". Das UBA wurde diesbezüglich von dem Asse-
Netzwerker angeschrieben.
Nun raten Sie, wie die Rückantwort ausfiel. Ich gebe ein paar Möglichkeiten vor:
- Ja, wir haben eine solche Studie gemacht. Mit beigefügtem Link können Sie
  sich die Studie herunterladen.
- Ja, wir haben eine solche Studie in Auftrag gegeben.
- Ja, wir haben eine Studie in Auftrag gegeben, die den Rückbau von
  Kernkraftwerken entsprechend wissenschaftlich begleitet.
- Nein, wir haben diesbezüglich keine Studie in Auftrag gegeben, weil es
  nicht in unseren Fachbereich / Zuständigkeit fällt.

<u>Letzteres ist richtig:</u> Das Umweltbundesamt ist nicht zuständig für den Schutz von Wasser, Boden, Luft und der Gesundheit, was das Strahlenrisiko angeht.

Hier die Korrespondenz der WAAG mit BUA und BfS zur Anfrage nach Krankheitslast im Umfeld von Kohlekraftwerken und Atomkraftwerken: https://waagwf.wordpress.com/2024/05/27/krankheitslast-durch-atomanlagen-ermitteln/

Das Umweltbundesamt ist diesbezüglich für alles verantwortlich, nur nicht für das Strahlenrisiko! Wie ist das zu verstehen? Wie ist das einzuordnen? Wie ist das möglich?

Wenn dann die Antworten des BfS zufriedenstellend wäre, dann wäre ja alles o.k., aber das BfS wiegelt einfach nur ab und gibt noch nicht einmal zu, dass sie sehr wohl dazu schon Studien gemacht hat. Weil das aber so ist, **ist das BfS im Blick auf die Gesundheit der Bevölkerung kein ernstzunehmender Partner.**

Meiner Ansicht nach geht die fatale Trennung bei der Gesundheits-Zuständigkeit vom Vertrag zwischen der Weltgesundheitsorganisation (WHO) und der internationalen Atom-Energieorganisation (IEAO) aus, die der WHO untersagt, etwas zum Strahlenrisiko zu veröffentlichen, was nicht die IEAO vorher genehmigt hat. Diese fatale Trennung zieht sich durch alle politischen Verwaltungen weltweit. Für das Strahlenrisiko sind nicht die Gesundheitsministerien, sondern die Umweltministerien (meist mit nuklearer Sicherheit mitbetraut) zuständig. Die nukleare Sicherheit sollte sich meiner Ansicht nach auf die technische Sicherheit beschränken. Die gesundheitlichen Folgen gehören ins Gesundheitsministerium.

Aber es geht noch weiter, denn in Händen des Umweltministeriums liegt ja die nukleare Sicherheit, und das Umweltbundesamt ist eine Unterbehörde. Aber es gibt eine weitere Unterbehörde zum Umweltministerium: Das Bundesamt für Strahlenschutz (BfS).

Sicher ist das BfS die richtige Adresse für den Strahlenschutz, wenn sie denn auch die Gesundheit der Bevölkerung mit allen Mitteln schützt und die entsprechende Vorsorge trifft, wie bei allen anderen Ämtern, Behörden, Institutionen, die sich mit Gesundheit befassen.

Ich habe da aber meine starken Zweifel, ob beim BfS der Schutz des Menschen in jedem Falle Vorrang vor anderen nukleartechnischen Überlegungen hat. Dazu sicher später mehr. Jetzt geht es um die Frage der Zuständigkeit bei „Krankheitslast durch Atomkraftwerke / Atomanlagen".

Der Asse II -Netzwerker stellt also seinen diesbezüglichen Vorschlag an das BfS, in der Umgebung kerntechnischer Anlagen und Einrichtungen die mögliche gesundheitliche Gefährdung der Bevölkerung durch radioaktive Stoffe und ionisierende Strahlung zu untersuchen.

<u>Die Antwort des BfS:</u>
Maßstab für die mögliche gesundheitliche Gefährdung der Bevölkerung durch radioaktive Stoffe und ionisierende Strahlung ist die zusätzliche Strahlendosis, die wir von behördlicher Seite kontinuierlich beobachten und bewerten. Wie Sie den Jahresberichten und Parlamentsberichten „Umweltradioaktivität und Strahlenbelastung" entnehmen können, sind bereits die Obergrenzen für die zusätzlichen Strahlendosen sehr gering. Sie liegen unterhalb von 20 Mikrosievert im Kalenderjahr. Die tatsächlichen zusätzlichen Strahlendosen der Bevölkerung liegen weit darunter.
(https://www.bfs.de/DE/mediathek/berichte/umweltradioaktivitaet/umweltradioaktivitaet_node.html)

Zusätzliche Strahlendosen „im Bereich von 10 Mikrosievert im Kalenderjahr" gelten aus Sicht des Strahlenschutzes als vernachlässigbar. Sie sind rund hundertfach niedriger als die mittlere Strahlendosis in Deutschland aus natürlichen Quellen (2100 Mikrosievert im Kalenderjahr). Zusätzliche Strahlendosen in dieser Höhe und darunter sind – wenn überhaupt – nur rechnerisch mit einem extrem geringen zusätzlichen gesundheitlichen Risiko verbunden, das weit unterhalb beobachtbarer Risikoerhöhungen liegt.

Die von Ihnen angeregten Untersuchungen In der Umgebung kerntechnischer Anlagen und Einrichtungen können daher nach derzeitigem Stand von Wissenschaft und Technik keinen Erkenntnisgewinn liefern.

Mir fallen bei diesem Schreiben 3 Worte/Formulierung auf, die sonst nirgends in der Gesundheitsdebatte (und vor allem in der Gesundheitsvorsorge) auftauchen. Das sind folgend Worte/Formulierung:
1) Vernachlässigbar
2) weit unterhalb beobachtbarer Risikoerhöhungen
3) keinen Erkenntnisgewinn

Was ist bei der Gesundheitsvorsorge „vernachlässigbar"? Da wir Menschen sehr unterschiedlich konstituiert sind und zudem die Unterschiede „Mann und Frau", der „Generationenunterschied" (vom Neugeborenen bis zum Greis) und die Sondersituationen wie Schwangerschaft oder Immunschwäche etc, vorfinden – ist nichts, absolut nichts vernachlässigbar.

Bestenfalls kann man in bestimmten Situationen, wenn alles stabil und nicht vorbelastet ist, von großzügiger / vernachlässigbarer Einschätzung ausgehen. Aber auch das hat keinen Platz in einer ganzheitlichen Gesundheistvorsorge!

Und wie werden Risikoerhöhungen beobachtet. Man geht von einem festen mathematischen Chema aus, das logisch und nachvollziehbar ist. Dazu gibt es sicher Messgeräte. Wenn also etwas beobachtet und registriert wird, hat man mathematische Ergebnisse. Wenn etwas unterhalb der beobachtbaren Möglichkeiten liegt, heißt es nicht, dass es bei „Null" ist. Es ist halt nur so wenig, dass Messgeräte nicht oder kaum ausschlagen, und diese Messergebnisse mit den bisherigen Erkenntnissen „vernachlässigbar" erscheinen.

Aber was, wenn wir bei der kurzen Geschichte der Radioaktivität noch lange nicht alles erforscht und vor allem, wenn erforschtes nicht anerkannt wird, weil es nicht ins System passt, dann haben wir eine neue „nicht – vernachlässigbare" Situation, denn, wenn die erste Zahl in einem mathematischen System falsch ist, dann ist alles Nachfolgende auch falsch!

Dazu passt der „fehlende Erkenntnisgewinn", eine Formulierung, die ich sonst auch noch nie wahrgenommen habe. Vor allem im Gesundheitswesen, hat dieser Begriff nichts verloren, denn damit wird gerade auch in der Asse-Region ein notwendiges Gesundheitsmonitoring verhindert. Ein Erkenntnisgewinn kann auch ein vermutetes Ergebnis sein.

Nun ist es merkwürdiger Weise so, dass sich das BfS mit diesen Aussagen selbst Widerspricht und sich in Frage stellt. Denn es gab und gibt sehr wohl solche Untersuchungen, rund um Atomanlagen. Zumindest sind auf der BfS-Website Informationen zur KiKK-Studie zu finden und nachzulesen. Weitere Nachforschungen sind angekündigt (aber nirgends ein Zwischenergebnisse o.ä. zu finden).

KiKK-Studie

Bevor ich auf die BfS-Website gehe um etwas über die KiKK-Studie zu erfahren, sehe ich zum selben Thema das Deutsche Ärzteblatt von 2008 [105(42): 725–32 * DOI: 10.3238/arztebl.2008.072].

Dr. rer. physiol. Peter Kaatsch / Institut für medizinische Biometrie, Epidemiologie und Informatik / Klinikum der Johannes Gutenberg-Universität Mainz überschreibt dort seinen Bericht mit: **„Leukämien bei unter 5-jährigen Kindern in der Umgebung deutscher Kernkraftwerke".** Seine Zusammenfassung formuliert er so:

Einleitung: Die Ursachen für Leukämien sind weitgehend unklar. Diskutiert wird, ob in der Nähe von Kernkraftwerken erhöhte Leukämieraten auftreten. Das Deutsche Kinderkrebsregister hat eine epidemiologische Fallkontrollstudie zu Kinderkrebs und Kernkraftwerken veröffentlicht.

Methode: Basierend auf dem Wohnabstand zum Kernkraftwerk wurde untersucht, ob unter 5-jährige an Krebs erkrankte Kinder durchschnittlich näher an Kernkraftwerken wohnten als zufällig ausgewählte Kontrollkinder. Odds Ratios (OR) für Abstandskategorien und Standardisierte Inzidenzverhältnisse (SIR) wurden ermittelt.

Ergebnisse: Ein Zusammenhang zwischen Wohnungsnähe zum Kernkraftwerk und dem Leukämieerkrankungs-Risiko wurde beobachtet (593 Leukämieerkrankungen, 1766 Kontrollkinder). Innerhalb der 5-km-Zone zeigt sich für Leukämien bei unter 5-Jährigen mit 2,19 ein statistisch signifikant erhöhtes OR gegenüber der Restregion. Es ergibt sich eine Übereinstimmung der gesamten Studienregion mit der bundesweiten Erkrankungsrate (SIR = 0,99; 95-%- Konfidenzintervall: 0,92–1,07).

Diskussion: Aufgrund vorliegender Informationen zu Strahlenemissionen deutscher Leistungsreaktoren erscheint ein direkter Zusammenhang mit der Strahlung unplausibel. Viele eventuell miteinander kombinierte Faktoren sind als Krankheitsursache denkbar und treten möglicherweise in der Umgebung deutscher Kernkraftwerke gehäuft auf.

Auch hier entdecke ich einen Widerspruch. Auf der einen Seite wird geschrieben: „Die Ursachen für Leukämien sind weitgehend unklar.", auf der anderen Seite kann man lesen, dass viele eventuell miteinander kombinierte Faktoren als Krankheitsursache denkbar sind.

Warum dann diese Faktoren ausgerechnet und immer in der Nähe von Kernkraftwerken gehäuft auftreten, ist zumindest merkwürdig, aber, ein direkter Zusammenhang mit der Strahlung erscheint unplausibel. Warum eigentlich? Mich wundert, dass dies so im Ärzteblatt zu lesen ist, denn bezüglich Gesundheitsvorsorge habe ich bislang (bis auf Strahlenrisiko) immer nur positive Strategien erlebt. Immer den Drang die Gesundheitsvorsorge noch besser zu machen und nicht etwas wegen „Un-Plausibilität" zur Seite zu schieben.

Schauen wir, was das BfS zu dieser Thematik schreibt:

Überschrift: **Epidemiologische Studie zu Kinderkrebs in der Umgebung von Kernkraftwerken – KiKK-Studie**

Dort ist zu lesen:

- *Im Auftrag des Bundesamtes für Strahlenschutz führte das Deutsche Kinderkrebsregister in Mainz von 2003 bis 2007 die Studie "Kinderkrebs in der Umgebung von Kernkraftwerken" (KiKK-Studie) durch.*
- *Die Fall-Kontroll-Studie beschäftigte sich mit der Frage, ob Kinder unter fünf Jahren, die in der Umgebung von Kernkraftwerken wohnen, häufiger an Krebs erkranken als Gleichaltrige aus anderen Gebieten.*
- *Es zeigte sich im Nahbereich um deutsche Kernkraftwerke ein signifikant erhöhtes Risiko bei Kindern unter 5 Jahren, an Krebs zu erkranken. Dieser Befund beruhte im Wesentlichen auf dem Erkrankungsrisiko für Leukämien, wobei hier das Erkrankungsrisiko in etwa verdoppelt war.*
- *Auch in anderen Ländern – Großbritannien, Frankreich, Belgien, Schweiz, Finnland, USA - wurden entsprechende Studien durchgeführt.*
- *Das BfS nahm die wissenschaftlichen Ergebnisse zum Anlass, sich intensiv um die Erforschung der Ursachen für Leukämien im Kindesalter zu bemühen.*

Das Deutsche Kinderkrebsregister in Mainz führte im Auftrag des Bundesamtes für Strahlenschutz von 2003 bis 2007 die Studie Kinderkrebs in der Umgebung von Kernkraftwerken (KiKK-Studie) durch.

Die Fall-Kontroll-Studie beschäftigte sich mit der Frage, ob Kinder unter fünf Jahren, die in der Umgebung von Kernkraftwerken wohnen, häufiger an Krebs erkranken als Gleichaltrige aus anderen Gebieten. Zwei vorangegangene ökologische Studien hatten bereits die Erkrankungshäufigkeit in Regionen um einen Reaktor mit der von Vergleichsregionen ohne Reaktor verglichen. Die Ergebnisse dieser Studien ließen einen Zusammenhang zwischen dem Wohnort und dem Auftreten von Krebs bei Kindern unter fünf Jahren vermuten. Mit der KiKK-Studie wurde dieser Zusammenhang genauer untersucht.

Eine Erläuterung der verschiedenen Studientypen finden Sie in dem Artikel Epidemiologie strahlenbedingter Krankheiten.

Das Ergebnis: Es zeigte sich im Nahbereich um deutsche Kernkraftwerke bei Kindern unter 5 Jahren ein signifikant erhöhtes Risiko an Krebs zu erkranken. Dieser Befund beruhte im Wesentlichen auf dem Erkrankungsrisiko für Leukämien, wobei hier das Erkrankungsrisiko in etwa verdoppelt war. In Zahlen bedeutet dies, dass im 5-Kilometer-Umkreis um alle Standorte von Kernkraftwerken in Deutschland im Mittel nicht, wie zu erwarten wäre, etwa 1 Kind pro Jahr erkrankt, sondern dass die Krankheit jedes Jahr bei etwa 2 Kindern diagnostiziert wird.

Aus den Ergebnissen lässt sich keine sichere Aussage darüber ableiten, ob die von den Leistungsreaktoren ausgehende Radioaktivität kausal mit den erhöhten Erkrankungsraten zusammenhängt. Die tatsächliche individuelle Strahlenbelastung der Kinder wurde in der Studie nicht erfasst, da dies praktisch nicht möglich ist. Der Abstand des Wohnortes zu einem Reaktor wurde als Ersatz für die Strahlenbelastung verwendet. Nach dem derzeitigen wissenschaftlichen Kenntnisstand ist die resultierende Strahlenbelastung der Bevölkerung allein zu niedrig, um den beobachteten Anstieg des Krebs-risikos zu erklären. Es ist ebenfalls unwahrscheinlich, dass andere in den Untersuchungen betrachtete mögliche Verursacher jeweils allein den Befund erklären können.

Es gibt somit derzeit keine plausible Erklärung für den festgestellten Effekt, der über die 24 Jahre Untersuchungszeitraum ein insgesamt konsistentes Bild mit kleinen Schwankungen zeigt. Denkbar ist ein Zusammenspiel verschiedener Ursachen. Die Interaktion verschiedener Faktoren und die grundsätzlichen Entstehungsmechanismen von Leukämien bei Kindern bilden daher die Schwerpunkte der derzeit laufenden Forschungsarbeiten.

Das Ergebnis der KiKK-Studie hat dazu geführt, dass auch in anderen Ländern – Großbritannien, Frankreich, Belgien, Schweiz, Finnland, USA - entsprechende Studien durchgeführt wurden.

https://www.bfs.de/DE/bfs/wissenschaft-forschung/wirkung-risiken-ion/abgeschlossen/kikk-studie.html

Als allererstes will ich auf den Widerspruch zum Schreiben des BfS an den Asse II-Netzwerker eingehen, denn hier wird ausdrücklich gesagt: *„Die Interaktion* *verschiedener Faktoren und die grundsätzlichen Entstehungsmechanismen von Leukämien bei Kindern bilden daher die Schwerpunkte der derzeit laufenden Forschungsarbeiten."* Keine Rede von „Kein Erkenntnisgewinn". Aber warum schreibt das BfS dann, dass sie nicht forscht, wenn sie doch forscht. Oder forscht sie doch nicht, schreibt das nur um das Gesicht zu wahren? Jedenfalls beobachte ich diese Sache schon sehr lange.

Wie an anderer Stelle schon angedeutet, vermisse ich in dieser Sache Zwischenergebnisse oder irgendwann auch Endergebnisse.

Wenn man sich die KiKK-Studie und die vom BfS veröffentlichten Informationen anschaut fällt zunächst die Tatsache ins Auge, dass sich im Nahbereich um deutsche Kernkraftwerke tatsächlich ein signifikant erhöhtes Risiko bei Kindern unter 5 Jahren, an Krebs zu erkranken, deutlich wird. Dies ist erst einmal Fakt!

Löblich für das BfS geht es weiter mit: *„Das BfS nahm die wissenschaftlichen Ergebnisse zum Anlass, sich intensiv um die Erforschung der Ursachen für Leukämien im Kindesalter zu bemühen."*

Dann aber folgt die Aussage: *„Aus den Ergebnissen lässt sich keine sichere Aussage darüber ableiten, ob die von den Leistungsreaktoren ausgehende Radioaktivität kausal mit den erhöhten Erkrankungsraten zusammenhängt."*

Wenn sich aus den vorhandenen Ergebnissen keine sichere Aussage ableiten lässt, dann muss man weiter forschen. Achselzuckend zu sagen „Ich verstehe es nicht, aber es ist halt so", ist für ein Bundesamt die allerschlechteste Werbung.

Außerdem ist mir die Begründung, dass man keine sichere Aussage ableiten kann, nicht ganz schlüssig wenn es heißt: *„Die tatsächliche individuelle Strahlenbelastung der Kinder wurde in der Studie nicht erfasst, da dies praktisch nicht möglich ist. Der Abstand des Wohnortes zu einem Reaktor wurde als Ersatz für die Strahlenbelastung verwendet"*

Das die tatsächliche individuelle Strahlenbelastung der Kinder schwer zu messen ist, mag sein, aber was schwer ist, ist nicht unmöglich! Und wenn als Ersatz zur individuellen Strahlenbelastung der Abstand vom AKW zum Wohnort genommen wird, ist es doch genau das, um was es geht.

Zudem wurden 24 Jahre untersucht. Wenn dann kein plausibles Ergebnis erzielt werden kann, ist entweder die Methode falsch oder es ist beabsichtigt, die Fakten zu verschleiern.

Die Frage ist doch, welche Konsequenzen hätte ein kausaler Zusammenhang zwischen AKW, Wohnort und Krebserkrankung?

Vermutlich wären es schwerwiegende Konsequenzen, denn sonst könnte man auch den Spieß umdrehen und sagen, dass man weiterforscht und bis man zu einem anderen Ergebnis kommt, geht man von diesem, logischen, kausalen Zusammenhang aus.

Zu diesem schwerwiegenden (wenngleich aus meiner Sicht logischen) Verdacht, dass im Umfeld von AKWs und anderen kerntechnischen Anlagen erhöht Krebsfälle auftauchen, kommt ein anderes merkwürdiges Phänomen hinzu: Im Umfeld von Atomanlagen werden weniger Mädchen geboren als im sonstigen Durchschnitt.

Ungeborene Mädchen

„Sag mir, wo die Mädchen sind" titelt die TAZ am 27. 4. 2012. Am 09.04.2014 schreibt das Hamburger Abendblatt: „**Rätsel um verlorene Mädchen in Nähe von Atomkraftwerken**".

Schon einige Jahre vor den genannten überregionalen Medien TAZ und Hamburger Abendblatt informierte die Braunschweiger Zeitung am 07.12.2010, über dieses Thema mit dem lokalen Bezug zur Asse: **Studie: 60 "verlorene Mädchen" in Remlingen.**

Eigentlich ist mit diesen 3 Überschriften schon alles gesagt: Im Umfeld von Atomanlagen werden weniger Mädchen geboren, als im sonstigen Durchschnitt.

Wenn das stimmt, dann müssten entweder die Grenzwerte angepasst, Atomanlagen abgeschaltet oder Schwangere müssten in radiologisch unbelastete Gebiete umziehen – aber bitte nicht in den schönen Schwarzwald, den dort könnte Radon zur Belastung werden.

Weil alle 3 Vorschläge unrealistisch sind, gilt die altbekannte Vorgehensweise, den Fakt, oder zumindest die mutmaßlichen Zusammenhänge, zu leugnen.

Ich habe ein Video-Mitschnitt eines Bundesumweltausschuss - Fachgespräches gesehen. Die damalige Ausschuss-Vorsitzende lud 5 Wissenschaftler ein, die sich mit dem Thema „Ungeborene Mädchen im Umfeld von Atomanlagen" beschäftigten. Zusammen mit einem Vertreter des Bundesamtes für Strahlenschutz (BfS) sprach die Vorsitzende mit den Wissenschaftlern, die nacheinander ihre Studien vortrugen und erklärten. Alle Studien kamen zu demselben Ergebnis: Im Umfeld von Atomanlagen werden weniger Mädchen geboren.

Nun waren die 5 Wissenschaftler vermutlich alles Bio-Mathematiker, die das Problem rein rechnerisch, rein statistisch nachweisen können. Abgesehen vom Zusammenhang mit den Atomanlagen in unmittelbarer Nähe der auftretenden Phänomene, ist die Frage, wie das Ganze zu erklären ist.

Im Hamburger Abendblatt kommt der Berliner Human-genetiker Karl Sperling zu Wort. Er vermutet eine höhere Strahlenempfindlichkeit des X-Chromosoms. Im Hamburger Abendblatt ist zu lesen: *„Mädchen haben zwar zwei X-Chromosome, und eines davon ist weitgehend deaktiviert – aber mit nur einem sind sie nicht lebensfähig. Eine Schädigung der X-Chromosomen während der Embryonalentwicklung als Ursache würde auch dazu passen, dass die Lücke mit einem Jahr Verzögerung auftritt."*

Demnach gibt es eine Erklärung und auch einen Zusammenhang zur ionisierenden Strahlung.

Unser Bundesamt für Strahlenschutz, das uns dem Namen nach vor Strahlen schützen soll, sieht das Ganze etwas anders. Nachdem die 5 Wissenschaftler ihre Studien vorgetragen haben sagte der Vertreter des BfS, dass ihm die Faktenlage zu dünn sei!

Logisch wäre gewesen, wenn er danach (zum Schutz der Bevölkerung) eine eigene Studie in Auftrag gegeben hätte. Aber er betonte, dass derzeit im BfS für eine solche Studie weder Geld noch Man-Power zur Verfügung stünden.

Sich gutwillig zeigend hätte er auch sagen können: „Ich nehme die Informationen mit und werde sehen, ob wir eine eigene Studie in Auftrag geben können". Damit hätte er noch nicht einmal eine Falschaussage gemacht und hätte sich die Hintertür für spätere Erklärungen (so oder so) offengelassen. Nein, da wird 5 Wissenschaftlern gesagt: Euren Studien traue ich nicht, aber eine eigene Studie will ich nicht machen.

Dasselbe Spiel auch bei den Medienberichten. Im Hamburger Abendblatt kommt Thomas Jung vom Bundesamt für Strahlenschutz zu Wort, der den Effekt der „verlorenen Mädchen" generell hinterfragt. Er wird wie folgt zitiert: *Es gebe viele Studien, in denen Personen radioaktiver Strahlung ausgesetzt worden waren. So seien etwa Menschen untersucht worden, die als Kinder eine Strahlentherapie erhalten und später eigene Kinder bekommen hatten. Auch hier habe sich eine Verschiebung des Geschlechtsverhältnisses gezeigt – allerdings in die entgegengesetzte Richtung. Männer, die als Kind bestrahlt worden waren, zeugten demnach eher weniger Jungen als statistisch zu erwarten wäre. Der von Scherb beschriebene „Verlorene-Mädchen-Effekt" sei hier also nicht nachzuweisen.*

Jung verweist auch auf methodische Probleme bei Studien, wie Hagen Scherb sie durchführt. Es sei schwer, Einflussfaktoren auf das Geschlechterverhältnis zu bewerten, da die Zahlen nicht zeigen, ob Vater oder Mutter radioaktiver Strahlung ausgesetzt worden waren. „Weil diese Individualdaten fehlen, kann man eine Auswertung und Interpretation von Daten nur sehr vorsichtig vornehmen", sagt Jung. „Die Aussage, dass Strahlen die Ursache für das veränderte Geschlechter-verhältnis sind, ist demnach nicht belastbar."

Es ist schon merkwürdig, dass Herr Jung von „vielen Studien" spricht, die nachweisen, das bei Männern, die als Kind eine Strahlentherapie erhalten haben und später eigene Kinder bekommen hatten, auch eine Verschiebung des Geschlechterverhältnisses bei Neugeborenen nachzuweisen ist. Fakt ist also, dass sich die Einwirkung von Strahlung auf das Geschlechterverhältnis auswirken kann. Warum nun in einem Falle mehr Jungs oder im anderen Falle mehr Mädchen geboren werden, wäre eine weitere Studie wert! Aber es ist kein Grund die Methode und das Ergebnis der Studie von ungeborenen Mädchen in Frage zu stellen. Wer sonst, als das Bundesamt für Strahlenschutz, sollte Interesse daran haben, mögliche (oder unmögliche) Zusammenhänge zwischen Strahlung und nach allgemeiner Statistik nachzuweisende unerwartete Mädchen – oder Jungen-Geburten aufzuklären. Wenn dieses Interesse vom BfS nicht vorhanden ist, und in dieser Sache nicht weiter geforscht wird, darf man getrost fragen, wen eigentlich das Bundesamt für Strahlenschutz schützt?

Ich überlege gerade, wie einfach es doch ist eine These als „nicht belastbar" zu bezeichnen. Wie ist es denn in der Wissenschaft mit Nachweis und Gegenbeweis? Ich recherchier und stoße auf den Begriff: **Falsifikation.**

Wikipedia erklärt: *Falsifikation, auch Falsifizierung (von lat. falsificare „als falsch erkennen") oder Widerlegung, ist der Nachweis der Ungültigkeit einer Aussage, Methode, These, Hypothese oder Theorie. Aussagen oder Sachverhalte, z. B. experimentelle Ergebnisse, die eine solche Ungültigkeit nachweisen können, heißen „Falsifikatoren".*

Eine Falsifikation besteht aus dem Nachweis von Unvereinbarkeiten (Inkonsistenzen) bzw. Widersprüchen zwischen verschiedenen Annahmen einer falsifizierten Theorie oder mit unabhängig davon als wahr akzeptierten Annahmen.

Etwas für „nicht belastbar" zu bezeichnen reicht noch nicht für einen Gegenbeweis aus. Da müsste schon mehr vom BfS kommen, zumal, wenn es wirklich um den Schutz vor Strahlung geht.

Da die vorhandenen Krebsregister alle noch nicht so sehr alt, und auch keineswegs deutschlandweit auf einem einheitlichen Standard basieren, sind diese eigentlich nicht sehr belastbar. Im Zusammenhang mit den Krebsfällen und den ungeborenen Mädchen in der Region werden häufig zwei hemmende Dinge genannt:

1) zu wenig Fallzahlen
2) Zu wenig vergleichbar bezüglich Vergangenheit. Die Krebsregister gehen nicht weit genug zurück um echte Veränderungen festzustellen.

Fehler der Vergangenheit können in der Gegenwart für die Zukunft vermieden werden. Ich meine, dass wir belastbare Daten brauchen, wenn angefangen wird mit der Rückholung des Atommülls aus der Asse. Strahlenschützer gehen fest davon aus, dass mit der Rückholung auch zusätzliche Strahlung freigesetzt wird.

Deshalb wäre gut, wenn wir jetzt ein Gesundheitsmonitoring für die Asse-Region einrichten, um dann vergleichbare Zahlen zu haben, wenn die Rückholung einsetzt. Zumal ja schon in der jüngeren Vergangenheit (Einlagerungsphase und danach) erhöhte Krebsfälle in der Asse-Region zu verzeichnen sind.

Zunächst aber der Umgang mit den bisherigen erhöhten Krebszahlen

Erhöhte Krebsfälle in der Asse-Region

Ein Eintrag in der Website vom Landkreis Wolfenbüttel am 25.11.2022 ist überschrieben mit: **Geforderte Auswertung zu Krebsfällen in der Samtgemeinde Elm-Asse liegt vor**

Dort ist zu lesen: *Das Epidemiologische Krebsregister (EKN) hat in einem Bericht die Neuerkrankungszahlen bei Schilddrüsenkrebs in den Jahren 2015 - 2019 für die Samtgemeinde (SG) Elm-Asse und die Gemeinde Dettum vorgelegt. Demnach traten nicht mehr Schilddrüsenkrebsneuerkrankungen als erwartet auf. Ergänzend wurde auch das Teilgebiet der früheren Samtgemeinde Asse betrachtet; auch hier konnte keine Erhöhung festgestellt werden.*

In der SG Elm-Asse und der Gemeinde Dettum wurden demnach 8 Fälle beobachtet bei 8,4 erwarteten Fällen, in der früheren Samtgemeinde Asse 4 Fälle gegenüber 4 erwarteten Fällen.

In zurückliegenden Auswertungen des EKN waren hingegen Erhöhungen festgestellt worden: In der ersten Auswertung für die Jahre 2002 – 2009 in der früheren Samtgemeinde Asse waren die Neuerkrankungszahlen bei hämatologischen Krebserkrankungen, insbesondere Leukämien, sowie bei Schilddrüsenkrebs auffällig erhöht gewesen.

Im Zeitraum von 2010 – 2014 traten zwar weder Leukämien noch die Gesamtheit aller hämatologischen Krebserkrankungen häufiger als erwartet auf, die Zahl der Schilddrüsenkrebsneuerkrankungen war mit 9 beobachteten Fällen gegenüber 3,8 erwarteten hingegen immer noch erhöht. Daher hatte der Landkreis in 2018 um die Erstellung der jetzt vorgelegten erneuten Sonderauswertung gebeten.

Der Bericht soll im nächsten Fachausschuss für „Sicherheit, Ordnung und Gesundheit" am 2. März 2023 detaillierter vorgestellt werden. Er ist ab 25. November 2022 auf der Homepage des EKN einsehbar.

In dem besagten Bericht vom Epidemiologischen Krebsregister (EKN) unter Punkt 5 „Abschließende Einschätzung" ist zu lesen: *Die Auswertung zeigt keine Erhöhung für Schilddrüsenkrebsneuerkrankungen in dem Gebiet der SG Elm-Asse und der Gemeinde Dettum im Beobachtungszeitraum 2015 -2019. Auch in der früheren SG Asse ist die Häufigkeit von Schilddrüsenkrebs im Beobachtungszeitraum unauffällig.*

Das EKN sieht daher keinen Anlass für eine Weiterbeobachtung.

Es wird etwas beobachtet, aber es ist nicht auffällig, also brauchen wir es nicht weiter beobachten! Wie viele Störfälle bei AKWs hat es schon gerade wegen dieser Vorgehensweise gegeben?

Alles in Ordnung, was soll schon passieren? *Und dann passiert es doch!*

Eine nachweislich belastete Region sollte man immer beobachten – auch, oder gerade, wenn man keine Panik verursachen will.

Ein sachlicher Umgang tut Not!

In dem besagten Bericht heißt es dann weiter unter Punkt *6:* „Zusammen-fassung". Dort ist zu lesen: *In einer Sonderauswertung des EKN von 2010 war für die frühere SG Asse für die Diagnosejahre 2002 - 2009 eine auffällige Häufung für die Diagnosen Leukämien (ICD-10 C91-95), Leukämien und Lymphome insgesamt (ICD-10 C81-96) sowie Schilddrüsenkrebs (ICD-10 C73) festgestellt worden.*

Eine Folgeauswertung des EKN von 2016 zeigte auf, dass für die frühere SG Asse für die Diagnosejahre 2010 - 2014 keine Erhöhung mehr für Leukämien und für die Gesamtgruppe der Leukämien und Lymphome bestand. Die Weiterbe-obachtung wurde daher für Leukämien und Lymphome beendet. Die Häufigkeit von Schilddrüsenkrebs war dagegen weiterhin signifikant erhöht (9 Fälle be-obachtet bei 3,8 erwarteten Fällen). Der Landkreis Wolfenbüttel beantragt daher in einer Anfrage aus dem Jahr 2018 eine Auswertung zur Häufigkeit von Schild-drüsenkrebs für die Diagnosejahre 2015 – 2019 mit der Bitte, das Untersuch-ungsgebiet auszudehnen auf die nach einer Gebietsreform im Jahr 2015 fusion-ierte SG Elm-Asse und die an dieses Gebiet angrenzende Gemeinde Dettum. Alle Geschlechter sollen zusammengefasst betrachtet werden. Als Vergleichsregion soll der Bezirk Braunschweig herangezogen werden.

Braunschweig als nachweislich stärker belastet als der Landkreis Wolfenbüttel ist natürlich günstig für eine Auswertung mit dem Ziel der Beruhigung. Weiter im Bericht: *Der vorliegende Bericht zeigt, dass die Schilddrüsenkrebshäufigkeit in dem Gebiet der SG Elm-Asse und der Gemeinde Dettum nicht erhöht ist (8 Fälle beobachtet bei 8,4 erwarteten Fällen, SIR 0,95, p = 0,6059).*

Da das aktuelle Untersuchungsgebiet (SG Elm-Asse und Gemeinde Dettum) von dem früheren Untersuchungsgebiet (frühere SG Asse) abweicht, wird zusätzlich eine deskriptive Auswertung für die frühere SG Asse durchgeführt. In der früheren SG Asse werden in den Diagnosejahren 2015 - 2019 für alle Geschlechter zusammengefasst 4 Fälle beobachtet bei 4,0 erwarteten Fällen. Auch für die frühere SG Asse zeigt sich somit für Schilddrüsenkrebs keine Erhöhung mehr.

Auf der Website des Landkreises war zu lesen: *„In zurückliegenden Auswertungen des EKN waren hingegen Erhöhungen festgestellt worden: In der ersten Auswertung für die Jahre 2002 – 2009 in der früheren Samtgemeinde Asse waren die Neuerkrankungszahlen bei hämatologischen Krebserkrankungen, insbesondere Leukämien, sowie bei Schilddrüsenkrebs auffällig erhöht gewesen.“*

Wenn da schon nachweislich etwas war, aber im Moment nichts Auffälliges zu beobachten ist, sollte man erst recht weiter beobachten, um schnell reagieren zu können, wenn es dann doch Abweichungen gibt.

Warum ist das Epidemiologischen Krebsregister und das niedersächsische Gesundheitsministerium so großzügig mit der Gesundheit der Asse-Bevölkerung? Alle anderen Gesundheitsberichte und Vorsorgeüberlegungen die ich bislang unter „Gesundheit unser höchstes Gut" eingebracht habe, gehen von einem peniblen, verantwortungsvollen Umgang mit der Gesundheit der Bevölkerung um.

Warum nicht hier? Warum nicht, wenn es um Strahlenrisiko geht?

Am 13.08.2024 fand im Asse-Info-Zentrum (Remlingen) ein Gespräch der A2K (Asse II – Koordinierungskreis) mit der neuen Geschäftsführerin der Bundesgesellschaft für Endlagerung statt. Ich bereitete für dieses Gespräch ein Statement vor, dass die Anfänge der Radioaktivitätsentdeckung über die weitere Entwicklung der Kernspaltung mit einigen prekären Punkten – bis zum aktuellen Stand der Dinge darstellte. Der Abschluss war die Forderung nach einem Gesundheits-monitoring für die Asse-Region. Die Forderung nach einem Gesundheitsmonitoring wurde von der neuen Geschäftsführerin unterstützt – aber das fällt nicht in ihre Zuständigkeit.

Vor meinem Statement zeig ich allerdings die Ausgabe der Evangelischen Perspektiven in dem ein Interview mit der neuen Geschäftsführerin abgedruckt wurde mit der Überschrift: „Mit Wissen Streit schlichten". Dieses Interview war der neuen Geschäftsführerin noch gut in Erinnerung und so war dieser Einstieg vielleicht ein guter „Türöffner". Da mein Statement mit der Forderung eines Gesundheitsmonitoring endet, ist das Statement auch im Nächsten Absatz unter Gesundheitsmonitoring zu finden.

Gesundheitsmonitoring

Im Folgenden mein Statement, vorgetragen bei der A2K-Sitzung mit der neuen Geschäftsführerin der Bundesgesellschaft für Endlagerung (BGE) und weiteren Beteiligten der BGE im Asse II – Info-Zentrum am 13.08.2024

„Von den ersten Forschungen zur Radioaktivität (1897) bis heute liegt der kurze Zeitraum von ca. 120 Jahren. In dieser Zeit wurden Atombomben entwickelt, eingesetzt und geächtet. Das „Friedliche Atom" wurde proklamiert und eine Internationale Atomenergie-Organisation wurde gegründet, die der Weltgesundheitsorganisation vorschreibt, was sie über Strahlenrisiko veröffentlichen darf. Kernkraftwerke wurden und werden weltweit gebaut ohne zu wissen, wohin mit dem Müll.

*Hier in der Asse wurde Atommüll eingelagert, der hier nie hätte eingelagert werden dürfen. Das sagt heute jeder, aber damals war das kein Thema. Im Gegenteil: Es wurde als sicher und geeignet dargestellt. Schon 1977 wurde in einer Podiumsdiskussion in Hornburg über das Thema Asse II diskutiert und gestritten. Äußerung von den damals Verantwortlichen: „Wenn es nur die geringsten Zweifel an der Sicherheit der Einlagerung gäbe, würden wir hier nichts einlagern". Nachzulesen in dem neuen Buch von Herrn Kumlehn. **„Wir lagern mit den Mit den Bürgern ein".***

Als Forschungslager den Bürgern verkauft, war spätesten nach Bekanntwerden der Sturztechnik klar, dass hier sehr merkwürdig geforscht wird. Dass sich die Bürger verschaukelt vorkommen, ist verständlich. Dass ein tiefsitzendes Misstrauen vorhanden ist, ist ebenso verständlich.

Wenn also das Vertrauen zu den Bürgern wiederhergestellt werden soll, müsste meiner Ansicht nach folgendes Passieren:
- *Keine Basta-Entscheidungen mehr*
- *Es muss alles auf den Tisch um gemeinsam eine Lösung zu finden.*
- *Bereits gefallene Entscheidungen müssen erklärt und ggfls. revidiert werden.*
- *Studien und Erkenntnisse von alternativen Wissenschaftlern müssen auf ihre Plausibilität ernsthaft geprüft und im positiven Falle in die Entscheidungen mit einbezogen werden*

*Frau Graffunder, Sie werden in den Ev. Perspektiven (Magazin der Landeskirche Nr. 4/2023) mit folgender Überschrift zitiert: **„Mit Wissen Streit schlichten."***

*Wenn das gelingen soll, braucht es mehr als reines Fachwissen. Beim Endlager-Symposium in Braunschweig am 20. Juni 2024, kamen neben Physiker*innen und Bürgerinitiativen auch ein Philosoph, ein Pädagoge, eine Theologin und ein Künstler zu Wort. Vermutlich ist damit noch nicht das ganze Spektrum der möglichen Perspektiven zum Thema Endlager aufgelistet.*

Die Rückholung des Atommülls aus der Asse muss jeden Falls sozialverträglich stattfinden. Dazu gehört dann auch ein Gesundheitsmonitoring, dass längst hätte installiert werden müssen, damit bei den zu erwartenden Strahlen-Freisetzung bei der Rückholung Vergleichswerte aus der unmittelbaren Region vorhanden sind.

Meine Frage: **„Wann wird endlich ein Gesundheitsmonitoring für die Asse-Region installiert?**

Frau Graffunder unterstützte zwar die Forderung nach einem Gesundheits-monitoring, stellte aber fest: „Die Bundesgesellschaft für Endlagerung ist dafür nicht zuständig".

Einen Hinweis, an wen ich mich wenden soll habe ich allerdings auch nicht erhalten.

Wir in der Asse-Region werden uns weiter für die Einrichtung eines Gesund-heitsmonitorings einsetzen!

Querverbindungen

Nach dem Versuch, das Thema „Gesundheit und Strahlenrisiko" im Zusammenhang mit „Krebs und Krebsregister" einigermaßen ausführlich darzulegen und um mit dem Hinweise auf „Statistische Auffälligkeiten und Gesundheitsmonitoring" zu enden, will ich nun noch auf ein paar Einzelaspekte hinweisen. Zunächst das im Buch kurz angesprochene Thema: Recht auf Nichtwissen.

Recht auf Nichtwissen

Ich bin auf das Thema **„Recht auf Nichtwissen"**, weil bei einem Gespräch der Asse II - Bürgerinitiativen und dem Gesundheitsamt zum Thema „Krebshäufigkeit" in der Asse-Region in irgendeinem Zusammenhang von seitens des Gesundheitsamtes dieses Thema eingebracht wurde. Soweit ich es über „hörensagen" mitbekommen und verstanden hatte, sollte damit das Thema Krebs vom Tisch geräumt werden.

Da ich es nur vom „hören-sagen" weiß, kann ich nur einschränkend sagen: Wenn das wirklich so gesagt wurde, dann frage ich mich: Was soll das? Da kann ich nur mit dem Kopf schütteln.

Aber langsam dämmert mir, dass es scheinbar auch beim BfS auch ein Recht, oder gar die Pflicht, zum Nichtwissen gibt. Zumindest nimmt sich das BfS das Recht, den Anfrager im „Un-Wissenden" zu belassen. Wie sonst ist der Brief vom BfS an die WAAG (Wolfenbütteler Atom- und Kohle-Ausstiegsgruppe) zu verstehen, der im Kapitel „Statistische Auffälligkeiten in der Asse-Region" behandelt wurde. Dort fragte die WAAG nach einer Studie „Krankheitslast im Umfeld von Atomanlagen" und die Antwort vom BfS lautete, dass es dazu keine Studien gibt und auch kein Erkenntnisgewinn in solchen Studien gesehen wird. Also, ein Recht auf Nichtwissen? Oder eher die Pflicht des BfS doch vorhandene und laufende Studien zu verheimlichen?

Das ergibt aber keinen Sinn, den auf der Website des BfS kann man dies alles, bereits erstellte und geplante Studien zu diesem Thema nachlesen. Also angebliche keine Forschung aber dann doch Forschung. Es mutet wie ein „Katz und Maus-Spiel" an. Aber wozu das Ganze?

Im Prinzip läuft es auch auf dasselbe hinaus, was mir vom Niedersächsischen Sozialministerium im Rahmen einer Anfrage von mir im Beirat der „Niedersächsischen Stiftung den Kindern von Tschernobyl", auf meine Nachfrage zu Kinderkrebs und ungeborene Mädchen geantwortet wurde: **„Es gibt dazu keine Informationen - Ich solle meine Recherche als ergebnislos ansehen!"**

Natürlich höre ich nicht auf zu recherchieren! Zumal ich die Antwort auf meine dort gestellte Frage schon vorher kannte. Ich wollte nur testen, ob man sich im Beirat nur über die Tschernobylkinder, oder auch über deutsche Kinder im Einzugsbereich der durchaus anzunehmenden Strahlung (im Umfeld von kerntechnischen Anlagen) Gedanken macht.

Aber auch hier die Frage warum? Warum hilft man strahlengeschädigten Kindern in Belarus und in der Ukraine mit Ultraschallgeräten und Ärzte-Fortbildungen, aber im eigenen Land wird ein real vorhandenes Problem einfach ignoriert.
Auch wenn es ein marginales Problem sein sollte, so gibt es keinen Grund dieses Problem zu leugnen.
Aber, "Wissen ist Macht" und „Herrschaftswissen" wähnte ich überwunden.

Wenn ich Wikipedia zu Herrschaftswissen befrage, bekomme ich folgende Antwort: *„Der Ausdruck Herrschaftswissen bezeichnet in seiner engeren Bedeutung ein Wissen, das Inhabern von Positionen der Herrschaft vorbehalten ist und deren Machtbestrebungen dienlich ist, vor allem, weil es Geheimpolitik ermöglicht.*
In seiner weitesten und umgangssprachlich kritischen (sich der „Hinterlist" annähernden) Bedeutung bezeichnet es einen Wissensvorsprung, der zur Sicherung einer Position dient. Die zentralen Merkmale sind die Knappheit des Wissens und der daraus entstehende Vorteil für die Wissenden."
Hier scheint der Schlüssel zu liegen im „Recht auf Nichtwissen", wie es von Behörden und Organisationen missbräuchlich eingesetzt wird. Doch ein so herbeigeführtes Nichtwissen ist kein „Recht auf Nichtwissen" - es ist bewusste Wissensunterdrückung.

Und noch ein Beispiel aus Japan nach Fukushima. Von manipulierten (bzw. fein säuberlich dekontaminierten) Messstellen in Japan habe ich an andere Stelle bereits berichtet. In großangelegten Kampagnen werden die japanischen Schüler über die Ungefährlichkeit ionisierender Strahlung informiert – was einer Gehirnwäsche gleichkommt. Dazu die Kampagnen im Fernsehen mit Personen aus der Wissenschaft und aus dem öffentlichen Leben. Da gibt es den offiziellen" Hinweis, man könnte die Strahlung „weg-lächeln" – im Land des Lächelns scheint alles möglich zu sein.
Mit diesem Thema beschäftigt sich 12. März 2012 (also ein Jahr nach dem Super-Gau in Japan) **„DerStandart"** und titelt: **Atomkraft nach Fukushima: Lächeln nützt?** Dort ist zu lesen (hier ein Auszug): *„…Das Teuflische ist, dass man die Gefahr nicht sieht, spürt, riecht und was in 15 bis 20 Jahren ist kann sich sowieso keiner vorstellen, man scheitert doch schon daran sich auszumalen, wie das nächste Jahr aussehen wird.*
Beschäftigt man sich eingehend mit der Situation in Japan und kritisiert man die offizielle Informationspolitik, so wird man von seiner Umwelt entweder als Hysteriker oder als hoffnungsloser Esoteriker abgetan. Kaum einer will wissen, was wirklich vor sich geht, und was in den weltumgreifenden Medien nicht berichtet wird, existiert nicht. Man geht davon aus, dass man in Japan die Lage im Griff

hat, dass das Schlimmste vorbei ist, dass es munter weiter gehen kann ohne gröbere Verluste.

Leukämierate gestiegen

Indes - in der Provinz Fukushima schreien die Ärzte so laut sie können, weil es ihnen an Behandlungsplätzen für Strahlenkranke fehlt, weil viele Kinder ständig an Nasenbluten leiden, weil die Leukämierate schon ein Jahr danach dramatisch gestiegen ist. Aber niemand hört sie: Die Regierung gibt die Parole aus, alles wäre sicher. Ein gedungener Strahlenarzt versichert im Fernsehen: "Lächeln Sie, das schützt Sie mehr vor der Radioaktivität als sonst etwas." Ein Regierungssprecher wird nicht müde, zu betonen: "Angst zu haben führt zu mehr Krebs, als vonseiten der Verstrahlung zu erwarten ist." Seit Monaten fährt die japanische Regierung TV-Spots, in denen Stars und Schönheiten kundtun, dass sie die Provinzen im Norden unterstützen würden, indem sie die dort hergestellten landwirtschaftliche Produkte mit großem Appetit zu sich nehmen. Dabei haben französische Wissenschafter bisher unbekannt hohe Konzentrationen von Cäsium in den Nahrungsmitteln aus der Region nachgewiesen...“

Siehe: https://www.derstandard.at/story/1331207126071/edgar-honetschlaeger-atomkraft-nach-fukushima-laecheln-nuetzt

Also: "Lächeln Sie, das schützt Sie mehr vor der Radioaktivität als sonst etwas" und "Angst zu haben führt zu mehr Krebs, als vonseiten der Verstrahlung zu erwarten ist."

In welch einer Welt leben wir eigentlich? Die Kapitel-Überschrift aus dem Buch „TOKYO 2020“ „Der unbekannte Atomkrieg“ (oder der Krieg gegen die eigene Bevölkerung) etwas übertrieben zu sein, aber der Bericht des **„DERSTANDART“** bestätigt das Vorgehen des japanischen Staates.

Zurück zum „Recht auf Nichtwissen“. Nach Wikipedia hört sich das so an: *„Das Recht auf Nichtwissen, gelegentlich auch als Recht auf Unwissenheit bezeichnet, schützt den Einzelnen davor, Informationen zu erhalten, die er nicht zu erhalten wünscht, weil ihre Kenntnis ihn in seiner Lebensführung beeinträchtigen könnte.“*

Ich fühle mich bestätigt, dass sich das „Recht auf Nichtwissen“, auf Einzelpersonen bezieht, aber keineswegs bei einer Behörde Anwendung finden darf.

Was immer das für ein Wissen sein könnte, dass mich in meiner Lebensführung beeinträchtigen könnte, kann ich auf Anhieb nicht nachvollziehen, weil ich von je her eher ein neugieriger Mensch bin, der alles genau wissen will und nicht so schnell „die Fünf eine gerade Zahl“ sein lasst.

In Wikipedia heißt es zum Thema „Recht auf Nichtwissen" weiter: *„Bedeutung hat das Recht auf Nichtwissen besonders im medizinischen Bereich. Grundsätzlich hat der behandelnde Arzt eine ärztliche Aufklärungspflicht: Er muss den Patienten über seine Diagnose und über mögliche Behandlungen aufklären, damit der Patient selbst entscheiden kann, ob bzw. welche Behandlung er wünscht. Diese Pflicht hat allerdings in bestimmten Situationen Grenzen, nämlich dort, wo das Wissen über die eigene gesundheitliche Situation das Denken, die Gefühle, die Lebensplanung und die Lebensführung negativ beeinflussen kann. Um dies zu verhindern, soll jeder frei entscheiden können, ob er seine gesundheitliche Lage in allen Einzelheiten kennen möchte oder nicht. Praktische Bedeutung hat das Recht auf Nichtwissen deshalb insbesondere bei Krankheiten oder Krankheitsprädispositionen, die zwar diagnostiziert werden können, aber nach dem derzeitigen Stand der Medizin nicht heilbar sind.*

Das Recht auf Nichtwissen wird heute häufig im Zusammenhang mit genetischen Untersuchungen in Anspruch genommen. Jedoch wurde bereits in den 1980er und 1990er Jahren in der Bundesrepublik Deutschland ein Recht auf Nichtwissen über mögliche HIV-Infektionen diskutiert. Ärzte und Politiker forderten damals, bei Blutuntersuchungen routinemäßig HIV-Tests vorzunehmen. Die Testgegner beriefen sich auf das Recht auf Nichtwissen und konnten sich durchsetzen. Bis heute sind HIV-Tests ohne Einwilligung der betroffenen Person verboten. Hat der Patient jedoch dem Test zugestimmt und ist HIV-positiv, so muss der Arzt ihn bei einer möglichen Gefahr für Dritte, insbesondere den Partner, eindringlich darauf hinweisen und ihm die Konsequenzen seines Handelns klarmachen. Der informierte, infizierte Patient kann sich nicht – wider besseres Wissen – auf das Recht auf Nichtwissen berufen.

Praktische Bedeutung hat das Recht auf Nichtwissen heute auch bei DNA-Untersuchungen für medizinische Zwecke. So ist beispielsweise die Erbkrankheit Chorea Huntington seit 1993 durch eine Genanalyse nachweisbar. Sie ist jedoch nicht heilbar, sodass bereits das Wissen um die Veranlagung für diese Krankheit die Lebensqualität erheblich beeinträchtigen kann.

Und wiederum erhellende Informationen.
Nun aber stelle ich die Gegenfrage: **Gibt es ein Recht auf Wissen?**

Ich gebe „Recht auf Wissen" in die Suchmaschine ein und es kommen in erster Linie Hinweise und Links zu „Recht auf Wissen **und** Nichtwissen". Soweit ich das bei schnellem überfliegen registrieren kann, geht es immer um gesundheitliche Fragestellungen. Dan entdecke ich einen Link, der sich nur mit dem „Recht auf Wissen beschäftigt. Es geht auch hier um das Thema Gesundheit.

Es geht in einer Fachzeitschrift „Für Evidenz, Fortbildung und Qualität im Gesundheitswesen" um das „Recht auf Wissen", und der Frage: *„Haben gesetzlich Krankenversicherte Anspruch auf diagnostische Leistungen ohne medizinische Konsequenzen?"* In der Zusammenfassung heißte es: *„Patientinnen und Patienten haben das Recht zu wissen, ob und woran sie erkrankt sind. Zwar dürfen sie von ihrer Gesetzlichen Krankenversicherung ohne Symptome keine allgemeinen Gesundheitsuntersuchungen jenseits der vom Gemeinsamen Bundesausschuss eingeführten Früherkennungsuntersuchung verlangen. Doch gehören diagnostische Leistungen bei konkretem Krankheitsverdacht solange zum Leistungsanspruch, bis medizinisch abgeklärt ist, dass weitere Untersuchungen von vorneherein nutzlos sind, weil sich aus den Erkenntnissen keine weiteren Möglichkeiten zur Heilung, Linderung oder Verhütung von Krankheiten und deren Beschwerden ergeben. Das SGB V normiert keinen eigenständigen Informationsanspruch von medizinischem Personal etwa, um eigene Ansteckungen zu verhindern. Nimmt ein Versicherter jedoch Leistungen in Anspruch, dürfen diese auch an die Voraussetzungen geknüpft werden, dass vorab spezifische Untersuchungen durchgeführt werden, soweit nur dadurch Risiken für den Versicherten oder für medizinisches Personal abgewendet werden können.*
https://www.sciencedirect.com/science/article/abs/pii/S1865921711002261

Es geht also beim „Recht auf Wissen und Nichtwissen" meist um die Gesundheit. Und wiederum ist festzustellen, wie genau die Dinge geregelt sind, damit der Patient sein Recht erhält – oder auch unangemessene Forderungen abzuwehren.

Ich komme natürlich auch in diesem Zusammenhang auf das Strahlenrisiko zurück und stelle wiederum fest, dass das Strahlenrisiko ein Gesundheitsrisiko ist, und deshalb der gesundheitliche Teil vom Strahlenrisiko voll umfänglich in das Gesundheitssystem mit aufgenommen werden muss. Für die Verhinderung und Überwachung austretender Strahlung aus nuklearen Anlagen soll selbstverständlich weiter die „Nukleare Sicherheit" im Bundesministerium für Umwelt bleiben.

Die Themen „Strahlenrisiko und Risikowahrnehmung" liegen nah beieinander, gleich ob es das gesundheitlich oder technische Strahlenrisiko geht. Zwangsläufig müssen wir uns dem nun dem Thema "Risikowahrnehmung" zuwenden.

Risikowahrnehmung

Risikowahrnehmung in der Gesundheit allgemein ist relativ einfach. Die Mutter sagt ihrem Kind, dass es sich im Winter warm anziehen soll, damit es sich nicht erkältet. Das Risiko wird von der Mutter verdeutlicht. Ob sich das Kind dieses Risiko über längere Zeit merken kann, und vor allem ob sich das Kind in abgelenkten Spielsituationen daran erinnert, ist eine andere Sache.

Während der Corona-Pandemie wurde das Tragen von Mund-Nasen-Masken empfohlen und in bestimmten Situationen sogar vorgeschrieben.

Das Risiko „Rauchen" ist hinlänglich bekannt. Wie es als eigene Risikoabschätzung wahrgenommen wird, ist dann noch eine andere Sache.

Es gibt einige Statistiken zur Risikowahrnehmung und es wurde u.a. festgestellt, dass es Unterschiede bei der Einschätzung eines Risikos zwischen den Geschlechtern und zwischen den Genrationen gibt.

Die Risikowahrnehmung beim Strahlenrisiko ist da schon etwas schwieriger, weil man die Strahlung nicht sieht, nicht fühlt und nicht schmeckt. Das heißt aber nicht, dass es keine Risikowahrnehmung in diesem Zusammenhang gibt. Vielleicht weil dieses Thema durch die genannten Eigenschaften der Strahlung eher diffus ist, gibt es bei einigen Menschen eine höhere oder vielleicht auch eine unbegründet höhere Risikowahrnehmung.

Das interessante ist, dass bei manchen Menschen die Angst vor der Strahlung (ob berechtigt oder nicht) so verinnerlicht ist, dass jegliche Versachlichung eher als Verharmlosung gesehen wird. Wenn die versuchte Versachlichung noch mit Arroganz gepaart wird, wie dies häufig beim Bundesamt für Strahlenschutz festzustellen ist, dann wird die Angst eher größer als kleiner.

Wikipedia schreibt zu Angst folgendes: *Angst ist ein Grundgefühl, das sich in als bedrohlich empfundenen Situationen in Form einer Besorgnis und unlustbetonten Erregung äußert. Auslöser können dabei erwartete oder unerwartete Bedrohungen, etwa der körperlichen Unversehrtheit, der Selbstachtung oder des Selbstbildes sein. Krankhaft übersteigerte oder nicht rational begründbare Angst wird als Angststörung bezeichnet.*

Abgesehen davon, dass es viele Formen von Angst gibt (Wikipedia spricht von „Spektrum der Angst"), ist die Frage, ab wann oder durch was wird das Grundgefühl „Angst" zur „Phobie" oder zur Angststörung? Damit beschäftigen sich sicher Psychologen, Psychiater und Psychotherapeuten.

Interessant finde ich bei Wikipedia / Thema Angst, den Absatz zu "Funktionen der Angst". Bei Wikipedia ist dazu zu lesen: *Evolutionsgeschichtlich hat die Angst eine wichtige Funktion als ein die Sinne schärfender und Körperkraft aktivierender Schutz- und Überlebensmechanismus, der in tatsächlichen oder auch nur vermeintlichen Gefahrensituationen ein angemessenes Verhalten (Fight-or-Flight* [Kämpfe oder fliehe] *) einleitet.*

Diese Aufgabe kann sie nur erfüllen, wenn weder zu viel Angst das Handeln blockiert noch zu wenig Angst reale Gefahren und Risiken ausblendet. In ihrem bekannten Aktivationsmodell, das nach ihnen auch als Yerkes-Dodson-Gesetz oder „Gesetz der Angst" bezeichnet wird, formulierten die Verhaltensbiologen und Ethologen Robert Yerkes und John D. Dodson bereits 1908 gesetzmäßige Zusammenhänge zwischen einem bestimmten nervösen Erregungsniveau der Probanden und der Abrufbarkeit ihrer kognitiven Leistungsfähigkeit, die sie als „Aktivationsniveaus" kennzeichneten. Die seinerzeit in Tierversuchen gewonnenen Erkenntnisse konnten in ihrer Gültigkeit inzwischen durch empirische Studien auch für das menschliche Verhalten gesichert werden.

Da der Energieaufwand für eine Flucht gering ist (wenige hundert Kilokalorien), übersehene Bedrohungen aber folgenschwere Auswirkungen nach sich ziehen können, ist die „Alarmanlage" Angst von der Natur sehr empfindlich eingestellt, was bisweilen in Fehlalarmen resultiert.

Angst kann sowohl bewusst als auch unbewusst wirken. Ist die Angstreaktion in Bezug auf die tatsächliche Bedrohungslage inadäquat, spricht man von einer Angststörung. Ist diese Angst an ein bestimmtes Objekt oder eine bestimmte Situation gebunden, spricht man von einer Phobie

Interessant finde ich die (logischen) Aussagen:
1) Die „Alarmanlage" Angst ist von der Natur aus sehr empfindlich eingestellt, was bisweilen in Fehlalarmen resultiert.
2) Zu viel Angst blockiert das Handeln, zu wenig Angst blendet reale Gefahren und Risiken aus!

Das heißt für das Strahlenrisiko, dass man genau hier zwischen allen Stühlen sitzt, weil die tatsächliche Gefahr diffus und mal von Hysterie und mal von Verharmlosung geprägt ist. Hysterie und Verharmlosung wird auch vom BfS oder anderen Behörden / Institutionen / Gremien verwendet, je nach Situation. Wie soll sich da „Otto-Normalverbraucher" orientieren? Die Kernkraftgegner*innen, die Zugang zu den sehr vielen alternativen Studien zum Strahlenrisiko haben, wissen sehr wohl von dem realen Risiko, dass höher ist, als die offiziellen Organisationen (allen voran IAEO und UNSCEAR) glauben machen wollen. An anderer Stelle hatte ich schon auf den Vertrag von 1959 zwischen der Weltgesundheitsorganisation (WHO) und der Internationalen Atomenergie-organisation (IEAO) hingewiesen. Demnach darf die WHO nichts über Strahlenrisiko veröffentlichen, was nicht vorher die IEAO genehmigt hat.

Diese Zensur schafft Misstrauen, zumal bekannt ist, dass die IEAO die Atomenergie weltweit weiter voranbringen will.

Hier liegt irgendetwas im Argen.
Die WHO müsste zum Strahlenrisiko eine eigene Abteilung haben. Das scheitert vornehmlich an den Atommächten, die an der bisherigen Politik festhalten wollen und damit das Strahlenrisiko für Generationen unkalkulierbar machen.

Bei diesen Voraussetzungen sind wir schnell beim Thema „Demokratie", denn der Vertrag zwischen WHO und IEAO wurde sicher auf demokratischer Basis abgeschlossen – nur der Inhalt ist zutiefst Undemokratisch und menschenverachtend.

Das Thema Demokratie im Zusammenhang mit dem Strahlenrisiko zu betrachten, ist sehr wichtig, zumal sich auf dem Wege in das technische Atomzeitalter sich demokratische Strukturen und Gepflogenheiten verschoben haben. Robert Jungk beschreibt das sehr gut in seinem Buch **„Der Atom-Staat."**

Zum Thema „Demokratie" komme ich noch. Zunächst aber einen speziellen Blick auf die Risikowahrnehmung, bzw. ein Blick auf das Strahlenrisiko im Versuch einer Pro und Kontra – Darstellung. Oder anders gesagt „Fluch und Segen" der technischen Radioaktivität.

Fluch und Segen

Die revolutionierende Entdeckung der Radioaktivität in der Luft (also der natürlichen Radioaktivität) vor über 100 Jahren durch Julius Elster und Hans Geitel (beide Physiker und Lehrer aus Wolfenbüttel) hatte nicht nur zur Folge, dass das Weltbild der Physik neu überdacht und verändert werden musste, sondern es veränderte die weitergehende Forschung und brachte umwälzende neue Möglichkeiten auf mehreren Gebieten mit sich.

Zuerst denkt man an den Bereich der Energie, aber am Anfang stand vermutlich das Thema „Gesundheit" stark im Focus. Es gab bald unzählige Radon-Produkte für die äußerliche und innere Anwendung.

Auch heute gibt es noch Radontherapien, Radon-Heil – und Luft-Bäder oder Radoninhalationskuren. Es werden dabei kurzfristige hohe Konzentrationen an Radon genutzt. Wikipedia gibt dazu folgende Auskunft: *Gängige Indikationen sind chronisch-entzündliche Erkrankungen wie Morbus Bechterew, Rheumatoide Arthritis, Sarkoidose, Asthma bronchiale und Arthroseschmerzen. Die Anwendung erfolgt nur, wenn sie aus medizinischer Sicht notwendig ist – Radon kann Lungenkrebs verursachen. Aufgrund dieses Risikos sollen Gesunde auf eine Behandlung verzichten (Vorsorgeprinzip).*

Kontrollierte Studien zum Wirkungsnachweis liegen nur für M. Bechterew, Arthritis und Arthrose vor.

Wichtig sind für mich hier folgende Hinweise:

1) Die Anwendung erfolgt nur, wenn sie aus medizinischer Sicht notwendig ist.
Diese Aussage weist darauf hin, dass nicht jede medizinische Anwendung notwendig ist. Ich will nun an dieser Stelle aber nicht darüber spekulieren, warum „nicht-notwendige" Anwendungen vom Arzt empfohlen oder vom Patienten gewollt werden. Wichtig ist aber hier der Hinweis, dass auf jeden Fall nur notwendige Radon - Anwendungen durchgeführt werden sollten

2) Radon kann Lungenkrebs verursachen.
Darüber wird in diesem Buch auch an anderer Stelle gesprochen. Hier ist lediglich der Hinweis an sich interessant und erwähnenswert, weil – wie schon im bereits besprochenen Zusammenhang - oft das Gesundheitsrisiko „Radon" / bzw. „ionisierende Strahlung" keine Erwähnung findet.

3) Aufgrund des Risikos sollen Gesunde auf eine Behandlung verzichten (Vorsorgeprinzip).

Mit diesem Hinweis wird das zuvor Gesagte nochmals deutlich unterstrichen!

4) Kontrollierte Studien zum Wirkungsnachweis liegen nur für M. Bechterew, Arthritis und Arthrose vor.

Meine erste Überlegung ist, dass weitere Forschungen sinnvoll und notwendig sind, um noch mehr über die Folgen und Vorsichtsmaßnahmen zu erhalten. Meine zweite Überlegung ist, zu schauen, ob, oder was in diesem Zusammenhang geforscht wird. Ich gebe in die Internet-Suchmaschine die Begriffe **„Radonmedizin Forschung"** ein.

An erster Stelle wird der Link zum BfS angeboten:
https://www.bfs.de/DE/themen/ion/umwelt/radon/wirkungen/forschung.html.
Dort heißt es:

Forschung zur Wirkung von Radon auf die Gesundheit

Eine wichtige Grundlage des heutigen Wissens über die Wirkung von Radon auf die menschliche Gesundheit sind epidemiologische Studien an Bergarbeitern, die seit den 1960er Jahren durchgeführt werden.

Die deutsche Wismut Uranbergarbeiter-Studie des BfS umfasst etwa 60.000 ehemalige Beschäftigte der Wismut, die im Uranerzbergbau in der ehemaligen DDR zwischen 1946 und 1990 tätig waren.

Seit den 1980er Jahren wurden die Bergarbeiter-Studien durch Fall-Kontroll-Studien zum Lungenkrebsrisiko durch Radon in Wohnungen in Europa, Nordamerika und China ergänzt.

Im weitergehendem Text tauchen folgende Stichworte mit entsprechender Erläuterung auf:

Schneeberger Krankheit

Bergarbeiter-Studien

Studien zu Radon in Wohnungen

Danach folgen nochmals weitergehende Stichworte mit hinterlegten Informationen wie:

Gesundheitliche Wirkungen

So wirkt Radon auf die Gesundheit

Radon-Heilkuren

Im Zusammenhang mit dem Kapitel „Krebs in Radon-Vorsorgegebieten" sind diese Informationen eine hilfreiche Ergänzung.

Bei Wikipedia geht es beim Thema „Radonbalneologie" (auch Radontherapie) im Absatz „Risiko" wie folgt weiter: *Inkorporiertes Radon ist einer der wichtigsten*

Auslöser von Lungenkrebs. Schon bei Radonkonzentrationen in der Luft von 150 Bq/m3 ist eine statistisch signifikante Erhöhung des Lungenkrebs-Risikos festgestellt worden. Die Richtlinie 2013/59/Euratom der Europäischen Atomgemeinschaft und die darauf basierende deutsche Strahlenschutzverordnung von 2019 schreiben ab 300 Bq/m3 in Wohnungen und Arbeitsplätzen Schutzmaßnahmen vor. Im Paselstollen Bad Gastein beträgt die Radonkonzentration bis zu 170.000 Bq/m3. Zu beachten ist hierbei jedoch, dass der Effekt langfristiger chronischer Exposition anders zu bewerten ist als kurzfristige Exposition. Wenn am Wohn- oder Arbeitsort eine erhöhte Radonkonzentration vorliegt, ist die kumulierte Dosis deutlich höher, da man mehrere Stunden täglich dieser Dosis ausgesetzt ist.

Der Gesundheitseffekt von einzelnen Anwendungen dürfte in etwa vergleichbar sein mit anderen strahlenmedizinischen Vorgängen (z. B. Röntgen), bei denen eine diskrete Dosis über einen überschaubaren Zeitraum abgegeben wird, und nicht dauerhaft Radionuklide inkorporiert werden.

Soweit das Thema Umweltradioaktivität, das als natürliches und notwendiges Vorkommen nicht unter „Fluch und Segen" gesehen werden kann, bestenfalls könnte man Radon-Anwendungen vorsichtig in dieser Kategorie bedenken.

Bei der menschengemachten technischen Radioaktivität kann man von „Fluch und Segen" sprechen. Der Fluch sind die menschenverachtenden und menschenvernichtenden Atomwaffen aller Art. Der Segen ist „zuverlässige Energie in großen Mengen". Aber hier kippt der Segen ganz schnell, wenn man die Gesundheitsgefährdung beim Uranabbau und die dabei entstehende Umweltverschmutzung durch den unendlich viel anfallenden Müll, den Störfällen und Katastrophen beim laufenden Betrieb eines AKWs, die Gesundheitsgefährdung bei freigesetzter ionisierender Strahlung und den Atommüll mit einbezieht. Dann ist es auch plötzlich kein billiger Strom mehr und den Klimaretter können wir auch vergessen!
Der weitere Fluch ist das Abfallprodukt der Kernenergie, dass Material für Atomwaffen. IPPNW und Greenpeace sprachen schon sehr früh von den Zwillingen der Kernenergie-Familie, nämlich die sog. friedliche und die militärische Nutzung der Atomkraftwerke.

Aber ganz so einfach ist das nicht mit Fluch und Segen mit der Kernenergie. In mein Bewusstsein hat sich ein Drilling in diese Familie eingeschlichen, nämlich die medizinische Nutzung der Radioaktivität.

Die medizinische Nutzung der Radioaktivität trägt aber gleichzeitig sowohl Fluch als auch Segen in sich.

Der Segen ist einfach erklärt. Das fängt an bei der Röntgenbestrahlung, und geht weiter in die unterschiedlichen Krebstherapien.

Der Fluch?

Auch die Röntgenstrahlung hat seine Nachteile, vor der sich nicht nur das medizinische Personal gut schützen muss. Den Patienten wird ein Röntgen-Pass empfohlen, damit der Arzt einen Überblick behält ob eine neuerliche „Durchleuchtung" medizinisch zu vertreten ist.

Bei Krebstherapien wird teilweise mit hohen Dosen gearbeitet, wobei danach entsprechender strahlender Müll erzeugt wird.

Bei den meist älteren Krebspatienten dürfte der Segen überwiegen!

Ich vermute, dass bei jüngeren Menschen noch nicht nachgewiesen ist, ob langfristige, erhebliche Nebenwirkungen und DNA-Schäden verursacht werden können.

Ich gebe **„Nebenwirkungen der Krebsbehandlung"** in die Internet-Suchmaschine ein, und bin überrascht wieviel Linkangebote erscheinen.

Also auch bei der medizinischen Anwendung von Nuklearmedizin liegen Fluch und Segen nah beieinander.

Beruhigend ist aber, dass der Patient entscheiden kann, welche der möglichen Therapien / Anwendungen er für sich in Anspruch nimmt, sofern er sie sich leisten kann, oder diese teilweise hohen Kosten von der Krankenkasse übernommen werden.

Wikipedia erklärt das so: *Partizipative Entscheidungsfindung wird in der Medizin die Interaktion bzw. Kommunikation zwischen Arzt und Patient genannt, die darauf zielt, unter gleichberechtigter und aktiver Beteiligung von Patient und Arzt auf Basis geteilter Information zu einer gemeinsam verantworteten Übereinkunft über eine angemessene medizinische Behandlung zu kommen.*

Aber auch diese ***„Interaktion bzw. Kommunikation unter gleichberechtigter und aktiver Beteiligung von Patient und Arzt auf Basis geteilter Information"*** ist ein Segen! Es ermöglicht den Patienten über seinen Körper, seiner Gesundheit und auch seiner Zukunft selbst zu entscheiden. Dies geht natürlich nur ***„auf Basis geteilter Information".*** Unter „geteilter Information" verstehe ich „verständlich übermittelte, dem aktuellen Stand von medizinsicher Wissenschaft und vom Arzt unvoreingenommene Information" – so wie ich Ärzt*innen bislang erlebt habe.

Diese Ausführungen zur „geteilter Information" halte ich deshalb für wichtig, weil gerade diese beschriebene Kenntnisvermittlung mir bei vielen Informationen der IEAO oder dem BfS fehlen. Zwangsläufig wird daraus dann ein Fluch, weil es den Menschen (Patienten) wegen fehlender, ehrlicher Information eben nicht die Möglichkeit gegeben ist, über seinen Körper, seiner Gesundheit und auch über seine Zukunft selbst zu entscheiden.

Durch abgelehnte Studien und verharmlosenden Informationen befindet sich der Mensch (Arzt und Patient) im Blindflug, weil beide nicht wissen, ob sie den Informationen trauen und danach die richtige Entscheidung treffen können.

Wenn Demokratie ein Begriff für Formen der Herrschaftsorganisation auf der Grundlage der Partizipation bzw. Teilhabe aller an der politischen Willensbildung ist, dann ist es hier ein guter Übergang zum nächsten Kapitel: „Demokratie"

Demokratie

Ich bin froh, dass ich in einer Demokratie groß geworden bin, wenngleich ich durch meine Sozialisation zunächst eine Obrigkeitsgläubigkeit oder auch eine falsche Hierarchie-Hochachtung an den Tag legte. Ich kann mich erinnern, dass ich früher ungern in Ämter und Behörden ging. Ich hatte immer das Gefühl, dass ich beim Betreten solcher Amts-Gebäude immer ein unbewusstes Unterwürfigkeitsgefühl an den Tag legte, was mir selbst unangenehm war. Das änderte sich erst, als ich im Rahmen meiner Diakonen-Ausbildung ein Praktikum im Jugendamt des Landkreises Wolfenbüttel machte. Plötzlich war ich einer „von denen" bei denen ich vorher so etwas wie ein Angstgefühl erzeugte. Nun merkte ich das sind auch nur Menschen, die dort ihren Job machen um ihre Familie zu ernähren.

Später war ich selbst Mitarbeiter im großen Landeskirchenamt. Ich war 10 Jahre lang Landesgeschäftsführer für Männerarbeit der Ev.-luth. Landeskirche Braunschweig.

Natürlich habe ich während meiner Diakon-Ausbildung mit den Schwerpunkten Theologie, Soziologie und Psychologie einiges von dieser Angst bearbeiten können, und wurde angeleitet zum reflektiertem, kritischem Beurteilen und zum verantwortungsvollem Handeln.

Was ich damals auch gelernt habe, ist in Hierarchie-Situationen gut vorbereitet und mit viel Mut zu gehen. Es wurde im Studium mehrfach die Situation besprochen, wie wir als junge Diakone einem Kirchenvorstand einen Sachverhalt, ein Plan, einen Antrag, ein Konzept vorlegen, von dem man weiß, dass das Anliegen von einigen kritisch gesehen und vielleicht sogar abgelehnt wird. Es hieß, man dürfe sich vor Angst in die Hose machen, aber es darf nicht stinken! Heißt, der Kirchenvorstand sollte nichts von der Angst und Unsicherheit mitbekommen. Diesen Mut habe ich trotz immer auch mal verbundener Unsicherheit seither verinnerlicht.

Sich für Demokratie einzusetzen, seine Meinung zu äußern, auch wenn andere Meinungen vorhanden sind, ist stets nicht einfach, aber dennoch oberstes Gebot.

Dazu kommt die Toleranz den Andersdenkenden gegenüber, denn man muss nur sich selbst gegenüber so ehrlich sein, dass auch der andere Recht haben könnte.

Dies alles wird erneut auf die Probe gestellt, wenn es um das Strahlenrisiko geht. Da wird bei einer Familienfeier, nach entsprechend kritischen Äußerungen von mir gegenüber der Atomenergie, lapidar gesagt: Aber wir brauchen doch Strom, und irgendwo muss er doch herkommen. Nach dem Motto: Der Strom kommt aus der Steckdose – und das ist gut so. Wo der Strom herkommt, welche Risiken er für ganze Generationen mit sich bringt, das interessiert dann schon nicht mehr.

Es interessiert dann scheinbar auch nicht, dass es Alternativen gibt, und dass, wenn wir früher mit der Erforschung der erneuerbaren Energie begonnen, und derselbe Forschungsetat wie bei der Kernspaltung zur Verfügung gestanden hätte, dann wären wir heute schon viel weiter.

Die Stromproduktion per Kernenergie, wenn man die ganze Lieferkette (von der Urangewinnung, zum Jahrzehntelangem Bau von Atomkraftwerken über Störfälle/Unfälle bis hin zum Rückbau der Anlagen und vor allem der höchstproblematischen Müllentsorgung) einbezieht, ist weder billig, noch klimafreundlich und dazu auch noch erheblich gesundheitsgefährdend.

Das Kernkraftwerke gebaut wurden, lässt sich nicht mehr ändern. Deutschland hat nach dem sog. Ausstieg aus der Kernenergie noch zwei große Probleme vor sich. Den Rückbau der Kernkraftwerke und die Entsorgung des Atommülls. Zudem ist der „sogenannte Atomausstieg" nur der Ausstieg aus der der Stromproduktion durch Kernkraft, denn Deutschland produziert weiter Brennstäbe für Atomkraftwerke im Ausland und kauft (trotz vieler Russlandsanktionen nach dem russischen Angriff auf die Ukraine) weiter von Russland nukleares Material zur Herstellung dieser Brennstäbe.

Aber bleiben wir beim Atommüll, der irgendwann und scheinbar relativ überraschend, zu einem riesigen Problem wurde. Deutschlandweit gibt es viele Zwischenlager für Atommüll. Diese Zwischenstationen werden benötigt, weil es noch keine Endlagerungsmöglichkeiten gibt. Gesucht werden Standorte wo der Atommüll für 1 Millionen Jahre sicher verschlossen (vorrangig tiefengelagert) werden soll. Das sind riesige Herausforderungen, die nun bewältigt werden müssen. Fast eine Jahrhundertaufgabe, bis das erste deutsche Endlager gefunden und bezugsfertig ist, denn die bisherigen Pläne werden stetig nach hinten geschoben, was als zusätzliches Problem für die vorhanden Zwischenläger wird.

Euphorisch hat man die Schachtanlage Asse II - ein ehemaliges Salzbergwerk in Niedersachsen, ca. 15 km von Wolfenbüttel entfernt - ab 1965 als Forschungsbergwerk betrieben. Zwischen 1967 und 1978 wurde die vorgesehene Endlagerung radioaktiver Abfälle großtechnisch erprobt. Dabei hat man anfangs die Atommüll-Fässer penibel hochkant, später penibel waagerecht gestapelt. Da dies alles sehr zeitaufwendig und mit erheblichen Strahlenrisiko für die Arbeiter verbunden war, wurde dann die „Sturztechnik" praktiziert. Das Bild mit dem Bulldozer mit den Atommüll-Fässer auf der Schaufel, der die Fässer in eine Salzgrube abkippt, ging um die Welt. Ab da war es kein Forschungslager mehr, sondern ein Endlager. Es wäre auch heute noch ein Endlager für schwach- und mittelaktiven Atommüll, wenn nicht 2008 bekannt geworden wäre, dass das in das Bergwerk eindringende Wasser auch eine Atommüllkammer erreicht hat. Das aus der Atommüllkammer ausgetretene Wasser war dann natürlich radioaktiv kontaminiert.

Die Bundesgesellschaft für Endlagerung (BGE) dokumentiert alles was zur Schachtanlage Asse gehört, hier: https://www.bge.de/de/asse/

Um sich ein vollständiges Bild von den Problemen rund um Asse II zu machen, empfehle ich auch die Seiten der verschiedenen, sehr aktiven Bürgerinitiativen:

- Aufpassen e.V.:
  https://aufpassen.org/
- Wolfenbütteler Atom – und Kohleausstiegsgruppe:
  https://waagwf.wordpress.com/
- Arbeitsgemeinschaft Schacht Konrad e.V.
  https://www.ag-schacht-konrad.de/asse-ii
- Aktion Atommüllfreie Asse
  http://aaa-wf.de/

Beim Thema Demokratie im Zusammenhang mit Asse II sind 2 Dinge wichtig:
1) Bürgerbegleitprozess
2) Basta-Entscheidung zum Zwischenlager

Als 2008 bekannt wurde, dass kontaminiertes Wasser im Berg aus einer der Atommüllkammern kommt, war die Aufregung in der Region groß. Die größte Angst war, dass das kontaminierte Wasser irgendwann ins Grundwasser gelangt. Die Aufregung war so groß, dass es in den Dörfern rund um den Asse-Schacht eine ausgesprochen schlechte Stimmung zwischen den Bürgern und dem Asse II-Mitarbeitern gab. Hier musste die Kirche reagieren um zu befrieden, aber auch um sich selbst zu informieren. Es entstanden die Andachten am Asse-Schacht. Sie finden seither 4mal im Jahr zum Jahrzeitenwechsel statt.

Aber auch die Politik und der Betreiber des Asse-Schachts musste reagieren. Die große Frage war, wie geht man jetzt mit dem Atommüll in der Asse um. Welche Handlungsoptionen gab es. Bald standen 3 Optionen im Raum, für die jeweils eine separate Langzeitsicherheits-Analyse für den zu sichernden Atommülls im Blick hat.

Option 1:
Den Atommüll innerhalb des Berges um 100 Meter tiefer verbringen.

Option 2:
Den Atommüll wie er ist, im Berg belassen, aber mit einer speziellen Betonmasse verfüllen und so sicher verschließen. (Eine Option, die schon der letzte Betreiber der Anlage ins Auge gefasst hatte)

Option 3:
Rückholung des Atommülls aus dem Berg und in ein späteres Endlager, und als kurze Zwischenlösung in ein Zwischenlager, verbringen.

Schon bei der öffentlichen Vorstellung der 3 Optionen in der Eulenspiegelhalle in Schöppenstedt stand bereits die Tendenz der Rückholung im Raum. Ich war damals sehr überrascht wie früh der damalige Betreiber diese, auch von der Bevölkerung favorisierte, Option zu ging.

Wiederum nach sehr kurzer Zeit (nach der offiziellen Vorstellung der 3 Optionen) wurde die Rückholung entschieden. Sicher war es ein demokratisches Verfahren, das zu dieser Entscheidung führte. Ob es diese Entscheidung nicht doch etwas „demokratisch durchgepeitscht" wurde, lässt sich nur vermuten.

Im Nachhinein wäre es vielleicht gut gewesen, wenn die 3 zur Debatte stehenden Optionen doch etwas intensiver beforscht und auch mit der Bevölkerung ausführlicher diskutiert worden wäre.

Fest steht, dass danach die Demokratie großgeschrieben wurde. Ein Bürgerbegleitprozess wurde ins Leben gerufen, in vorbildlicher Zusammensetzung und vorbildlichem Konzept. Nebst Betreiber, Landes- und Bundesvertreter der zuständigen Ministerien und Vertreter der betroffenen Gemeinden, der Landkreis Wolfenbüttel und Vertreter von den Bürgerinitiativen hatten ihren festen Platz. Die Bürgerinitiativen konnten sogar (von der Bundesregierung bezahlt) alternative Wissenschaftler benennen. Also wirklich alles sehr vorbildlich.

Die Euphorie schwand, als die Bürgerinitiativen merkten, dass ihre Wissenschaftler zwar Expertisen einbringen konnten und diese in den Sitzungen zur Kenntnis genommen wurden, aber danach war Sackgasse. Die Expertisen der alternativen Wissenschaftler verschwanden in irgendwelchen Aktenordnern, und verblieben dort, ohne ernsthaft in die weiteren Überlegungen des Betreibers mit einbezogen zu werden.

Die Euphorie reduzierte sich noch mehr, als die Gesprächsbereitschaft der Betreiber und der landes- und bundes-Politiker schwand, weil man nicht vorwärts kam.

Für mich als Außenstehenden stellte sich diese Situation so dar: Die Bürgerinitiativen wurden zu einem Begleitprozess eingeladen, aber gemeint war ein Konsensprozess. Dies konnte nicht funktionieren, weil die Bürgerinitiativen nicht gewillt waren einen faulen Kompromiss einzugehen. Verkürzt dargestellt platzte der Begleitprozess zwei Mal. Zwischenzeitlich wurde ein neues Strukturmodel für den Begleitprozess installiert. Die Frage um das sich alles dreht war, wohin mit dem Atommüll, wenn er den Berg verlässt.

In einem 10 Punkte-Plan hatte man sich zuvor auf 10 Kriterien zu Rückholung geeinigt. Einer der letzten Punkte war die alternative Standortsuche nach einem Zwischenlager. Politik und Betreiber ließen schon bald durchblicken, dass ein Zwischenlager möglichst nah am Asse-Schacht bevorzugt wurde. Dies fand bei den Bürgerinitiativen aus guten Gründen keine Zustimmung. Nach vielen Sitzungen wollten die alternativen Wissenschaftler gerade einen entsprechenden Vorschlag machen als der onlinezugeschaltete Staatssekretär verkündete: Das Zwischenlager kommt auf die Asse. Basta!

Dies führt zum endgültigen Bruch des Bürgerbegleitprozesses. Diese Basta-Entscheidung ist seither ein Thema in der Region und hat mit Demokratie nun wirklich nichts zu tun.

Da ein Endlager immer weiter in die Ferne rückt, bedeutet das für den Atommüll eine längere Verweildauer im Zwischenlager auf der Asse. Dann ist in diesem Falle ein Zwischenlager doch schon fast so etwas wie ein Endlager.

Viel gäbe es zu diesen Prozess(en) zu erzählen. Die angegebenen Links bieten zu allen Themen entsprechende Informationen.

Der damalig zuständige Vertreter des Bundesamtes für Strahlenschutz, wollte der Bevölkerung das Zwischenlager in der Asse schmackhaft machen und sprach vom „Glück für die Region". Mag sein, dass es den ein und anderen Vorteil für die Region gibt, immerhin ist inzwischen ein „Asse II - Zukunftsfond" installiert, über den der Landkreis Wolfenbüttel verfügt. Das Bundesumweltministerium stellt dafür 3 Millionen Euro jährlich zur Verfügung.

Haben wir mit dem Müll in der Asse und der Rückholung wirklich Glück?

Glück

Die Asse-Region hat mit dem Atommüll und den sich daraus entwickelnden wirtschaftlichen Möglichkeiten eine klaren Vorteil oder auch Glück. So zumindest der damalige Betreiber. Die Bürgerinitiativen sehen es anders. Den sich ergebenden wirtschaftlichen Faktor und die zusätzlichen 3 Millionen für den Landkreis als Glück zu bezeichnen, ist tatsächlich nicht allzu weit hergeholt. Dieses Glück bezieht sich eben nur auf den wirtschaftlichen Faktor für den Landkreis.

Wenn man den gesundheitlichen Faktor, die zeitweise erhöhten Krebsraten, die ungeborenen Mädchen und die zu beobachtenden frühen Todesfällen bei Männern aus der Landwirtschaft rund um die Asse (so wird es jedenfalls in der Region erzählt) in den Mittelpunkt stellt, ist der Atommüll in der Asse alles andere als Glück.

Glück hatten wir tatsächlich unmittelbar nach der Tschernobyl-Katastrophe. Durch das funktionierende totalitäre Sowjetsystem konnten binnen kürzester Zeit ca. 800.000 Soldaten und Parteimitglieder nach Tschernobyl beordert werden. Diese hatten die Aufgabe die zusätzliche Infrastruktur für diese 800.000 Menschen zu gewährleisten, kontaminierte Häuser zu eliminieren und vor allem direkt am Reaktor als Liquidatoren herausgeschleudertes radioaktives Material wieder in das Innere des Reaktors zu bringen. Dass dies alles so funktionierte war das Glück für die ganze Welt, denn ohne diese Maßnahme wäre ein Vielfaches an radioaktivem Material, über Wind und Wolken auf den ganzen Erdball verteilt worden. Glück für die ganze Welt, aber ein großes und negativ nachhaltiges Unglück für die aktiv Beteiligten Einsatzkräfte.

Glück für die Menschen in Moskau, die auch am 1. Mai 1986 zur großen Militärparade auf den roten Platz kamen, denn die Wolke aus Tschernobyl wurde durch künstlichen Regen noch auf dem östlichen, belarussischen Gebiet entleert. Das Glück der Moskauer*innen war das Pech der Menschen in der Region Mogilev. Dort war plötzlich die Kontamination so stark wie im ukrainisch/belarussischen Sperrgebiet.

Tokio hatte Glück, dass nach Erdbeben, Tsunami und die TEPCO-Katastrophe in Fukushima, der Wind die meiste Radioaktivität aufs freie Meer geblasen hat. So blieb das Landesinnere, und vor allem die Millionen-Metropole Tokio, fast unbeschadet. Glück für Tokio und Japan, Pech für die Fische im Meer bis zur anderen Seite des Atlantiks.

Die Entdeckung der Radioaktivität in der Luft durch die Wolfenbütteler Wissenschaftler Elster und Geitel war gewiss auch Glück, sicher gepaart mit Forschergeist und Forscherwillen. Glück auch die Entdeckung der heilenden Kräfte von Radon-Bäder, die Weiterentwicklung unterschiedlichster Radon-Präparate und der Röntgenstrahlung. Ich will das auch wirklich als Glück sehen, bis zu dem Zeitpunkt wo Geschäftemacher im großen Stil und sorglos diese Präparate anpriesen. Die Weiterentwicklung bis zur Kernspaltung und vor allem der Einsatz von Atombomben kann ich nicht als Glück bezeichnen – ganz im Gegenteil. Alleine die Atombomben-Test haben weltweit zu hoher radioaktiver Belastung und vielen gesundheitlichen Problemen geführt.

Wie im vorhergehenden Kapitel beschrieben, liegt hier Fluch und Segen / Glück und Unglück, nah beieinander!

Glück für die einen ist eben immer auch Pech für die Anderen. Das kann unterschiedlich stark in Erscheinung treten und oft auch nur den Betroffenen selbst so bewusst sein.

Ich stelle mir aber die Frage, wie lange man das Glück herausfordern kann. Irgendwann und irgendwie kann das vermeintliche Glück eben auch in ein Unglück umschlagen.

Es bieten sich immer schöne Anlässe das Glück herbei zu singen, z.B. mit einem Geburtstags-Ständchen. Da gibt es ja inzwischen viele Varianten. Wir (die Gottesdienstgemeinde) sangen unmittelbar nach dem Gottesdienst für die Lektorin das Lied: **„Viel Glück und viel Segen!"** Es konnten alle auswendig mitsingen: *„Viel Glück und viel Segen auf all deinen Wegen, Gesundheit und Frohsinn sei auch mit dabei."*

Hier schließt sich der Kreis zum Anfang des Buches wo es um die ganzheitliche Gesundheit in Anlehnung an einen biblischen Vers „die Fülle des Lebens" ging.

Ich schreibe gerne auf Geburtstagskarten: **Ich wünsche Dir viel Glück, Gesundheit und Gottes Segen.**

In diesem Dreiklang ist Glück ein wirkliches Glück, dass ich allen Lesern dieser Zeilen von Herzen wünsche.

Schlusswort

Nun am Ende dieses Buches ein Fazit, eine Zusammenfassung oder eben ein Schlusswort.

Ursprünglich dachte ich, dass ich nach meinem Schlusswort noch eine Art „Nachwort" in Form von „Anmerkungen" oder „Statements" zum Buch, oder auch „Gastbeiträge zum Thema des Buches" hier aufnehme.

Im Verlaufe des Recherchierens und Schreibens merkte ich, dass das Buch auch ohne dieses Nachwort ausreichend dick sein wird.
Gegen Ende des Recherchierens und Schreibens kam dann auch der Wunsch hinzu, das Buch doch baldmöglichst zu veröffentlichen.

Nach Abschluss meiner Überlegungen und Zusammenfassungen das Buch vor Drucklegung nochmals dem ein oder anderen vorzulegen, um ein Nachwort zu schreiben, schien mir dann doch ein sehr unverhältnismäßiger Zeitaufwand zu sein.
Gleichwohl freue mich über jede „Anmerkung" oder „Statement" zum Buch. Diese Zusendungen werde ich in jedem Falle sammeln, und zusammen mit den angedachten „Gastbeiträgen", dann auch etwas Neues, Ergänzendes zu diesem Buch versuchen.

So also nun, im Folgenden, zu meinem Schlusswort.

Wer schreibt der bleibt!

Wer schreibt der bleibt! Auch zu diesem Zitat / Redensart habe ich, obwohl mir die Redensart sehr geläufig ist, die Internet-Suchmaschine bemüht, um mich zu vergewissern, ob vielleicht für mich zusätzlichen Informationen und Bedeutungen der Redensart interessant sein könnten. Und siehe da, es gibt gleich mehrere interessante Erläuterungen zu dieser Redensart. Sie ist z.B. seit 1900 im Umlauf und besagt, dass sie beim Skatspiel entstanden ist. Dem Schreiber der Punkte wurde dies offensichtlich mit einem Augenzwinkern gesagt, damit er sich vor dem schummeln hütet, oder vielleicht auch als Hinweis, dass der Punkteschreiber immer in der Versuchung ist zu Schummeln, und sich durch diese „Schreiben" einen Vorteil verschafft und im Rennen bleibt.

Eine weitere Bedeutung hat die Redensart natürlich im juristischen Bereich, wenn Verträge formuliert werden.

Nicht zuletzt geht es bei dieser Redensart auch um Dokumentation und Biographie.

Mir geht es beim Schreiben dieses Buches zwar in erster Linie um die Dokumentation dessen, was ich erlebt, erfahren und was mich über lange Jahre beschäftigt –und dass ist dann auch schon im Bereich Biografie anzusiedeln.

Ich schreibe aber zunächst für mich selbst, wie eine Art Therapie um eben diese Dinge, die mich schon lange bewegen und beschäftigen, einfach mal los zu werden. Lange Jahre beschäftigt mich das Thema. Es gibt einige, die sich das mit „WHO und IEAO" immer wieder anhören, aber dann mit einem innerlichen Achselzucken sich anderen Themen widmen. Mit nur wenigen kann man über dieses Thema ernsthaft diskutieren. Von offizieller Seite (Ministerien und Behörden, insbesondere vom Bundesamt für Strahlenschutz) kommen wohlfeil formulierte, freundliche Schreiben, die aber eine kritische Anfrage nicht ernsthaft prüfen, sondern nur abblocken.

Leicht kommt da das Gefühl auf, gegen eine Wand zu laufen.

Mit diesem Buch hoffe ich, dass sich der Kreis der „Mitwisser" vergrößert. Vielleicht vergrößert sich auch der Kreis der ernsthaften Diskutanten, die eben diese meine Gedanken bestätigen oder wiederlegen.

Es ist aber natürlich auch eine Dokumentation für die Nachwelt, die sich ggfls. für dieses Thema (für dieses Zeitdokument) interessiert.

Mein Schreiben ist auch ein Zurückblicken auf das, was man wann und wo auch immer, erlebt hat. Da gibt es Situationen, die sofort präsent sind, wenn ein bestimmtes Thema angesprochen ist. Manchmal kommen Erinnerungen auch leicht verspätet. Ich habe ein Kapitel fertig und über Nacht sind neue Erinnerungen präsent, so als wenn es gestern gewesen wäre.

Da sind plötzlich Erinnerungen aus der frühen Kindheit präsent und es folgen Erinnerungen aus der Jugendzeit, dem Berufsleben und der Familiengründung. Immer wenn die Erinnerungen auftauchen ist es wie ein Erlebnis, dass erst gestern stattgefunden hat. Sicher sind auch kuriose, existenzielle und humorvolle Erinnerungen dabei. Dies alles wird kurz thematisiert im Kapitel „Ausgangspunkt(e)", was aber an dieser Stelle weniger eine Biographie sein sollte. Ich wollte dort den Wertegang beschreiben, warum ich so konsequent das Thema „Gesundheit / Strahlenrisiko" verfolge.

In manchen Situationen ist es wie beim Fußball. Dort ist es gut, wenn man den Ball kontrolliert flach hält, und ihn nicht unkontrolliert in die Weite des Feldes schickt.

Den Ball flach halten, geht aber nicht immer, wobei das unkontrollierte in die Weite schicken halt doch manchmal zu einem ungewollten, aber dennoch positiven Ende führen kann.

Nun also eine Erinnerung, die damit zu tun hat, dass die einen schnell in den Alltag zurückwollen (Ball flach halten).

Es geht um die unmittelbare Zeit nach Tschernobyl, als mit 3jähriger Verspätung bekannt wurde, dass die Folgen der Tschernobyl-Havarie doch wesentlich gravierender waren, als man bis dahin erfahren konnte. Vor allem wurde bekannt, dass ca. 800.00 Kinder von der Katastrophe betroffen sind, und mangels der Möglichkeit alle schnell zu evakuieren oder umzusiedeln, wurde ein weltweiter Hilferuf gestartet. Es wurde die Bitte formuliert die „Kinder von Tschernobyl" zu Erholungsmaßnahmen ins Ausland einzuladen. Ein Kollege aus der Jugendarbeit aus Bad Gandersheim machte bei uns in der Ev.-luth. Landeskirche Braunschweig den Anfang. Ein Jahr später startete eine zusätzliche Aktion in der Landeskirche. Propsteijugendwarte aus Königslutter, Salzgitter, Schöppenstedt und Wolfenbüttel setzten sich zusammen um 1991 eine erste gemeinsame vierwöchige Erholungsmaßnahme für 30 Kinder im landeskirchlichen Freizeitheim in Räbke zu planen. Das waren gedeihliche Planungsgespräche, aber, ich aus der noch sehr jungen Propsteijugend Schöppenstedt wollte mich nicht mit der reinen Maßnahmen-Planung für die Kindererholung zufriedengeben. Ich meinte, man müsse noch mehr tun um über Hintergründe und Konsequenzen dieser Tschernobyl-Katastrophe zu erfahren und zu berichten. Das war meinen Kollegen alles zu viel. Sie hatten ihre jeweiligen Aktionen innerhalb ihrer Propsteijugend, hatten mit dieser Tschernobyl-Kinder-Erholungsmaßnahme ein zusätzliches Vorzeigeprojekt. Das reichte ihnen.

Ich kann mich erinnern, dass ich dann eines Tages, nach einem Planungsgespräch von einem Kollegen gefragt wurde: „Was hast Du vor, warum steigerst Du dich da so rein, willst Du eine ganz neue Sache aufbauen?" Damit war dann das Thema im Kollegenkreis erledigt, aber die Folgen von Tschernobyl haben ihre Auswirkungen weltweit bis zum heutigen Tag! Die Folgen der Tschernobyl-Katastrophe werden bis zum heutigen Tag verharmlost und die Liquidatoren sowie die

Menschen in den belasteten Gebieten werden mit ihren Gesundheitsproblem-
en alleine gelassen. Wenn dann meine Erinnerungen an die Zeit von 1986 hier
bei uns in Deutschland wach werden, dann frage ich mich heute (fast 40 Jahre
später) ob dies alles vergessen ist?
War das keine Zeitenwende?
War das damals kein Schock?
Die Gefährlichkeit von Cäsium 137, mit einer Halbwertzeit von 30 Jahren, ist
schon nach der ersten Halbwertzeit nicht mehr existent?

Ein physikalisch –psychisches Phänomen!

Ich konnte damals den Ball zunächst nicht flach halten, weil es um meine persönliche Zeitenwende ging, und der Schock „Tschernobyl-Katastrophe" bei mir
eine enorme Unruhe ausgelöst hat, die bis heute nicht verschwunden ist. Mich
beschäftigt nach wie vor die Frage, wie es inzwischen zu zwei Super-Gau`s
kommen konnte und die Gefahr eines dritten Super-Gaus`s noch lange nicht
abgewendet ist. Ich frage mich, ob die Politiker, die auch in Deutschland erneut
nach Kernkraft schreien, die einfache Mathematik der Halbwertzeiten und die
Logik des anfallenden Atommülls nicht kennen.

Albtraum

An einem der Abende des Schreibens an diesem Buchmanuskript wurde es wieder einmal sehr spät! Ich arbeitete am eigentlich schon fertigen Buch, aber es ist wohl bei Autoren und Künstler das gleiche: Das Werk ist erst fertig wenn die Signatur darunter, oder das Werk unterwegs zum Verlag ist.

Mir fiel zum Kapitel „Fukushima / Olympia" die Pressemeldung des BfS und die öffentliche Bundesumweltausschuss-Sitzung 2020 ein. Damals hatte ich mich intensiv damit befasst. Das Video zur öffentlichen Sitzung des Bundesumweltausschuss hatte ich mir damals mehrfach angesehen, und auch die beteiligten Politiker angeschrieben.

Zur Pressemeldung des BfS habe ich federführend einen „Offenen Brief" und eine „Petition gegen die Verharmlosung" gestartet. Die Petition habe ich gemeinsam mit einigen Mitstreitern dem BfS übergeben. Wir wurden dabei auch von TV38/SZ interviewt.

Diese Aktionen und Aufzeichnungen fielen mir ein, und ich fand, dass diese Dinge unbedingt in dieses Buch gehören. Ich suchte meinen PC und die entsprechenden internen und externen Festplatten mehrfach durch, aber fand diese Dateien nicht.

Nun wollte ich schon aus dem Kopf zusammenfassend darüber berichten, da fiel mir ein, dass ich im Blog „Arbeitskreis-Japan" diese Ereignisse damals gut dokumentiert habe. Dort wurde ich dann auch fündig und begann aus den im Blog abgespeicherten PDF-Dateien entsprechende Passagen zu kopieren und in das Manuskript einzuarbeiten. Daran saß ich dann bis kurz nach Mitternacht.

Vor dem Einschlafen schaute ich noch einen spannenden Krimi und schlief dann bald schnell und gut ein.

Es war ungefähr 7:00 h als ich am nächsten Morgen wach wurde, und mir mein Nacht-Traum präsent war, als wenn ich ihn nochmals träumen würde.

Die Situation in meinem Traum war, dass ich mich in einem großen Saal befand, in dem sich nach und nach immer mehr Leute zur Teilnahme an einer Veranstaltung einfanden. Ich selbst war Teilnehmer dieser Veranstaltung, es ging wohl um Asse II, oder der Endlagersuche.

Nun trafen auch mehrere Mitarbeiter der Bundesgesellschaft für Endlagerung (BGE) ein. Sie begrüßten mich freundlich, und suchten sich einen Platz. Irgendwie war ein anklagendes Raunen mir gegenüber in der Luft. Nach und nach konnte ich vernehmen, dass ich Dinge veröffentlicht hätte, die nicht in meiner Kompetenz lagen. Mir wurde unangenehm warm. Dann kam eine weitere Mitarbeiterin des BGE, die mich scheinbar kannte und freundlich ansprach. Eigentlich passte ihr freundliches Ansprechen und ihr freundliches Gesicht so gar nicht zu dem, was sie mir sagte. Sie wiederholte und ergänzte das schon von mir vernommene Raunen gegen mich. Immer noch freundlich war ihr letzter Satz: „Wir prüfen derzeit, ob wir etwas gegen Ihre unerlaubte Veröffentlichung unternehmen werden".

Danach wurde ich (Gott sei Dank) wach, und es war klar: Es war nur ein Traum – aber schon aus der Kategorie „Albtraum".

Ich machte mir auch sofort Gedanken darüber, was ich wohl unerlaubter Weise veröffentlicht hätte, und ob ich vielleicht in meinem Manuskript etwas habe, was mir negativ ausgelegt werden könnte.

Ich beschäftigte mich noch eine Weile mit diesen Gedanken, aber das Thema „Meinungsfreiheit", und zu den eigenen Gedanken und Überlegungen zu stehen, überwog letztendlich.

Mut zur Meinungsfreiheit

Der Albtraum verschwand im Laufe des Tages, denn bald war mir klar, dass ich den eingeschlagenen Weg weitergehen muss. Natürlich ist es auch gut zwischendurch inne zu halten und zu reflektieren um was es eigentlich geht, und ob dies alles es Wert ist, sich ständig in dem Zwiespalt zu sehen, dass es einerseits doch eigentlich gar nicht möglich sein kann, dass mit unserer Gesundheit gespielt wird, aber andererseits (und durch immer neue Recherchen und Aktionen/ Erlebnisse) eben genau dies immer wieder eine Bestätigung erfährt.

Demokratie und Meinungsfreiheit sind nicht selbstverständlich. Vor allem muss sich die Demokratie und Meinungsfreiheit immer wieder behaupten. Solange man sich in einer gleichgesinnten Blase aufhält, ist das nicht schwer. Aber, trifft man auf „Andersdenkende" oder gar auf Vertreter*innen dieser lukrativen Nuklear-Industrie, dann wird es schwer dagegen zu halten, seine Meinung zu sagen.

Also, Mut zur Meinungsfreiheit, ganz im Sinne von Martin Luther: **„Hier stehe ich, ich kann nicht anders"**.

Dazu passt dann auch folgender Losungs- und Lehrtext für Samstag, den 21.09.2024. Als ich diese Losung damals las, merkte ich mir diesen Texte für dieses Schlusswort vor.

<u>Losung aus Sprüche 15,13:</u>
Ein fröhliches Herz macht ein fröhliches Angesicht; aber wenn das Herz bekümmert ist, entfällt auch der Mut.

<u>Lehrtext aus Apostelgeschichte 8,39:</u>
Er zog seine Straße fröhlich.

Blindflug Strahlenrisiko

Es wird weltweit enorm viel für die Gesundheit der Menschen getan, aber beim Strahlenrisiko werden im wahrsten Sinne des Wortes „die Augen zugedrückt", wird weg, oder vorbeigeschaut.

Es gibt vorbildliche Vorsorgemaßnahmen auf allen Gesundheitsgebieten (Von der Schwangerschaft über die Geburt bis hin zu Sterbebegleitung). Vorbildlich auch die enormen Anstrengungen immer das Beste für den Menschen zu suchen, zu organisieren und anzubieten, aber beim Strahlenrisiko heißt es plötzlich: **„Kein Erkenntnisgewinn zu erwarten"** oder **„vernachlässigbar".** Nirgends sonst trifft man im Gesundheitswesen auf diese Argumentation.

Deshalb vertrete ich seit Jahren den Standpunkt, dass das Strahlenrisiko im direkten Zusammenhang mit der Gesundheit eben auch in die Hände von Medizinern und den Gesundheitsbehörden gehört. Das „technische Strahlenrisiko", also die Überwachung und di Sicherheit von nuklearen Geräten und Anlagen, gehört natürlich in die nukleare Sicherheit. Das hier auch einiges Hand in Hand gehen muss ist auch klar, aber es muss klar sein wer für Technik und wer für Gesundheit zuständig ist. Die Grenzwert-Einstufung gehört in die Hände der Mediziner. Und vor allem gehören alle bereits vorhandenen Studien zum Strahlenrisiko auf ihren Erkenntnisgehalt geprüft. Im Gesundheitswesen darf es kein „vernachlässigbar" geben. Alles muss geprüft, und ein scheinbar nicht vorhandenes Risiko darf nicht vorschnell zu Seite geschoben werden. Dort wo Unklarheiten oder Unsicherheiten bestehen, muss weiter geforscht werden. Die technische Radioaktivität ist zu jung, um behaupten zu können, wir wissen alles, wir haben alles im Griff. Aber, wenn man die Augen zudrückt, befindet man sich schnell im „Blindflug". Man verliert die Orientierung. Dies gilt in Bezug auf das Thema „Gesundheit allgemein" und in Bezug auf die „Gesundheit der nachfolgenden Generation".

Es geht mir -nicht mehr und nicht weniger- bei diesem Thema um Wahrheit und Gerechtigkeit, Dinge die mir mein ganzes Leben wichtig waren.

Nun sind Sie an der Reihe.
Können oder wollen Sie diesem Gedankengang folgen?
Wenn ja, ist die Frage was können Sie - verehrte Leserin, verehrter Leser - dazu beitragen, dass die Gesundheit auch beim Strahlenrisiko die Bedeutung erhält, die ihr zusteht?
Wenn nein, sagen Sie mir, an welchen Stellen ich einem Irrtum unterliege!

Der (Buch-) Kreislauf schließt sich

Wie schon beim Vorwort, wo ich mehrmals meinte, dass das Vorwort fertig sei, geht es mir jetzt auch beim Schlusswort. Mehrfach habe ich hier neu angesetzt und Ergänzungen, sowie ganze Absätze neu dazu gefügt. Der Text ist tatsächlich fertig – oder besser gesagt, er könnte fertig sein – dann kommt ein neues Ereignis, eine neue Erinnerung, eine neue Idee.

So ist denn auch das Schlusswort mehrfach ergänzt. Und so schließt sich der Kreis vom Vorwort zum Schlusswort, zunächst in der Tatsache der mehrfachen Ergänzungen. Der Kreis schließt sich aber auch in Bezug auf den Inhalt und dem Anliegen des Buches.

Im Oktober 2024 gleich mehrere Ereignisse die mir nochmals einen neuen Impuls für das Buch geben. Da ist zunächst der 3 Oktober, der Tag der deutschen Einheit. In der „Gedenkstätte Deutsche Teilung Marienborn" fand der 32. Ökumenische Bittgottesdienst statt. Beim ersten Bittgottesdienst (unmittelbar nach der Wiedervereinigung) wurde dieser Gottesdienst von der Männerarbeit der Ev. Kirche Mitteldeutschlands initiiert und gemeinsam mit der Männerarbeit der Ev.-luth. Landeskirche Braunschweig durchgeführt. Seither findet jedes Jahr am 3. Oktober auf diesem Gelände der ehemaligen Kontrolle und Demütigung, ein Gottesdienst statt. Zu den beiden Gründungsmitgliedern fanden sich inzwischen mehrere Kirchengemeinden und kirchlichen Gruppen aus Ost und West, evangelisch und katholisch zusammen. Sie bilden die **„Arbeitsgemeinschaft Bittgottesdienst 3. Oktober"**. In diesem Jahr hielt ein katholischer Geistlicher die Predigt. Der Gottesdienst stand unter dem Motto: **„Wunden zu Wunder"**. Also kein Wunder, dass in der Predigt das Thema Gesundheit angesprochen wurde. Der Prediger zitierte an einer Stelle die Frage an einen Arzt: **„Was braucht es, um gesund zu werden?"** Der Arzt (so geht es aus dem Zitat hervor) antwortete: „Es braucht 3 Dinge.

1) der Patient muss es wollen.

2) Gott muss es wollen und

3) es braucht die richtigen Medikamente.

Das kann man zunächst nur unterstreichen. Beim weiteren darüber nachdenken, fällt mir auf, dass in der Aufzählung etwas fehlt, nämlich die Diagnose.

Und außerdem fehlt die Frage was ich vorbeugend hätte tun können.

Die Vorbeugung, oder, wenn ich krank geworden bin die Frage, warum ich krank geworden bin, ist für mich immer ein Thema. Bei einer Erkältung ist die Antwort relativ einfach. Eben nicht warm genug angezogen und die Überlegung, wann und bei welcher Gelegenheit, habe ich mir die Erkältung eingefangen.

Zugegeben, der Gedanke verschwindet schnell, und die Gesundung steht im Vordergrund. Aber wenn ich das „Wann" und „Wie" reflektiere, habe ich große Chancen bei der zukünftigen Vorbeugung. Da sind wir mitten in der Thematik „Strahlenrisiko". Wenn ich mich vor Krebs schützen will, kann ich viel tun. Über die Entstehung des Krebses wird im Buch ja ausführlich geschrieben. Wenn ich mich aber von 10 möglichen Ursachen nur vor 9 Ursachen schützen kann, weil die 10. Ursache (das Strahlenrisiko – und wenn das Risiko noch so gering ist) nicht benannt, oder mit falschen (oder halbwahren) Informationen gefüllt ist, dann ist meine ganze Krebsvorsorge wertlos.

Also, um möglichst nicht krank zu werden, ist eine geistesgegenwärtige und verantwortungsvolle Achtsamkeit und Vorbeugung wichtig. Ist man krank ist die richtige Diagnose und das richtige Medikament ausschlaggebend. Beim ganzheitlichen Begriff der Gesundheit gehört aber unbedingt auch der Wille des Patienten und auch Gottes Wille dazu.

Beim diesjährigen Erntedank-Gottesdienst ließ die Lektorin aus dem Evangelisches Gesangbuch das Lied Nr. 505 singen. *„Die Ernt ist nun zu Ende."* Der Text gleich am Anfang der ersten Strophe lautet: ***„Die Ernt ist nun zu Ende, der Segen eingebracht, woraus Gott alle Stände satt, reich und fröhlich macht."*** Auch das beinhaltet der ganzheitliche Gedanke von „die Fülle des Lebens", wie am Anfang des Buches beschrieben. Wobei hier der gesamtheitliche Gesundheitsgedanke durchaus weltweit gedacht werden kann. Ganz global und allumfassend empfinde ich die Zeile ***„…woraus Gott alle Stände satt, reich und fröhlich macht."***
Vielleicht ist der Gedanke naiv, dieses durchaus als „Sinn des Lebens" anzusehen. Dann schließt sich aber schnell der Gedanke an, warum wir im 21. Jahrhundert es eben nicht geschafft haben, dass alle Menschen, alle Stände (was immer man darunter verstehen will) satt, reich und fröhlich sein können.

Und nun der allerletzte Gedanke zum Kreislauf innerhalb des Buches. Ganz am Anfang des Buches habe ich unter „Lebens-Leitgedanken" als letzte das Lied „Hilf Herr meines Lebens" zitiert. Das soll nun der absolute Schlusspunkt in diesem Buch sein:

„Hilf, Herr meines Lebens,

dass ich nicht vergebens,

dass ich nicht vergebens hier auf Erden bin."

***

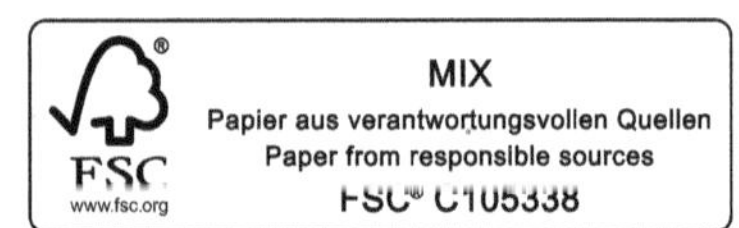

Printed by Books on Demand GmbH, Norderstedt / Germany